Mucocutaneous Manifestation of HIV/AIDS
—Early Diagnostic Clues

艾滋病皮肤黏膜损害
——早期诊断线索

主 编 李玉叶 王昆华 何 黎

人民卫生出版社

图书在版编目（CIP）数据

艾滋病皮肤黏膜损害：早期诊断线索 / 李玉叶，王昆华，何黎主编. —北京：人民卫生出版社，2018

ISBN 978-7-117-27222-3

I. ①艾… II. ①李… ②王… ③何… III. ①获得性免疫缺陷综合征 - 诊断 IV. ①R512.910.4

中国版本图书馆 CIP 数据核字（2018）第 178295 号

| 人卫智网 | www.ipmph.com | 医学教育、学术、考试、健康，购书智慧智能综合服务平台 |
| 人卫官网 | www.pmph.com | 人卫官方资讯发布平台 |

艾滋病皮肤黏膜损害
——早期诊断线索

主　　编：李玉叶　王昆华　何　黎
出版发行：人民卫生出版社（中继线 010-59780011）
地　　址：北京市朝阳区潘家园南里 19 号
邮　　编：100021
E - mail：pmph @ pmph.com
购书热线：010-59787592　010-59787584　010-65264830
印　　刷：北京画中画印刷有限公司
经　　销：新华书店
开　　本：889×1194　1/16　印张：20
字　　数：515 千字
版　　次：2018 年 9 月第 1 版　2018 年 9 月第 1 版第 1 次印刷
标准书号：ISBN 978-7-117-27222-3
定　　价：198.00 元

打击盗版举报电话：010-59787491　E-mail：WQ @ pmph.com
（凡属印装质量问题请与本社市场营销中心联系退换）

编委会名单

主　编　李玉叶　王昆华　何　黎

副主编　伦文辉　董天祥　汪习成　孙东杰　赵培珠

首都医科大学附属北京地坛医院

刘　军　刘　静　杨　涤　吴　焱　宋　歌
庞艳华　赵兴云　袁柳凤　魏春波　伦文辉

首都医科大学附属北京佑安医院

孙　欣　李　娟　闫桢桢　张　明　汪　雯
汪晓丹　宋映雪　郭彩萍　翁文佳　高艳青
高美霞　崔文颖

北京大学第一医院

刘　伟

中国人民解放军总医院第一附属医院

邹先彪

上海长征医院

潘炜华

上海市公共卫生临床中心

沈银忠

上海市皮肤病医院

周平玉

天津市第二人民医院

张德发

浙江大学医学院附属第四医院

邹　燕

郑州大学第一附属医院

尹光文

河南大学淮河医院

魏沙沙

金华市第五医院

陈文颖

陆军军医大学第一附属医院

王　娟　王春又　杨希川　张东梅　周村建
郝　进　黄　慧　葛　兰　翟志芳

汕头市中心医院

杨时瀚

广西南宁市第四人民医院

彭智鹏

昆明医科大学第一附属医院

王昆华　王玉兰　王华伟　王红兵　王红梅
邓　雯　李玉叶　李云会　李　艳　李红宾
李林燕　农　祥　刘彤云　朱　梅　朱　蕾
何　黎　杨宏军　杨璐桢　况轶群　范晶华
贺亚杰　赵维佳　徐　丹　徐　玉　涂　颖
唐俊婷　曹　灿　曹立娟　曹应葵　曾　仲
董　华　董荣静　翟亚杰　董天祥　刘　凌
孙东杰　赵培珠

云南省传染病专科医院／云南省艾滋病关爱中心

王　丽　毛　霖　王　曦　王琼辉　李　侠
李田舒　雷素云　刘　美　刘恒丽　吕正超
张　米　汪习成　杨欣平　张云桂　何全英
张艳云　张双梅　闵海燕　段月勋　陶鹏飞
黄石珍　谢荣慧

昆明医科大学第三附属医院

杨润祥

云南省妇幼保健院

郭光萍　李　慰

云南省第一人民医院

陶思铮

昆明市第一人民医院

余江云　黎　奇

昆明市第三人民医院

白劲松　刘　俊　关　玮

昆明市中医医院

肖　云

大理市第二人民医院

史利英　李庆玲　李光亮　李俊艳　李　馨
张建波　罗　慧　周志星　费雪娟

大理白族自治州人民医院

杨灼兰

曲靖市第一人民医院

卢凤艳

云龙县人民医院

李腾雁

文山州皮肤病防治所

龙　恒

玉溪市第一人民医院

梁作辉

腾冲市唐永流皮肤科诊所

唐永流

绿春县人民医院

张　平

陇川县人民医院

许元武

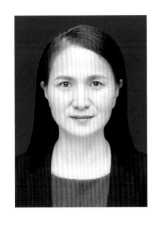

主编简介

李玉叶　　教授,主任医师,现为昆明医科大学第一附属医院皮肤性病科主任,博士生导师。1994年、1997年在昆明医科大学分别获学士学位和硕士学位,2008年在中国科学院昆明动物研究所获博士学位,师从郑永唐研究员。先后获云南省医学领军人才,云南省中青年学术技术带头人,云南省性传播疾病创新团队带头人,中国医师协会皮肤科医师分会优秀中青年医师奖。兼任中华医学会皮肤性病学分会委员,中国医师协会感染性皮肤病专业委员会副组长,中国性病艾滋病防治协会性健康促进工作委员会常委,中华医学会皮肤性病学分会梅毒研究中心 PI、药物不良反应中心 PI,云南省医学会皮肤性病学分会副主任委员,云南省医师协会皮肤性病学分会副主任,云南省医院协会皮肤性病学分会副主任委员。长期从事感染性皮肤病、性病艾滋病、疑难皮肤病的诊疗工作,主要研究方向为艾滋病相关真菌感染、艾滋病相关皮肤黏膜损害和性传播疾病。主持国家基金、省基金、全球基金等20余项。发表论文100余篇,其中在 AIDS 等杂志发表 SCI 收录论文20余篇。主编专著2部,副主编1部。获省科技进步奖3项。

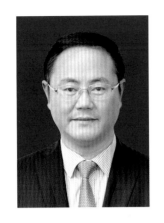

主编简介

王昆华　　教授,主任医师,现为昆明医科大学第一附属医院院长,博士生导师。百千万人才国家级人选、国家有突出贡献的中青年专家、国家卫生计生突出贡献中青年专家、全国优秀科技工作者、获中国医师奖、享受国务院特殊津贴、中国卫生十大新闻人物、云南省医学领军人才、云南省中青年学术带头人、云南省创新团队带头人、云岭名医、云岭学者。担任 20 个国家级杂志副主编、常务编委、编委。任中华医学会和中国医疗保健国际交流促进会等 33 个学会(协会)委员、常委、副主任委员、主任委员及荣誉主委等。主持国家自然科学基金、国家"十二五"科技支撑计划项目、云南省重大、重点项目 22 项。主编、副主编、副主译、参编专著、教材 30 余部。获授权专利 15 项。长期从事艾滋病微生态和肠屏障功能等研究。发表研究 200 余篇,其中 SCI 收录论文 30 篇。获科技进步奖 11 项,包括云南省科技进步一等奖、二等奖等。

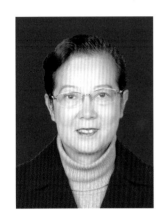

主编简介

何　黎

　　教授,主任医师,博士,博士生导师,享受国务院政府特殊津贴专家,国家卫生计生突出贡献中青年专家,昆明医科大学第一附属医院云南省皮肤病医院执行院长。教育部创新团队带头人、国家临床重点专科负责人、亚太皮肤屏障研究会副主席、中华医学会皮肤性病学分会副主任委员、全国痤疮研究中心首席专家、全国光医学及皮肤屏障研究中心负责人等。担任《皮肤病与性病》杂志主编及《中华皮肤科杂志》等10个国家级杂志编委。主编专著及统编教材8部,主持或参与制定指南8项。在 Nature Communications 等杂志发表论文160余篇,获国家发明专利7项,云南省级科技进步特等奖、一等奖,创新团队一等奖。获全国教书育人十大楷模、全国优秀科技工作者等称号。

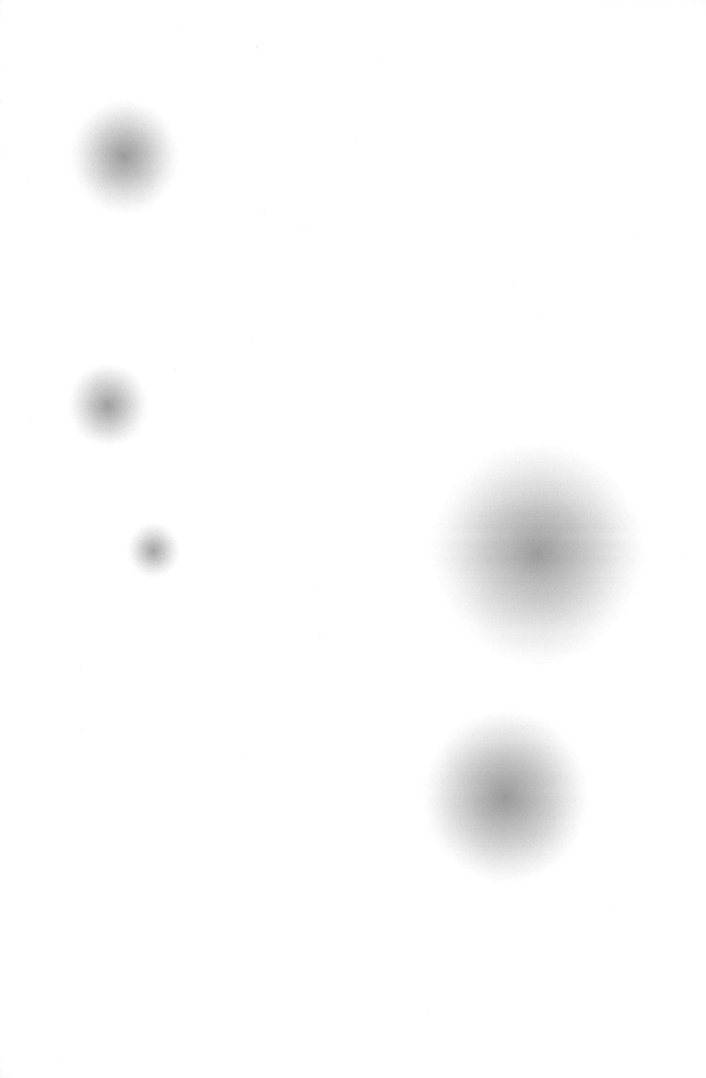

序一

艾滋病是严重危害人类健康的重大公共卫生问题和社会问题。临床分为急性感染期、无症状期和艾滋病期,艾滋病期以机会性感染和恶性肿瘤为主要临床表现和直接致死原因。及早进行抗反转录病毒治疗(ART)可改变艾滋病的自然病程,使患者长期存活,并可有效降低 HIV 在人群中的传播,具有里程碑式意义。尽早发现患者 HIV 感染并开始 ART 是避免其死亡和疾病传播的核心策略。

如何实现早期诊断是当前艾滋病防治领域的重要瓶颈问题。艾滋病由于免疫紊乱和免疫缺陷,导致多系统和器官受累,临床表现复杂,需要发挥各学科优势进行科学诊治。很多艾滋病患者以皮肤黏膜损害为首发和常见表现,皮肤黏膜损害几乎伴随疾病全程,故通过皮肤黏膜损害的线索早期诊断艾滋病是一个很好的切入点。

本书较系统展现了艾滋病合并皮肤黏膜损害的临床特点,从翔实的一手临床图文资料入手,生动展现了皮肤黏膜损害在早期诊断艾滋病及相关机会性感染和恶性肿瘤等的重要价值,具有较高的临床指导意义。通过本书的系统学习,可加强临床一线医务人员早期诊断艾滋病的敏锐性,提高通过皮肤黏膜损害线索诊断艾滋病的临床能力,为患者赢得宝贵的治疗时机。

全书内容简明扼要,图文并茂,系统性、启发性和创新性强,可为广大从事皮肤性病、艾滋病临床工作的医务人员、疾病预防控制机构的防治人员及医学生提供重要的指导和帮助。

北京协和医院

李太生

2018 年 7 月 3 日

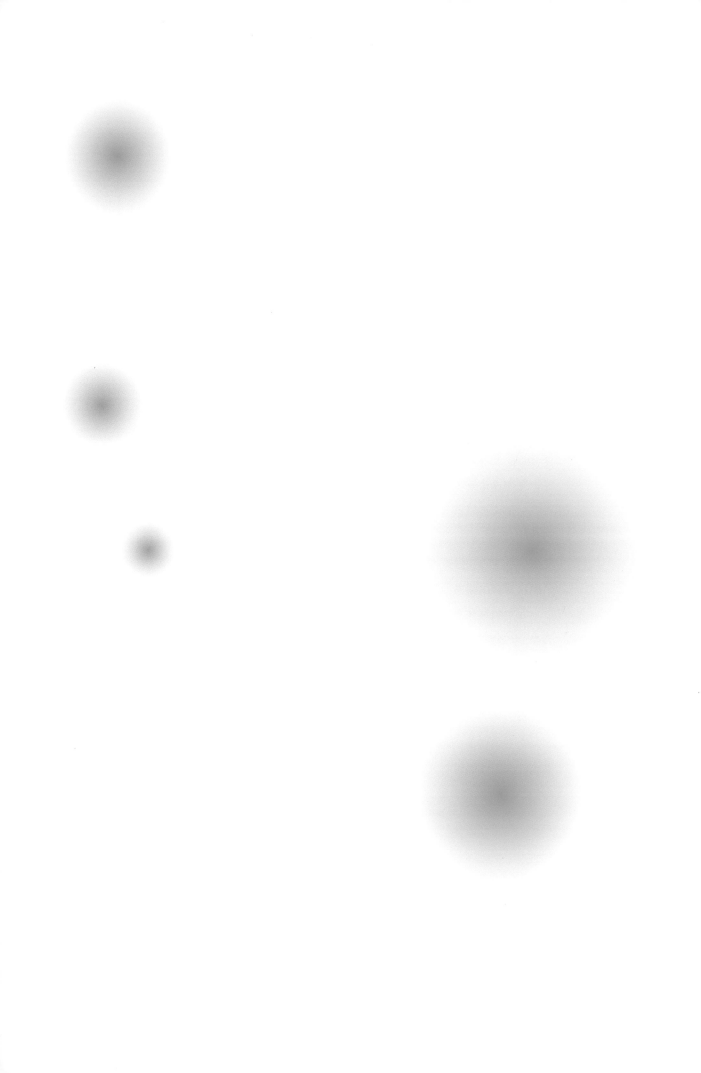

序二

艾滋病(AIDS)是由人类免疫缺陷病毒(HIV)感染所致的严重危害人类健康的重大传染病。HIV 导致免疫缺陷和免疫紊乱，由此产生一系列机会性感染、恶性肿瘤和多系统损害。目前抗反转录病毒疗法(ART)已使艾滋病从不治之症转变为可治疗的慢性传染病，并有效降低了 HIV 的传播，但延误诊治仍是目前艾滋病防治领域的重要瓶颈问题。

皮肤是人体最大的免疫器官，皮肤疾病往往是内脏疾病的外在表现，多数艾滋病患者可出现皮肤黏膜损害，可贯穿到艾滋病整个病程中，且常为首发表现，是早期诊断艾滋病的重要抓手。$CD4^+T$ 细胞计数较高时艾滋病患者即可出现脂溢性皮炎、银屑病等；随病情进展可出现口腔毛状白斑、马尔尼菲篮状菌病等标志性皮损，是诊断艾滋病及其相关机会性感染的重要线索；卡波西肉瘤、淋巴瘤等艾滋病相关肿瘤也常常以皮损为首发表现。

该书系统展现了艾滋病患者相关皮肤黏膜损害的临床特点，从翔实的一手临床图文资料入手，以丰富的病例资料，生动展现了皮肤黏膜损害在早期诊断艾滋病及相关机会性感染和恶性肿瘤等的重要价值。同时通过了解相同疾病在艾滋病患者和普通人群的差异，可为多种疾病的发病机制研究开辟新的思路。

本书图文并茂，启发性和创新性强，具有重要的学术价值和临床指导意义。正如红斑狼疮因免疫紊乱而出现特征性皮损可作为重要诊断依据一样，希望广大临床医师通过对本书的系统学习，提高早期诊断艾滋病的意识和能力，为艾滋病的防治作出积极贡献。

北京大学人民医院

2018 年 6 月 24 日

前言

　　云南省地处我国西南边陲，与世界主要毒品种植地"金三角"和东南亚艾滋病高发区毗邻，是我国艾滋病流行最早且疫情最重的地区。笔者临床工作中发现艾滋病患者常常存在皮肤黏膜损害，很多艾滋病患者首先以皮肤疾病就诊，可作为艾滋病早期诊断的重要线索。同时，因皮损形象直观，易于推广应用，对提高各级医院临床医师对艾滋病的辨识力、缩短诊断时间有重要意义。

　　笔者历时 20 年，随访、追踪了大量来自云南省各级医疗机构的艾滋病合并皮肤黏膜损害病例，同时荟萃了来自北京、上海、重庆等各级医院的大量病例。经反复斟酌，挑选出其中具有代表性和重要临床提示意义的300 余案例。本书的亮点是以病例入手，采用成组病例立体展现同一疾病在不同免疫状况下的不同临床特点，对病史资料进行精炼概括，仅列出相关阳性体征和具有重要鉴别意义的阴性体征，配以临床照片，再进行集中点评。对每个案例拟定反映其主要临床特点的形象小标题以启发读者，培养临床医师通过皮损线索诊断艾滋病的敏感性。同时结合章节概述总结每一类疾病的共性和特征，便于读者全面掌握艾滋病相关皮肤黏膜损害的特点和规律。

　　本书囊括的案例反映了艾滋病抗反转录病毒治疗(ART)开展前后不同时期皮肤黏膜损害的疾病谱和演变。在 ART 尚未开展前皮肤损害极其常见，随着 ART 开展，机会性感染及其相关皮肤黏膜损害发生显著减少，但ART 药物带来的皮肤改变也随之出现。本书包括真菌性、病毒性、细菌性、寄生虫性、肿瘤性、炎症性疾病，梅毒及 ART 药物所致的皮肤改变等共九个章节。此外，本书部分编委曾历时 6 年，参与援非医疗工作，期间诊治了大量艾滋病患者，故书中也展示了黑种人艾滋病相关皮肤黏膜损害的特点。

　　本书的编撰得到了来自全国皮肤性病学、感染病学、公共卫生学等领域专家的大力支持，在此表示感谢。感谢所有参与编写工作的编委。感谢第四军医大学西京医院高天文教授的指导和帮助。

　　本书病例来自各级医院的皮肤性病科、感染科、内科、外科等多个临床科室，限于作者水平有限，部分内容和写作可能存在一些不足，恳请读者提出宝贵意见，以便再版修正完善。

昆明医科大学第一附属医院(云南省皮肤病医院)

李玉叶　王昆华　何黎

2018 年 7 月 4 日

目录

第 一 章
真 菌 病

第一节　念珠菌病　2

病例1　艾滋病合并毛状白斑样口腔念珠菌病　4

病例2　艾滋病合并口腔、食管念珠菌病　4

病例3　艾滋病合并口腔、肺念珠菌病　5

非洲HIV/AIDS病例展示　6

第二节　隐球菌病　6

病例1　以播散型隐球菌病为诊断线索的艾滋病　8

病例2　艾滋病并播散型隐球菌病　9

病例3　以播散型隐球菌病为首发表现的艾滋病　10

病例4　艾滋病并播散型隐球菌病　10

病例5　以播散型隐球菌病为诊断线索的艾滋病　11

病例6　艾滋病并播散型隐球菌病、马尔尼菲篮状菌病　12

第三节　马尔尼菲篮状菌病　13

病例1　艾滋病并狮面样播散型马尔尼菲篮状菌病　16

病例2　以皮肤癌样播散型马尔尼菲篮状菌病为诊断线索的艾滋病　17

病例3　艾滋病并疣状播散型马尔尼菲篮状菌病　17

病例4　以脓疱疮样播散型马尔尼菲篮状菌病为诊断线索的艾滋病　18

病例 5　以水痘样播散型马尔尼菲篮状菌病为诊断线索的艾滋病 / 18

病例 6　艾滋病并多发溃疡性播散型马尔尼菲篮状菌病 / 19

病例 7　以毛囊炎样播散型马尔尼菲篮状菌病为诊断线索的艾滋病 / 19

病例 8　以毛囊炎样播散型马尔尼菲篮状菌病为诊断线索的艾滋病 / 20

病例 9　艾滋病并盘状红斑狼疮样播散型马尔尼菲篮状菌病 / 21

病例 10　以红斑为表现的复发性马尔尼菲篮状菌病并艾滋病 / 22

病例 11　以溃疡性播散型马尔尼菲篮状菌病为诊断线索的艾滋病 / 23

病例 12　以坏疽性脓皮病样马尔尼菲篮状菌病为诊断线索的艾滋病 / 24

病例 13　伴上腭溃疡的马尔尼菲篮状菌病为诊断线索的艾滋病 / 25

第四节　组织胞浆菌病 / 26

病例 1　以组织胞浆菌病为诊断线索的艾滋病 / 26

第五节　浅部真菌病 / 27

病例 1　以白色浅表型甲真菌病为诊断线索的艾滋病 / 28

病例 2　以近端甲下型甲真菌病为诊断线索的艾滋病 / 29

病例 3　以近端甲下型甲癣为诊断线索的艾滋病 / 30

病例 4　艾滋病并全甲毁损型甲癣 / 30

病例 5　以角化过度型足癣为诊断线索的艾滋病 / 31

病例 6　以体股癣、手足癣及甲癣为诊断线索的艾滋病 / 31

非洲 HIV/AIDS 病例展示 / 33

第二章
病毒性
皮肤病

第一节　尖锐湿疣　**35**

病例 1　以复发性尖锐湿疣为诊断线索的艾滋病　**38**

病例 2　忽略皮肤黏膜损害导致延误诊治的艾滋病家庭案例　**39**

病例 3　艾滋病并肛周巨大型尖锐湿疣　**40**

病例 4　艾滋病并肛周巨大型尖锐湿疣癌变　**41**

病例 5　艾滋病并阴茎、肛周巨大型尖锐湿疣　**41**

病例 6　儿童艾滋病并尖锐湿疣　**42**

病例 7　经母婴传播艾滋病并尖锐湿疣　**43**

非洲 HIV/AIDS 病例展示　**44**

第二节　扁平疣　**45**

病例 1　HIV 感染并泛发性扁平疣　**45**

非洲 HIV/AIDS 病例展示　**46**

第三节　寻常疣　**49**

病例 1　以足部多发寻常疣为诊断线索的艾滋病　**49**

第四节　水痘　**50**

病例 1　以成人水痘为诊断线索的艾滋病　**51**

第五节　带状疱疹　**51**

病例 1　以青壮年颈、胸、肩部大疱为诊断线索的艾滋病　**52**

病例 2　以复发性带状疱疹为诊断线索的儿童艾滋病　53

病例 3　以复发性带状疱疹后遗瘢痕及色素异常为诊断线索的儿童艾滋病　54

病例 4　以 Ramsay Hunt 综合征为诊断线索的艾滋病　55

病例 5　艾滋病并复发性带状疱疹　56

病例 6　艾滋病合并双侧带状疱疹　56

病例 7　艾滋病合并播散性带状疱疹　57

病例 8　艾滋病合并双侧带状疱疹　58

病例 9　艾滋病并带状疱疹致角膜溃疡　59

病例 10　艾滋病并带状疱疹致左眼失明　59

病例 11　以血疱为主要表现的带状疱疹合并艾滋病　60

非洲 HIV/AIDS 病例展示　61

第六节　单纯疱疹　63

病例 1　以多部位、频繁复发的单纯疱疹为诊断线索的艾滋病　64

病例 2　以臀部大面积单纯疱疹为诊断线索的艾滋病　65

病例 3　HIV 感染并对吻型单纯疱疹　65

病例 4　艾滋病并多部位坏死性单纯疱疹　66

病例 5　HIV 感染并多发瘢痕的生殖器疱疹　66

非洲 HIV/AIDS 病例展示　67

第七节　传染性软疣　**68**

　　病例 1　以躯干、四肢泛发性传染性软疣为诊断线索的艾滋病　**70**

　　病例 2　以胸部密集分布的传染性软疣为诊断线索的艾滋病　**70**

　　病例 3　以成人面部多发传染性软疣为诊断线索的艾滋病　**71**

　　病例 4　以成人面、颈部多发传染性软疣为诊断线索的艾滋病　**71**

　　病例 5　以肛周尖锐湿疣样传染性软疣为诊断线索的艾滋病　**72**

　　病例 6　艾滋病并眼睑传染性软疣　**73**

　　病例 7　艾滋病并头面部传染性软疣　**74**

　　病例 8　艾滋病并腹股沟、外生殖器斑块型传染性软疣　**74**

　　病例 9　艾滋病并躯干、四肢多发性传染性软疣　**75**

　　病例 10　艾滋病合并面颈部斑块型传染性软疣　**75**

　　非洲 HIV/AIDS 病例展示　**77**

第八节　口腔毛状白斑　**78**

　　病例 1　以口腔毛状白斑为诊断线索的艾滋病　**78**

　　病例 2　以口腔毛状白斑为诊断线索的艾滋病　**79**

第九节　巨细胞包涵体病　**79**

　　病例 1　以巨细胞包涵体病为诊断线索的艾滋病　**81**

第三章
细菌性
皮肤病

第一节　毛囊炎、疖、痈、丹毒　82

　　病例1　以双小腿毛囊炎为首诊的艾滋病　83

　　病例2　以疖病为首诊的艾滋病　84

　　病例3　艾滋病合并耐甲氧西林金葡菌所致痈　84

　　病例4　艾滋病合并复发性丹毒　85

第二节　痤疮　86

　　病例1　以重度痤疮为首诊的艾滋病　86

　　病例2　艾滋病合并重度痤疮　87

　　病例3　以聚合性痤疮为首诊的艾滋病　87

第三节　脓肿　88

　　病例1　以肛周脓肿为首诊的艾滋病　89

　　病例2　以多发巨大脓肿为首诊的艾滋病　90

　　非洲HIV/AIDS病例展示　90

第四节　脓疱疮　91

　　病例1　成人以脓疱疮为首诊的艾滋病　91

　　病例2　成人以脓疱疮为首诊的艾滋病　92

病例 3　艾滋病合并脓疱疮及红皮病型银屑病　92

非洲 HIV/AIDS 病例展示　93

第五节　蜂窝织炎　94

病例 1　艾滋病合并右下睑及眶周蜂窝织炎　95

病例 2　艾滋病合并大肠杆菌感染所致坏死性筋膜炎　96

第六节　分枝杆菌感染　96

病例 1　以颈部淋巴结结核为首诊的艾滋病　98

病例 2　艾滋病合并颈部淋巴结结核　98

病例 3　艾滋病合并颈部淋巴结结核　99

病例 4　以颈部淋巴结结核为首诊的艾滋病　100

病例 5　艾滋病合并肛周溃疡性皮肤结核　100

非洲 HIV/AIDS 病例展示　102

第七节　非结核分枝杆菌感染　102

病例 1　艾滋病合并双下肢戈登分枝杆菌感染　103

第八节　奴卡菌病　104

病例 1　艾滋病合并奴卡菌病及马尔尼菲篮状菌病　106

第四章
梅毒

病例 1　以阴茎多发硬下疳为诊断线索的 HIV 感染　110

病例 2　以肛周硬下疳为线索诊断 HIV 感染　111

病例 3　以扁平湿疣为诊断线索发现老年女性 HIV 感染　112

病例 4　以神经损害的二期梅毒为诊断线索的艾滋病　112

病例 5　以银屑病样二期梅毒疹为诊断线索的 HIV 感染　113

病例 6　HIV 感染并点滴型银屑病样二期梅毒　114

病例 7　以结节性二期梅毒疹为线索诊断 HIV 感染　115

病例 8　HIV 感染并斑丘疹型的二期梅毒　116

病例 9　HIV 感染并梅毒血清试验异常的二期梅毒　117

病例 10　HIV 感染并脓疱性梅毒疹　118

病例 11　HIV 感染并虫蚀样脱发的二期梅毒　119

病例 12　HIV 感染并结节样及斑丘疹型二期梅毒疹　120

病例 13　HIV 感染并多形态皮损的二期梅毒　121

病例 14　HIV 感染并伴神经损害的多形态皮损的二期梅毒　122

病例 15　HIV 感染并蛎壳样梅毒疹　123

病例 16　以蛎壳样梅毒疹为线索诊断 HIV 感染　124

病例 17　HIV 感染并蛎壳样梅毒疹　125

病例 18　以梅毒性树胶肿、脱发为线索发现艾滋病　126

第五章
寄生虫性皮肤病

第一节　疥疮　**128**

　　病例 1　以红皮病样挪威疥为诊断线索的艾滋病　**129**

第二节　阴虱病　**130**

　　病例 1　以阴虱病为首诊的艾滋病　**130**

第三节　其他寄生虫性皮肤病　**131**

第六章
肿瘤性疾病

第一节　卡波西肉瘤　**134**

　　病例 1　以头面部血管瘤样损害为首发表现的艾滋病相关卡波西肉瘤　**135**

　　病例 2　以上腭及颈部皮肤纤维瘤样损害为表现的艾滋病相关卡波西肉瘤　**136**

　　病例 3　以全身泛发紫红色瘢痕样皮损为首发表现的艾滋病相关卡波西肉瘤　**137**

　　病例 4　以面部紫蓝色斑块为首发表现的艾滋病相关卡波西肉瘤　**137**

　　病例 5　以鼻部和口腔紫蓝色斑块为表现的艾滋病相关卡波西肉瘤　**138**

　　病例 6　以面部多发紫蓝色丘疹、斑块为表现的艾滋病相关卡波西肉瘤　**139**

　　病例 7　以全身湿疹样皮损为首发表现的艾滋病相关卡波西肉瘤　**140**

　　病例 8　以单侧躯体紫黑色结节、斑块为首发表现的艾滋病相关卡波西肉瘤　**141**

　　病例 9　以单侧肢体及口腔紫黑色结节为表现的艾滋病相关卡波西肉瘤　**142**

　　病例 10　以鼻腔、耳后多发紫蓝色结节为表现的艾滋病相关卡波西肉瘤　**143**

　　病例 11　以上腭紫红色丘疹为表现的艾滋病相关卡波西肉瘤　**143**

　　病例 12　以下颌孤立性红褐色结节为表现的艾滋病相关卡波西肉瘤　**144**

　　病例 13　以肛周结节、溃疡为首发表现的艾滋病相关卡波西肉瘤　**145**

　　非洲 HIV/AIDS 病例展示　**146**

第二节 恶性淋巴瘤 **157**

病例 1 以颈部肿块为首发表现的艾滋病相关弥漫大 B 细胞淋巴瘤 **160**

病例 2 以颈部弥漫性肿块为首发表现的艾滋病相关弥漫大 B 细胞淋巴瘤 **160**

病例 3 以颈部弥漫性肿块为首发表现的艾滋病相关弥漫大 B 细胞淋巴瘤 **161**

病例 4 以左颈肩部肿胀性肿块为首发表现的艾滋病相关弥漫
大 B 细胞淋巴瘤 **162**

病例 5 以左颈部肿块为首发表现的艾滋病相关弥漫大 B 细胞淋巴瘤 **162**

病例 6 以颈部肿块为首发表现的艾滋病相关弥漫大 B 细胞淋巴瘤 **163**

病例 7 以右腋下肿块为首发表现的艾滋病相关弥漫大 B 细胞淋巴瘤 **163**

病例 8 以右下肢浸润性斑块为首发表现的艾滋病相关伯基特淋巴瘤 **164**

病例 9 以右腋下结节、肛周斑块及溃疡为表现的艾滋病相关伯基特淋巴瘤 **165**

病例 10 以舌斑块、溃疡为首发表现的艾滋病相关弥漫大 B 细胞淋巴瘤 **166**

病例 11 以口腔肿块为首发表现的艾滋病相关外周 T 细胞淋巴瘤 **167**

病例 12 以上腭斑块为首发表现的艾滋病相关弥漫大 B 细胞淋巴瘤 **167**

病例 13 以右颌面部肿胀性肿块为首发表现的艾滋病相关浆母细胞淋巴瘤 **168**

病例 14 以左侧颞部肿块为首发表现的艾滋病相关弥漫大 B 细胞淋巴瘤 **169**

病例 15 以鼻部溃疡为首发表现的艾滋病相关 NK/T 细胞淋巴瘤 **170**

病例 16 以鼻部斑块、溃疡为首发表现的艾滋病相关 NK/T 细胞淋巴瘤 **171**

病例 17 以右下肢近端肿胀性结节、肿块为首发表现的艾滋病相关弥漫
大 B 细胞淋巴瘤 **171**

第三节　宫颈癌　**172**

　　病例 1　艾滋病合并宫颈癌　**174**

　　病例 2　艾滋病合并宫颈癌　**175**

　　病例 3　艾滋病合并宫颈癌　**176**

第四节　基底细胞癌　**177**

　　病例 1　艾滋病合并基底细胞癌　**178**

　　病例 2　以多发基底细胞癌为诊断线索的艾滋病　**178**

　　病例 3　艾滋病合并基底细胞癌　**179**

　　病例 4　艾滋病合并左侧鼻唇沟基底细胞癌　**180**

第五节　鳞状细胞癌　**181**

　　病例 1　艾滋病合并外阴鳞状细胞癌　**182**

　　病例 2　以阴茎鳞状细胞癌为首诊的艾滋病　**182**

　　病例 3　艾滋病合并阴茎鳞状细胞癌　**183**

　　病例 4　以唇部鳞状细胞癌为首诊的艾滋病　**184**

　　病例 5　以快速进展的鳞状细胞癌为诊断线索的艾滋病　**185**

　　病例 6　以快速进展的顶枕部鳞状细胞癌为诊断线索的艾滋病　**186**

　　病例 7　以快速进展的左颊黏膜鳞状细胞癌为诊断线索的艾滋病　**186**

第六节　其他肿瘤　**187**

　　病例 1　HIV 感染合并隆突性皮肤纤维肉瘤　**187**

　　病例 2　艾滋病合并成人型纤维肉瘤　**188**

　　病例 3　艾滋病合并恶性多形性腺瘤　**188**

第七章
炎症性
皮肤病

第一节　HIV 相关性痒疹 / **191**

病例 1　以瘙痒性丘疹、结节为诊断线索的艾滋病 / **192**

病例 2　以瘙痒性丘疹、结节为诊断线索的艾滋病 / **193**

病例 3　以瘙痒性丘疹、结节为诊断线索的艾滋病 / **193**

病例 4　以红斑、丘疹、结节为诊断线索的艾滋病 / **194**

病例 5　以湿疹样皮损为诊断线索的艾滋病 / **195**

病例 6　以泛发性丘疹为诊断线索的艾滋病 / **195**

病例 7　以泛发性结节为表现的艾滋病患者 ART 失败案例 / **196**

非洲 HIV/AIDS 病例展示 / **197**

第二节　脂溢性皮炎 / **209**

病例 1　以脂溢性皮炎为诊断线索的 HIV 感染 / **210**

病例 2　以脂溢性皮炎为诊断线索的艾滋病 / **210**

病例 3　以脂溢性皮炎为诊断线索的艾滋病 / **211**

非洲 HIV/AIDS 病例展示 / **211**

第三节　光线性皮肤病 / **215**

病例 1　以面颈部红斑、鳞屑首诊的艾滋病 / **215**

病例 2　以快速进展的多形性日光疹为诊断线索的 HIV 感染 / **216**

病例 3　艾滋病合并进展迅速的多形性日光疹 / **217**

病例 4　以快速进展的慢性光化性皮炎为诊断线索的艾滋病 / **218**

病例 5　艾滋病合并慢性光化性皮炎 / **219**

非洲 HIV/AIDS 病例展示　220

第四节　银屑病　222

病例 1　以寻常型银屑病突然加重而确诊的艾滋病　223

病例 2　以寻常型银屑病突然泛发加重而确诊的 HIV 感染　224

病例 3　以长期稳定寻常型银屑病突然泛发加重而确诊的艾滋病　225

病例 4　HIV 感染合并寻常型银屑病　227

病例 5　艾滋病患者停 ART 后寻常型银屑病迅速转变为红皮病型银屑病　228

非洲 HIV/AIDS 病例展示　230

第五节　嗜酸性毛囊炎　232

病例 1　艾滋病合并嗜酸性毛囊炎　233

病例 2　以嗜酸性毛囊炎为诊断线索的艾滋病　233

病例 3　HIV 感染合并嗜酸性毛囊炎　234

非洲 HIV/AIDS 病例展示　235

第六节　其他炎症性皮肤病　238

病例 1　以嗜酸性粒细胞增多性皮炎首诊的艾滋病　239

病例 2　以嗜酸性粒细胞增多性皮炎首诊的艾滋病　239

病例 3　以毛囊黏蛋白病首诊的 HIV 感染　240

病例 4　以 Stevens-Johnson 综合征首诊的 HIV 感染　241

非洲 HIV/AIDS 病例展示　242

第八章
艾滋病相关治疗药物所致的皮肤改变

第一节　药疹　246

病例 1　奈韦拉平致 HIV 感染者红皮病型药疹　247

病例 2　依非韦伦致艾滋病患者发疹型药疹　247

病例 3　洛匹那韦 / 利托那韦致 HIV 感染者发疹型药疹　248

病例 4　ART 及磺胺致艾滋病患者重症多形红斑型药疹　249

病例 5　磺胺致艾滋病患者固定型药疹　250

病例 6　磺胺致艾滋病患者固定型药疹　250

病例 7　磺胺致艾滋病患者中毒性表皮坏死松解症　251

病例 8　利福平致艾滋病患者中毒性表皮坏死松解症　251

病例 9　以头孢类药物致中毒性表皮坏死松解症为首诊的艾滋病　252

病例 10　阿莫西林致艾滋病患者红皮病型药疹　253

病例 11　以司帕沙星致光敏性药疹为首诊的 HIV 感染　254

病例 12　灰黄霉素致艾滋病患者光敏性药疹　254

病例 13　"中药"致艾滋病患者药物超敏反应综合征　255

非洲 HIV/AIDS 病例展示　256

第二节　脂肪分布异常　257

病例 1　司他夫定致艾滋病患者面部皮下脂肪萎缩　258

病例 2　司他夫定致艾滋病患者面部皮下脂肪萎缩　259

病例 3　司他夫定致艾滋病患者脂肪萎缩　259

病例 4　司他夫定致艾滋病患者躯干、双下肢皮下脂肪萎缩　260

病例 5　齐多夫定致艾滋病患者四肢皮下脂肪萎缩　260

病例 6　司他夫定致艾滋病患者颈背部皮下脂肪堆积　261

非洲 HIV/AIDS 病例展示　262

第三节　皮肤色素异常　263

病例 1　齐多夫定致艾滋病患者黏膜及指甲色素沉着　264

病例 2　齐多夫定致艾滋病患者面颈部弥漫性色素沉着　264

病例 3　吡嗪酰胺致艾滋病患者面部弥漫性色素沉着　265

第四节　甲改变　266

病例 1　齐多夫定致艾滋病患者甲色素沉着　266

病例 2　齐多夫定致艾滋病患者甲色素沉着　267

非洲 HIV/AIDS 病例展示　268

第五节　男性乳房发育症　268

病例 1　依非韦伦致艾滋病患者男性乳腺发育症　269

第九章
其他

第一节　白癜风 / 270

　　病例 1　以白癜风为首诊表现的艾滋病 / 270

第二节　原发性肾上腺皮质功能减退症 / 271

　　病例 1　HIV 感染并原发性肾上腺皮质功能减退症 / 272

第三节　结节性红斑 / 273

　　病例 1　艾滋病并结节性红斑 / 273

第四节　变应性皮肤血管炎 / 274

　　病例 1　HIV 感染并变应性皮肤血管炎 / 274

第五节　硬红斑 / 275

　　病例 1　HIV 感染并硬红斑 / 275

第六节　大疱性类天疱疮 / 276

　　病例 1　HIV 感染并大疱性类天疱疮 / 277

第七节　蜘蛛痣 / 277

　　病例 1　艾滋病并蜘蛛痣 / 278

　　非洲 HIV/AIDS 病例展示 / 278

参考文献 / 280

索　引 / 284

第一章

真菌病

真菌病（mycoses）是由真菌感染引起的一组疾病的统称。随着广谱抗生素、糖皮质激素、免疫抑制剂的广泛使用，器官移植和导管技术的开展，艾滋病和人口老龄化等，真菌病的发病率急剧上升，已经成为严重威胁人类健康的重要疾病之一。根据侵犯人体部位的不同，临床上将真菌病分为浅部真菌病和深部真菌病。

浅部真菌病（superficial mycoses）是指表皮、毛发和甲的真菌感染，由皮肤癣菌、念珠菌和糠秕马拉色菌等感染引起。浅部真菌病在HIV/AIDS患者中非常常见，发生率15%~40%，皮损表现多样。在HIV感染早期及免疫功能较好的状态下，浅部真菌感染临床表现与普通人群相似，但在艾滋病进展期及免疫功能低下时，有相对特征性表现：①普通人群甲真菌病多由迁延不愈的手足癣蔓延而致，以远端侧位甲下型常见，而艾滋病患者则往往表现为近端甲下型和白色浅表型；②足癣主要表现为角化过度型，体股癣皮损范围广、扩展迅速、缺乏中央自愈区。

深部真菌病（deep mycoses）是指致病性真菌侵犯黏膜、皮下组织、内脏器官所致的疾病。艾滋病合并深部真菌病发展迅速、预后较差，尽管抗反转录病毒治疗（anti retrovirus therapy，ART）在全球得到广泛推广，每年仍约有100万艾滋病患者死于深部真菌感染，占所有艾滋病及其相关疾病死亡人数的50%。艾滋病合并深部真菌感染有一定地域流行特征：念珠菌病、隐球菌病流行于全球，马尔尼菲篮状菌病流行于东南亚，组织胞浆菌病流行于美国中西部、非洲和南美洲。

特征性真菌性皮肤黏膜损害可作为诊断艾滋病的重要线索，也是免疫状况评估的重要指标。马尔尼菲篮状菌病是艾滋病的标志性机会感染性疾病，需及时行HIV抗体检测，且提示患者已进入艾滋病期；发生隐球菌病、口腔念珠菌病及泛发性浅部真菌病时，亦需警惕艾滋病。对艾滋病合并真菌性皮肤黏膜损害性疾病的早期诊断和治疗，可避免病情进一步恶化和蔓延，对提高患者的生存质量和延长患者的生存时间具有重要意义。

本章将对HIV/AIDS患者合并真菌病的特点进行归纳总结，并通过图文并茂的翔实病例资料，展示艾滋病合并真菌病的临床表现、典型和非典型皮肤黏膜损害特点及误诊经验教训，对临床相关疾病的诊断和鉴别诊断具有重要参考价值。

（李玉叶　李腾雁）

第一节 念珠菌病

念珠菌病(candidiasis)是由念珠菌属(*Candidia Spp.*)引起的急、慢性皮肤黏膜和深部组织器官的感染。念珠菌可感染人体所有组织器官,从皮肤、甲、皮下组织,到心、肺、肾、中枢神经系统、骨骼、眼等。消化道任何部位均可发生念珠菌感染,但口腔和食管最常见,消化道念珠菌感染常是念珠菌菌血症的重要来源。

真菌病原学检查是诊断念珠菌感染的主要手段,直接镜检从标本中找到菌丝具有诊断意义(图1-1-1),但仅标本中培养出念珠菌需排除真菌定植与污染(图1-1-2)。念珠菌的鉴定方法中,科玛嘉显色培养基可以作为初步鉴定的方法,它能简便有效鉴定白念珠菌、光滑念珠菌、热带念珠菌和克柔念珠菌(图1-1-3)。API 20C AUX 生化系统(图1-1-4)与 rDNA-ITS 序列测定分析均具有较好的准确性,能够将所有念珠菌鉴定到种。

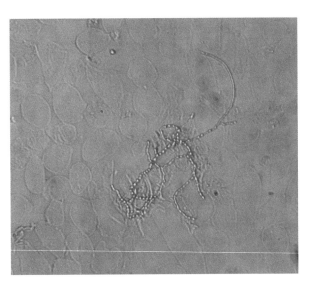

图1-1-1 念珠菌直接镜检

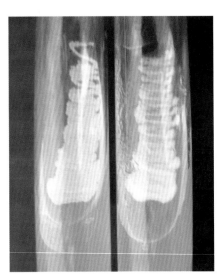

图1-1-2 念珠菌菌落培养

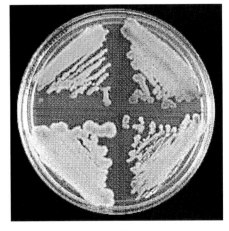

图1-1-3 科玛嘉显色培养基

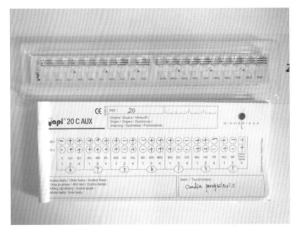

图1-1-4 API 20C AUX 生化系统

组织病理表现为慢性炎性改变,可见分支分隔的细长菌丝,直径 2~4μm,有卵圆形孢子,PAS 染色呈红色,GMS 染色呈黑色。

　　HIV/AIDS 患者合并念珠菌感染以白念珠菌为主,但非白念珠菌的比例显著高于其他人群。上世纪八十年代,非白念珠菌比例仅占 3.4%,近年非白念珠菌感染率已达 40.0%~54.7%。光滑念珠菌、近平滑念珠菌、热带念珠菌、克柔念珠菌、乳酒念珠菌和吉姆念珠菌是常见的非白念珠菌。此外,HIV/AIDS 患者中 2 种及以上念珠菌混合感染也较常见。

　　李玉叶等研究发现,HIV/AIDS 患者口腔念珠菌定植率为 49.5%,主要为白念珠菌(占 82.2%),在 HIV/AIDS 患者中,尚未接受 ART 者口腔感染率达 34.6%。口腔念珠菌病(oral candidiasis)又称鹅口疮,临床表现包括:假膜型(白色"奶酪"样斑片)、红斑型(可有疼痛)、念珠菌白斑(不可去除的白色增厚上皮)和口角炎(口角处的肿胀皲裂、轻度增生),舌苔缺失、舌面干燥发红也可为念珠菌感染的表现。艾滋病患者口腔念珠菌病常累及全口腔黏膜,舌黏膜感染可产生裂隙,口腔念珠菌病常常是系统感染的第一站,如诊治不及时可蔓延至食管和肺部(图 1-1-5,图 1-1-6)。HIV/AIDS 患者念珠菌菌血症发生率高,多由血行播散而来,因此,菌血症发生率高已成为 HIV/AIDS 患者合并深部真菌病的另一个重要特点。

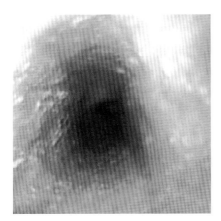

图 1-1-5　食管壁膜状白斑

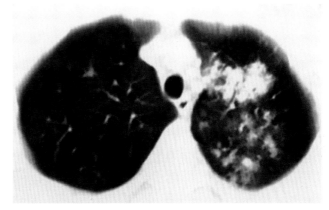

图 1-1-6　胸部 CT:左肺多发斑片影

　　HIV/AIDS 合并真菌病的患者需 ART 联合抗真菌药物治疗,抗真菌药物的选择需根据不同感染部位、不同菌种及药敏结果确定,口腔念珠菌感染首选氟康唑,氟康唑和伏立康唑适用于侵袭性念珠菌感染,对于严重感染者需要使用两性霉素 B。抗真菌药物选择需要注意耐药性,多种非白念珠菌如光滑念珠菌、克柔念珠菌对氟康唑天然耐药,同时白念珠菌对氟康唑的耐药率也在增加,一项体外药敏试验显示,对氟康唑耐药的菌株,对其他唑类抗真菌药物也耐药。

(李红宾　王昆华)

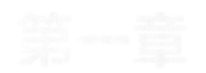

病　例

病例 1　艾滋病合并毛状白斑样口腔念珠菌病

患者,男性,29 岁,未婚。

主诉:舌白斑 2 天。

现病史:患者 2 天前无意中发现左侧舌缘出现白斑,无自觉症状。

既往史:无特殊。

个人史:不洁性行为史。

全身体格检查:无特殊。

皮肤科专科检查:左侧舌缘毛状白斑,刮除后可见基底潮红,轻度糜烂,右侧舌缘无类似皮损(图 1-1-7)。

辅助检查:①HIV 抗体(+);②CD4$^+$T 细胞计数为 160cells/μl;③舌部白斑真菌镜检(+),培养鉴定为白念珠菌。

诊断:①口腔念珠菌病;②艾滋病。

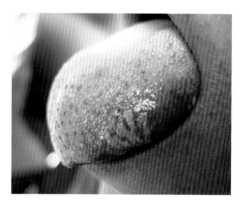

图 1-1-7　左侧舌缘膜状白斑

> **讨论**:本病例需与口腔毛状白斑鉴别,口腔毛状白斑皮损不易被刮除,真菌病原学检查阴性,该患者舌侧缘出现易刮除毛状白斑,真菌镜检阳性,因此诊断为口腔念珠菌病。患者为青年男性,无其他免疫缺陷疾病及诱因发生口腔念珠菌病,应高度警惕 HIV 感染。对于不典型口腔白斑损害除需行真菌病原学相关检查外还需排外 HIV 感染。

(李玉叶　朱蕾)

病例 2　艾滋病合并口腔、食管念珠菌病

患者,女性,36 岁,已婚。

主诉:发热、腹泻 3 个月,口腔白斑伴痛 20 余天。

现病史:患者 3 个月前不明诱因出现发热,体温最高 38.5℃,伴腹泻,每日 3~6 次。20 余天前,舌体出现白斑,迅速蔓延至整个口腔,伴口腔及吞咽疼痛。发病以来,体重下降 5kg。

既往史:反复“上呼吸道感染”病史。

个人史:不洁性行为史。

全身体格检查:体温 38.2℃。

皮肤科专科检查:口角糜烂,口腔黏膜、舌体表面可见膜状白斑,可被刮除,舌体有裂隙(图 1-1-8)。

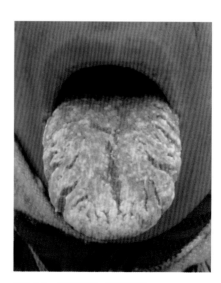

图 1-1-8　舌体裂隙、膜状白斑

辅助检查:①HIV 抗体(+);②CD4$^+$T 细胞计数为 45cells/μl;③口腔白斑真菌镜检(+),培养鉴定为白念珠菌;④食管镜:食管壁附有膜状白斑,真菌培养鉴定为白念珠菌;⑤胸部 X 片正常。

诊断:①口腔念珠菌病;②食管念珠菌病;③艾滋病。

讨论:口腔念珠菌病是 HIV/AIDS 患者系统真菌感染的第一站,诊治不及时可蔓延至消化道和肺部,甚至引起血行播散。本例患者食管念珠菌考虑由口腔蔓延所致,符合念珠菌病的自然播散路径,故艾滋病合并口腔念珠菌病需进行食管、肺等相关系统检查,对发热患者需行血培养,以便及时诊治。

(李玉叶　王昆华)

病例 3　艾滋病合并口腔、肺念珠菌病

患者,女性,38 岁,离异。

主诉:口腔白斑、舌裂隙伴痛 1 个月,发热、咳嗽 10 余天。

现病史:患者 1 个月前不明诱因出现舌体白斑,迅速蔓延至全口腔,并逐渐出现双侧舌裂隙、口角皲裂,伴疼痛,近 10 余天出现发热、咳嗽,体温最高达 38.9℃。

既往史:无特殊。

个人史:不洁性交史。

全身体格检查:体温:38.9℃,双下肺可闻及散在湿啰音。

皮肤科专科检查:口唇红斑、糜烂,唇部、舌体可见膜状白斑,成片分布,易被刮除,其下见糜烂面,两侧舌体裂隙(图 1-1-9)。

辅助检查:①HIV 抗体(+);②CD4$^+$T 细胞计数为 65cells/μl;③口腔白斑真菌镜检阳性,培养鉴定为光滑念珠菌;④胸部 CT 可见左肺多发斑片影、毛玻璃样改变。

诊断:①口腔念珠菌病;②肺念珠菌病;③艾滋病。

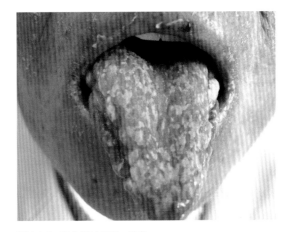

图 1-1-9　舌体膜状白斑、裂隙

讨论:在非 HIV/AIDS 人群中,口腔念珠菌病好发于新生儿、长期使用广谱抗生素、糖皮质激素者以及糖尿病患者,病情进展较慢,舌体常无裂隙,少见肺、食管等系统感染;在 HIV/AIDS 患者中,口腔念珠菌病进展快,可伴舌体裂隙、口角炎。本例患者除了患有口腔念珠菌病外,同时有呼吸道感染表现,及时行影像学检查发现肺部感染,诊断为肺念珠菌病。艾滋病合并口腔念珠菌病患者,极易发生肺部及消化道感染,是导致患者死亡的重要原因,需及时诊治。

(李玉叶　朱蕾)

非洲 HIV/AIDS 病例展示

病例 1

患者,女性,28 岁,已婚。

病史:口腔膜状白斑伴低热 2 个月。

辅助检查:HIV 抗体(+)。

诊断:①口腔念珠菌病;②HIV 感染。(图1-1-10)

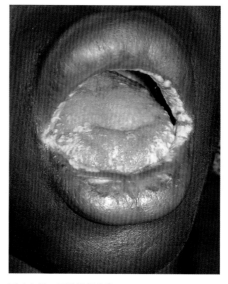

图 1-1-10　口腔膜状白斑

(董天祥)

病例 2

患者,女性,21 岁,未婚。

病史:口腔膜状白斑 2 个月。

辅助检查:①HIV 抗体(+);②胃镜示整个食管黏膜见弥漫膜状白斑。

诊断:①口腔念珠菌病;②食管念珠菌病;③HIV 感染。(图 1-1-11)

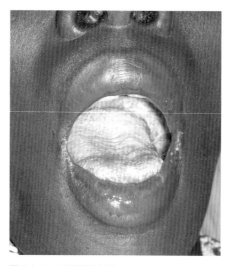

图 1-1-11　口腔膜状白斑

(董天祥)

第二节　隐 球 菌 病

隐球菌病(cryptococcosis)是由隐球菌属中某些种或变种引起的感染性真菌病,主要致病菌为新生隐球菌和格特隐球菌。新生隐球菌广泛分布于世界各地,是艾滋病患者伴发隐球菌感染的主要菌种。鸽粪被认为是最重要的传染源,美国科学家 Emmons 最早发现鸽粪中含有大量新生隐球菌。吴绍熙等报道我国 52%~76%

的鸽粪中能分离到新生隐球菌。中枢神经系统感染约占隐球菌感染的 80%，预后差，死亡率高，除了中枢神经系统，也可侵犯肺部、皮肤、骨骼等其他器官。

脑脊液、痰、尿、脓液、疱液或其他标本墨汁染色后，镜下可见圆形或椭圆形的双层厚壁孢子，外有一层宽阔荚膜，边缘清楚完整，菌体内有时可见单个出芽（图 1-2-1）。如脑脊液直接制片未发现菌体，可离心沉淀（3000 转 / 分钟，10 分钟）后重复检查。若为组织块，加少量生理盐水研磨成混悬液，再行墨汁制片镜检，镜检时需注意与白细胞相鉴别：隐球菌可见边缘完整的宽阔荚膜，而白细胞缺如。取各种标本同时接种于葡萄糖蛋白胨培养基上，置 28~37℃ 孵育 2~4 天，菌落开始生长，少数病例标本在 2~3 周内生长，培养基内可加氯霉素，但不加放线菌酮，因后者抑制本菌生长。

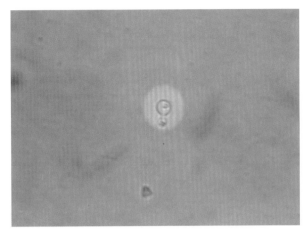

图 1-2-1 隐球菌墨汁染色涂片下可见厚壁荚膜及出芽

根据隐球菌损害人体部位的不同，临床上可分为中枢神经系统、肺、皮肤、骨隐球菌病等，它们可合并发生，或主要侵犯其中几个部位。隐球菌侵犯中枢神经系统最常见，症状也最严重，主要表现为脑膜炎的症状体征，如头痛、头昏、恶心、喷射性呕吐等，查体可有神经系统体征阳性。CT、MRI 检查、脑血管、脑室造影、脑超声检查等可发现脑室增宽（图 1-2-2）、颅内水肿、出血或占位性病变等。肺隐球菌病初发常有上呼吸道感染症状，进而表现为支气管炎或肺炎，痰中可有多量菌体。常伴低热、乏力、体重下降，严重病例可有高热、呼吸困难，体征为支气管炎或肺实变表现。X 线胸片显示病变多在肺中下野，主要分为 4 种类型：①孤立的中度致密的浓厚阴影；②弥漫性肺炎浸润阴影；③支气管周围、肺门部阴影；④粟粒性结核样影（图 1-2-3）。皮肤黏膜隐球菌病主要表现为传染性软疣样丘疹、斑块，表面可见坏死。全身骨骼、关节皆可受累。

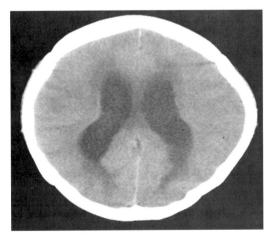

图 1-2-2 头颅 CT 可见脑室增宽

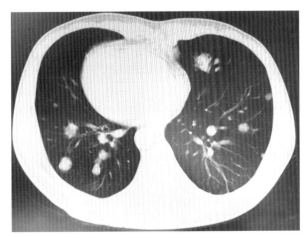

图 1-2-3 双肺多发结节影

隐球菌病的病理改变:初发病变主要由大量繁殖的隐球菌及单核细胞、淋巴细胞及浆细胞浸润构成,陈旧病变主要为单核细胞、上皮样细胞及多核巨细胞形成的肉芽肿改变。一般新生隐球菌呈圆形或椭圆形,直径2~20μm,多数聚集成堆,少数分散在组织内。HE 染色标本,胞壁外常有 3~5μm 的空隙(因菌体胶样荚膜未着色),部分荚膜亦可染成淡红色(图 1-2-4)。PAS 染色下菌体和荚膜均呈红色(图 1-2-5)。

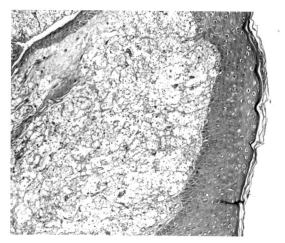

图 1-2-4　真皮内大量酵母样细胞(HE 染色 ×40)

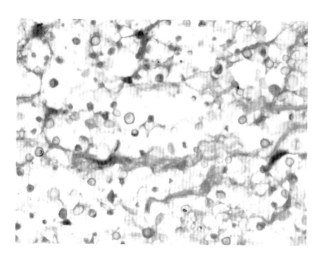

图 1-2-5　隐球菌散在分布于组织内(PAS 染色 ×200)

隐球菌病的诊断主要根据临床症状、体征、病理及实验室检查,最终确诊有赖于真菌直接镜检、培养鉴定及病理检查发现隐球菌。首选两性霉素 B、5- 氟胞嘧啶,氟康唑、伏立康唑有较好的疗效。对于中枢神经系统隐球菌感染的抗真菌治疗,初期治疗一般持续 8~12 周,应用两性霉素 B 与 5- 氟胞嘧啶或三唑类抗真菌剂联合治疗,以尽快使脑脊液新生隐球菌转阴,后口服三唑类抗真菌剂维持治疗 1 年以上,停药时间依据患者免疫功能决定。

本病常见于 CD4$^+$T 细胞计数 <100cells/μl 的艾滋病患者。体外实验证实,隐球菌可增强 HIV 病毒复制,被隐球菌激活的单核细胞来源的树突状细胞(MDDCs)可激活静息 CD4$^+$T 细胞,加速 HIV 病毒在树突状细胞和 CD4$^+$T 细胞间的传递,进而导致艾滋病患者病情迅速恶化。在免疫功能正常的人群中,隐球菌感染往往局限于皮肤、肺部或肺门淋巴结,临床症状不明显,HIV 感染者往往引起全身播散性感染,并可通过血行播散进入中枢神经系统,病死率极高。脑脊液压力高、昏迷、多器官受累、低 CD4$^+$T 细胞计数、未接受 ART、老年患者是艾滋病合并隐球菌病患者死亡的高危因素。

(潘炜华　李红宾)

病　　例

病例 1　以播散型隐球菌病为诊断线索的艾滋病

患者,男性,26 岁,未婚。

主诉:全身丘疹、结节、坏死、结痂 20 余天,加重伴发热、头痛 5 天。

现病史：患者20余天前全身不明诱因逐渐出现米粒至黄豆大小丘疹，部分融合为结节，表面坏死、结痂，无明显自觉症状，5天前症状加重，伴发热、头痛、恶心。

既往史：既往无特殊。

个人史：同性性行为史。

全身体格检查：体温：39.0℃，双肺呼吸音减弱，颈强直（+）。

皮肤科专科检查：全身密集分布黄豆至蚕豆大小丘疹、结节，表面有蜡样光泽，部分皮损上有坏死（图1-2-6）。

辅助检查：①HIV抗体（+）；②CD4+T细胞计数为18cells/μl；③脑脊液墨汁染色：见荚膜透亮的圆形厚壁孢子；④脑脊液压力：260mmH$_2$O；⑤血液和皮损真菌培养鉴定为隐球菌；⑥胸部CT平扫：双肺多发结节影。

诊断：①艾滋病；②播散型隐球菌病。

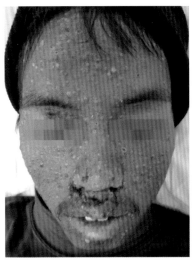

图1-2-6　头面部坏死性丘疹、结节

（李玉叶　朱蕾）

病例2　艾滋病并播散型隐球菌病

患者，男性，36岁，已婚。

主诉：头痛伴全身皮肤丘疹、结节、斑块、坏死4天。

现病史：4天前不明诱因出现头痛，同时全身成批出现米粒至花生大小丘疹、结节、斑块，部分丘疹表面坏死、结痂。

既往史：1个月前确诊HIV（+），当时CD4+T细胞计数为58cells/μl，病毒载量为4.3×10^{4}copies/ml，已行ART；

个人史：不洁性行为史。

全身体格检查：颈抵抗（+），左侧巴宾斯基征（+），双下肢凹陷性水肿。

皮肤科专科检查：全身散在花生大小肤色丘疹、结节、斑块，表面有蜡样光泽，中央有脐凹，部分坏死、结痂（图1-2-7）。

辅助检查：①CD4+T细胞16cells/μl；②血常规：WBC 0.71×10^9/L，RBC 1.49×10^{12}/L，PLT 25×10^9/L，血生化：白蛋白23.2 g/L，球蛋白43 g/L；③面部皮损组织病理：HE染色见混合炎细胞浸润，其间大量大小不等圆形带厚荚膜的厚壁孢子，周围大量泡沫状细胞；PAS染色：真皮内形成大小不等的空隙，内含有较多圆形、卵圆形、新月形或杯状的菌样物，呈淡红色，菌样物周围有一透亮晕；④脑脊液、皮损、血液真菌培养鉴定为新型隐球菌；⑤脑脊液墨汁染色：见荚膜透亮的圆形厚壁孢子；⑥脑脊液压力：290mmH$_2$O。

诊断：①艾滋病；②播散型隐球菌病；③全血细胞减少；④低蛋白血症。

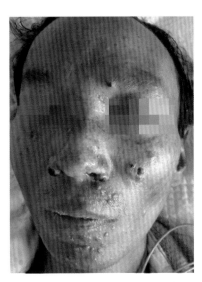

图1-2-7　头面丘疹、结节、斑块、结痂

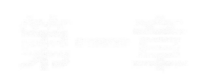

治疗：两性霉素 B 联合 5- 氟胞嘧啶抗真菌治疗，对症支持治疗；1 周后，体温降至正常，继续 ART。治疗 2 个月后，自行中断治疗，3 个月后死亡。

（李玉叶　李红宾）

病例 3　以播散型隐球菌病为首发表现的艾滋病

患者，男性，30 岁，未婚。

主诉：颜面、躯干丘疹、结节、斑块伴发热 1 个月余。

现病史：患者 1 个月余前出现不明诱因发热，体温最高达 39.3℃，同时颜面及躯干逐渐出现米粒至黄豆大小肤色丘疹、结节、斑块，部分皮损表面坏死、结痂。病程中，体重下降 4kg。

既往史：无特殊。

个人史：不洁性行为史。

全身体格检查：体温 39.2℃。

皮肤科专科检查：颜面、躯干散在米粒至黄豆大小肤色丘疹、结节及蚕豆大小斑块，部分丘疹中央呈脐凹样，少部分皮损表面坏死、结痂（图 1-2-8）。

辅助检查：①HIV 抗体（+）；②CD4$^+$T 细胞计数为 28cells/μl；③脑脊液压力：280mmH$_2$O，脑脊液墨汁染色：见荚膜透亮的圆形厚壁孢子；④脑脊液、血液真菌病原学培养鉴定为隐球菌。

诊断：①播散型隐球菌病；②艾滋病。

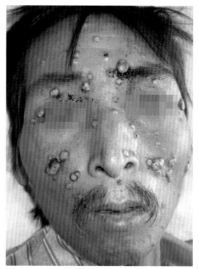

图 1-2-8　面部丘疹、结节、斑块，部分中央脐凹样改变

（王曦　王丽）

病例 4　艾滋病并播散型隐球菌病

患者，女性，46 岁，已婚。

主诉：颜面丘疹伴头痛、头晕 2 个月，加重伴呕吐、晕厥 2 天。

现病史：患者 2 个月前不明诱因颜面出现丘疹，外院诊断为"水痘"，予相关治疗，病情无明显好转，同时头痛、头晕、恶心、呕吐伴发热，体温最高达 38.5℃。

既往史：半年前确诊 HIV（+），当时 CD4$^+$T 细胞计数：39cells/μl，未行 ART；

个人史：不洁性行为史。

全身体格检查：体温 38.2℃，颈项强直。

皮肤科专科检查：颜面、双上肢散在米粒至黄豆大小近肤色丘疹、大部分丘疹中央呈脐凹状改变，部分出现坏死、结痂（图 1-2-9）。

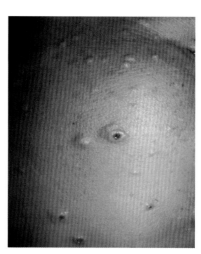

图 1-2-9　面部肤色丘疹，中央脐凹状改变，部分坏死、结痂

　　辅助检查：①CD4⁺T细胞计数：31cells/μl；②脑脊液墨汁染色：可见大量荚膜透亮的圆形厚壁孢子。

　　诊断：①播散型隐球菌病；②艾滋病。

（史利英　张建波）

病例5　以播散型隐球菌病为诊断线索的艾滋病

　　患者，男性，47岁，已婚。

　　主诉：头面部丘疹、结痂3个月，头痛、呕吐、右侧肢体活动障碍2天。

　　现病史：3个月前不明诱因头面部逐渐出现丘疹、无明显自觉症状，皮疹中央逐渐破溃、结痂，2天前头痛、恶心、间断喷射性呕吐；双眼视物模糊，伴右侧肢体活动障碍，肌力减退，口角左歪，言语不利。

　　既往史：4个月前患"带状疱疹"，已治愈。

　　个人史：无特殊。

　　全身体格检查：颈强直，克氏征可疑阳性，右侧上下肢肌力Ⅳ级，左上下肢肌力Ⅴ级。

　　皮肤科专科检查：颜面部见数个肤色丘疹，中央坏死结痂。（图1-2-10）

　　辅助检查：①HIV抗体（＋）；②CD4⁺T细胞：42cells/μl；CD8⁺T细胞：678cells/μl；③皮肤组织病理：真皮内散在少量淋巴细胞为主的混合炎症细胞浸润，可见圆形、卵圆形有荚膜的厚壁孢子，PAS、六胺银染色均阳性，孢子周围可见大量泡沫状细胞，；④真菌培养鉴定为隐球菌；⑤脑脊液墨汁染色：可见圆形有荚膜的厚壁孢子。

　　诊断：①播散型隐球菌病；②艾滋病。

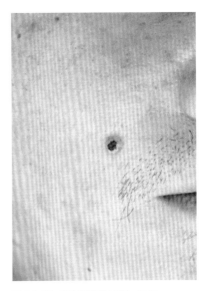

图1-2-10　颜面坏死性丘疹、结痂

（张明　高艳青）

　　讨论：例1为青年男性，有同性性行为史，为HIV易感人群，结合以上临床症状，高度怀疑HIV感染，病原学及免疫学检查证实本例为艾滋病；例2既往HIV抗体（＋），CD4⁺T细胞计数为58cells/μl。追问病史，患者有头痛、头晕症状，查体有神经系统受累体征，确诊中枢神经系统隐球菌感染。例2患者脑脊液压力高，CD4⁺T细胞计数仅为16cells/μl，存在多个死亡高危因素，加之治疗中断，最终患者死亡；例3皮损多为实质性丘疹、斑块、结节，可见传染性软疣样丘疹，虽然坏死不明显，仍应考虑有隐球菌感染，需行皮损及血液真菌病原学检查。仔细追问病史，无鸽粪等隐球菌传染源接触史，有多次高危性行为，属HIV感染高危人群，尽管例3就诊时无头痛、意识障碍等症状，但因隐球菌易感染中枢神经系统，故需行脑脊液真菌病原学检查；例4曾被误诊为水痘，但既往HIV抗体（＋），CD4⁺T细胞计数为39cells/μl，提示免疫功能极为低下，极易合并深部真菌感染，患者伴神经系统症状，故隐球菌感染不能排外。应注意隐球菌病丘疹为实质性，可与水痘等疾病鉴别；例5近期曾患带状疱疹，后在头面部出现肤色丘疹，中央坏死、结痂，伴神经系统症状,高度怀疑播散型隐球菌病。皮肤组织病理检查及真菌培养证实颜面部皮损为隐球菌感染所致。

上述 5 例患者均为传染性软疣样丘疹、结节、斑块,部分皮损表面坏死结痂,皮损好发于面部,可泛发全身,并合并神经系统受累症状。经病原学检测确诊为播散型隐球菌病。隐球菌病发生于皮肤,最典型皮损为中央坏死的传染性软疣样丘疹,也可表现为斑块、结节、脓肿等。艾滋病合并隐球菌病感染易累及中枢神经系统,需常规行脑脊液墨汁染色涂片、影像学检查等。

(李玉叶　李红宾)

病例 6　艾滋病并播散型隐球菌病、马尔尼菲篮状菌病

患者,女性,40 岁,丧偶。

主诉:全身丘疹、斑块、结节、溃疡、结痂 2 个月。

现病史:患者 2 个月前出现颜面、躯干及四肢坏死性丘疹、斑块、结节、溃疡、结痂,无头痛、恶心、喷射性呕吐、昏迷,无发热、咳嗽、咯痰等。患者自发病以来,体重下降 5kg。

既往史:3 月前确诊为 HIV 感染,当时 CD4+T 细胞:20cells/μl,未行 ART,前配偶确诊 HIV 感染,已死亡;既往有"血小板减少"病史 3 年余,血小板计数为 $8×10^9$/L,曾长期使用糖皮质激素治疗;既往有复发性带状疱疹病史,3 年内反复发作 3 次。

个人史:无特殊。

全身体格检查:无特殊。

皮肤科专科检查:面、额、躯干及四肢见散在丘疹、结节、斑块,其上坏死、结痂(图 1-2-11),右足踝部可见一大小约 5cm×5cm 溃疡,边缘不规则隆起,基底不平整并伴少许血性渗出,上腭可见散在分布黏膜溃疡。

实验室检查:①CD4+T 细胞计数为 6cells/μl;②皮损组织病理检查:HE 染色下真皮内见黏液样浸润及大量大小不等的圆形带厚荚膜厚壁孢子,周围少量淋巴细胞浸润;PAS 染色下真皮内含有较多圆形、卵圆形的真菌孢子;③脑脊液压力检查:大于 330mmH₂O;④脑脊液墨汁染色:见大量荚膜透亮的圆形厚壁孢子;⑤皮损真菌病原学培养鉴定为隐球菌;⑥血液真菌培养鉴定为马尔尼菲篮状菌。

诊断:①播散型隐球菌病;②播散型马尔尼菲篮状菌病;③艾滋病;④血小板减少症。

治疗及随访:两性霉素 B 静滴,同时 ART;对症支持治疗。4 个月后改用伊曲康唑口服维持治疗;治疗 5 月后,复查血小板:129×10⁹/L ,CD4+T 细胞计数为 84cells/μl;1 年后随访,皮损大部分消失,CD4+T 细胞计数为 140cells/μl,脑脊液墨汁染色仍可见隐球菌,脑脊液压力正常,血培养(−);14 个月时随访,脑脊液墨汁染色(−),血培养(−),4 年后复查 CD4+T 细胞计数为 200cells/μl ;5 年后再次随访患者,颜面、躯干、四肢皮疹消失(图 1-2-12),脑脊液压力正常,脑脊液墨汁染色及血培养均为阴性,CD4+T 细胞:240cells/μl。

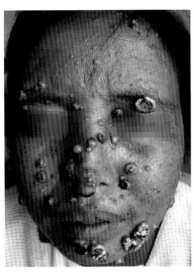
图 1-2-11　面部坏死性丘疹、结节、斑块

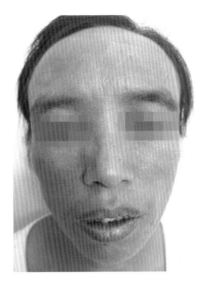
图 1-2-12　治疗后皮损消失

讨论: 本例以颜面、躯干及四肢丘疹、斑块、结节、溃疡、坏死、结痂就诊,无发热、头痛等症状,既往已确诊 HIV 感染,CD4$^+$T 细胞计数仅为 20cells/μl,故隐球菌感染及马尔尼菲篮状菌感染均不能排外。该患者免疫功能极其低下,临床症状不典型,虽无神经系统症状及体征,仍应行脑脊液压力及脑脊液真菌检查,以免漏诊。脑脊液、皮损真菌检查鉴定为隐球菌,血液真菌培养鉴定为马尔尼菲篮状菌。该患者既往有顽固型血小板减少病史,血小板计数仅为 8×10^9/L,因隐球菌感染随血行播散可感染多个组织器官,而马尔尼菲篮状菌沿单核巨噬细胞系统播散,故该患者血小板减少除可能与 HIV 感染相关外,还应考虑与隐球菌及马尔尼菲篮状菌感染相关,该患者经抗真菌治疗 5 个月后,血小板计数上升至 129×10^9/L。患者治疗 1 年后,脑脊液墨汁染色仍可见隐球菌,故延长伊曲康唑治疗疗程,治疗至 14 个月后随访,真菌病原学检查均为阴性,遂予停药,5 年后再次随访,患者存活,皮损全部消退,脑脊液压力正常,脑脊液墨汁染色及血培养均为阴性,CD4$^+$T 细胞上升至 240cells/μl。对于此类隐球菌与马尔尼菲篮状菌共感染患者,治疗疗程应在单独感染一种真菌的标准治疗疗程基础上延长,具体延长时间应根据治疗中复查真菌情况及患者免疫功能恢复情况决定。此外,对于临床无发热患者,不能排外系统播散型深部真菌感染,对于无神经系统症状患者,仍应行脑脊液真菌检查。

(李玉叶　王丽)

第三节　马尔尼菲篮状菌病

马尔尼菲篮状菌病(talaromycosis)是由马尔尼菲篮状菌(*talaromyces marneffei*)(原称马尔尼菲青霉菌)感染引起的一种机会性、系统性深部真菌病,人类和竹鼠是目前已知的宿主,艾滋病等免疫功能低下患者为马尔尼菲篮状菌病的易感人群。马尔尼菲篮状菌病有严格的地域分布特征,全球范围内主要分布在东南亚亚热带、潮湿地区,我国主要分布在广东、广西、云南。由于几乎所有马尔尼菲篮状菌病患者均可以检测到 HIV 抗体阳性,目前 WHO 已经把它作为艾滋病的指征性疾病。

马尔尼菲篮状菌是由法国 Capponi 等在 1956 年从竹鼠体内分离获得,为条件致病菌,是篮状菌菌属中唯一的温度控制双相真菌,25℃时呈菌丝相,37℃时呈酵母相。在 25℃环境中,马尔尼菲篮状菌在沙保弱琼脂培养基上于第 3 天开始生长,菌落初期呈淡灰白色,间有暗红色绒毛状,6 天后菌落呈红黄色绒样,菌落周围出现可溶性红色色素(图 1-3-1),镜下为双轮生帚状枝,有 4~5 个梗基,每个梗基上有表面光滑的单链分生孢子链,分生孢子呈椭圆形、球形,链长而弯曲(图 1-3-2);在 37℃环境中生长速度相对缓慢,4 天左右长出白色酵母样菌落,逐渐出现脑回样皱褶,周围无色素(图 1-3-3),镜下可见圆形、椭圆形、长形酵母样孢子。

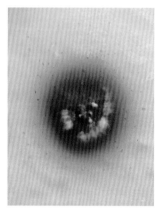

图 1-3-1 菌丝相菌落形态

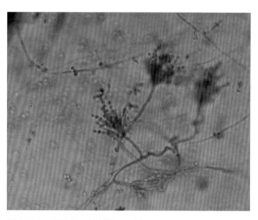

图 1-3-2 菌丝相小培养镜下形态

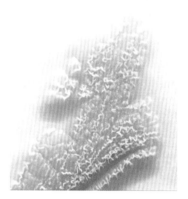

图 1-3-3 酵母相菌落形态

根据不同临床表现马尔尼菲篮状菌病可分为局限型和播散型。局限型发病较为隐匿,全身症状轻,病原体局限于入侵部位,出现不同的临床表现。播散型起病急,病原体沿单核巨噬细胞系统播散,可累及肝、脾、肺、骨髓、淋巴结等器官,引起各个器官系统的不同临床表现。笔者对云南省 141 例患者的研究表明,绝大多数播散型患者 CD4$^+$T 细胞计数小于 50cells/μl,病情危重,91.49% 伴发热,45.39% 有呼吸系统症状,30.50% 有消化系统症状,皮疹、口腔黏膜损害及中枢神经系统症状分别为 24.11%、20.57%和2.84%,影像学检查69.50%患者有脾脏肿大(图 1-3-4),65.25% 患者有淋巴结肿大(图 1-3-5),肝脏肿大患者为 27.66%,肺部影像学检查发现,51.77% 患者肺野见斑片状浸润阴影(图 1-3-6),11.35% 患者为粟粒样结节改变,9.93% 患者为肺间质改变,同时可出现肺门或纵隔淋巴结肿大。部分患者可出现肝肾损伤,白细胞、血小板减少等。同时体外实验发现,马尔尼菲篮状菌可增强 HIV 的复制并促进树突状细胞将 HIV 递呈至 CD4$^+$T 细胞,可能是导致艾滋病患者病情迅速恶化的原因。

马尔尼菲篮状菌病基本病理改变分为肉芽肿型及无反应性 / 坏死型,免疫功能基本正常者以肉芽肿型病变为主,艾滋病合并马尔尼菲篮状菌病患者多以无反应性 / 坏死型改变为主。HE 镜下肉芽肿型表现为大量泡沫状组织细胞、多核巨细胞、中性粒细胞及淋巴细胞等混合性炎症细胞浸润(图 1-3-7),在此基础上可发展为化脓性病变,表现为大量中性粒细胞浸润(图 1-3-8)。无反应性 / 坏死型仅有少量炎症细胞浸润,组织坏死明显(图 1-3-9)。PAS 或六胺银染色可以清晰显示组织中马尔尼菲篮状菌的特征性结构和形态(图 1-3-10)。

马尔尼菲篮状菌病需与组织胞浆菌病、肺结核等鉴别。两性霉素B、伊曲康唑、伏立康唑、氟康唑等有较好疗效。

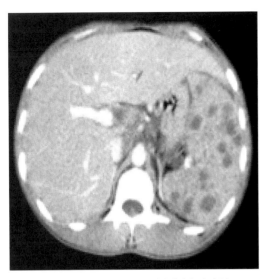

图 1-3-4　腹部 CT 示肝脾肿大并脾内多发低密度影

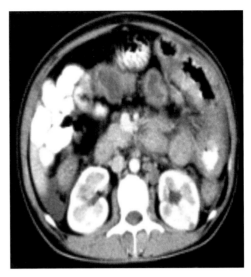

图 1-3-5　腹部 CT 示腹腔多发肿大淋巴结

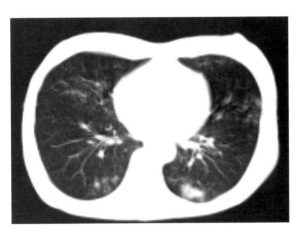

图 1-3-6　胸部 CT 示双肺多发斑片影

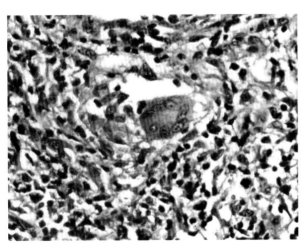

图 1-3-7　肉芽肿型病变（HE 染色 ×400）

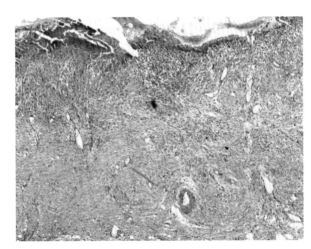

图 1-3-8　表皮坏死，中性粒细胞浸润（HE 染色 ×40）

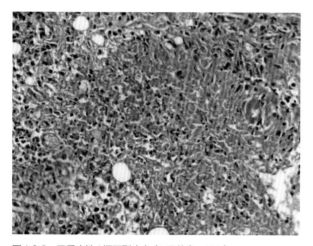

图 1-3-9　无反应性 / 坏死型病变（HE 染色 ×200）

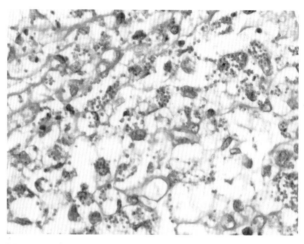

图 1-3-10　大量酵母样菌体聚集成桑椹状（PAS 染色 ×600）

（李玉叶　刘伟）

病　例

病例 1　艾滋病并狮面样播散型马尔尼菲篮状菌病

患者,女性,25 岁,未婚。

主诉:面部丘疹、结节、斑块、坏死 1 个月,加重伴发热 20 天。

现病史:患者 1 个月前颜面部无明显诱因逐渐出现丘疹、结节,部分融合为斑块,表面坏死、结痂,当地考虑“麻风”、“细菌感染”,治疗无好转。20 天前症状加重,伴发热,病程中体重下降 6kg。

既往史:反复患“感冒”。

个人史:不洁性行为史。

全身体格检查:体温 39.0℃,双侧颈部淋巴结及肝脾肿大。

皮肤科专科检查:颜面丘疹、结节、斑块,部分表面坏死、血痂,无局部皮肤感觉异常,无眉毛、睫毛脱落(图 1-3-11)。

辅助检查:①HIV 抗体(＋);②CD4$^+$T 细胞计数为 22cells/μl;③皮损、血液真菌培养鉴定为马尔尼菲篮状菌;④腹部 B 超:肝脾肿大,肠系膜淋巴结肿大。

诊断:①播散型马尔尼菲篮状菌病;②艾滋病。

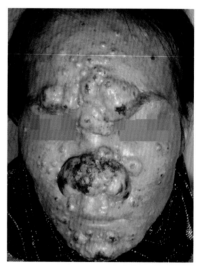

图 1-3-11　颜面部丘疹、结节、斑块、坏死

（杨欣平　李侠）

病例2　以皮肤癌样播散型马尔尼菲篮状菌病为诊断线索的艾滋病

患者,男性,65岁,已婚。

主诉:发热、咳嗽2个月,颜面部丘疹、结节、斑块、坏死15天。

现病史:患者2个月前不明诱因出现发热,体温最高40℃,伴咳嗽,考虑"肺部感染",治疗无好转,同时颜面部逐渐出现散在丘疹,后逐渐融合为结节、斑块,病程中体重下降10kg。

既往史:无特殊。

个人史:不洁性行为史。

全身体格检查:双肺呼吸音增粗,颈部、腹股沟可触及数个肿大淋巴结。

皮肤科专科检查:面部多发丘疹、结节、斑块,表面坏死、结痂(图1-3-12)。

辅助检查:①HIV抗体(+);②CD4$^+$T细胞计数为14cells/µl;③皮损及血液真菌培养鉴定为马尔尼菲篮状菌。

诊断:①播散型马尔尼菲篮状菌病;②艾滋病。

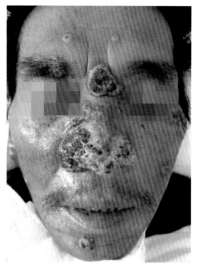

图1-3-12　面部结节、斑块,表面坏死、结痂

（毛霖）

病例3　艾滋病并疣状播散型马尔尼菲篮状菌病

患者,男性,47岁,已婚。

主诉:面、额部丘疹、斑块、坏死、结痂1个月。

现病史:1个月前面、额部逐渐出现丘疹、斑块、坏死、结痂,皮疹迅速增多,无明显自觉症状,病程中无发热。患病以来体重下降12kg。

既往史:5年前发现HIV抗体(+),当时CD4$^+$T细胞600cells/µl,未行ART。

个人史:不洁性行为史。

全身体格检查:双肺呼吸音粗,全腹膨隆,压痛、反跳痛明显,移动性浊音(+),双下肢凹陷性水肿。

皮肤科专科检查:面、额部疣状丘疹、斑块,中央坏死、结褐色厚痂及脐凹样损害,自行剥离痂皮后有渗血。(图1-3-13)。

辅助检查:①HIV抗体(+);②CD4$^+$T细胞计数为32cells/µl;③影像学检查:胸部CT提示纵隔多发肿大淋巴结、肝门多发肿大淋巴结,腹水,少量胸水;④皮损、血液、腹水真菌培养鉴定为马尔尼菲篮状菌。

诊断:①播散型马尔尼菲篮状菌病;②艾滋病。

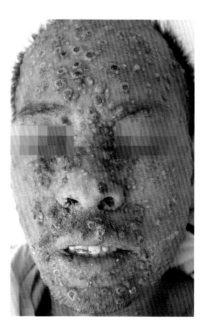

图1-3-13　面部丘疹、斑块、坏死、结痂

（汪晓丹　高艳青）

病例 4 以脓疱疮样播散型马尔尼菲篮状菌病为诊断线索的艾滋病

患者,男性,28 岁,未婚。

主诉:发热、咳嗽 2 个月,全身红斑、脓疱、糜烂、结痂 1 个月。

现病史:患者 2 个月前不明诱因出现发热,最高体温 39.5℃,伴咯少许黄白色黏液痰,按"细菌性肺炎"治疗无好转。近 1 个月症状加重,全身出现米粒至蚕豆大小红斑、脓疱,上有坏死、黄褐色结痂,病程中时有腹泻,体重下降 6kg。

既往史:无特殊。

个人史:多次不洁性行为史。

全身体格检查:体温 39.2℃,耳后、颈部多个肿大淋巴结,双肺呼吸音粗,双下肺可闻及湿性啰音,肝、脾大。

皮肤科专科检查:全身散在分布红斑、脓疱、糜烂,表面有黄褐色结痂(图 1-3-14)。

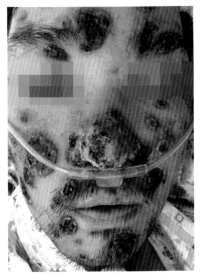

辅助检查:①HIV 抗体(+);②CD4$^+$T 细胞计数为 2cells/μl;③血液及骨髓真菌病原学培养鉴定为马尔尼菲篮状菌;④胸部 X 片:双肺纹理增粗,双下肺斑片状阴影,纵隔淋巴结肿大;⑤腹部 B 超:腹主动脉旁及肠系膜淋巴结肿大,肝脾肿大。

诊断:①播散型马尔尼菲篮状菌病;②艾滋病。

图 1-3-14 面部红斑、脓疱、糜烂、结痂

(王丽)

病例 5 以水痘样播散型马尔尼菲篮状菌病为诊断线索的艾滋病

患者,男性,43 岁,已婚。

主诉:全身丘疹、结痂伴发热 1 个月。

现病史:患者 1 个月前不明诱因面部出现散在少数绿豆至黄豆大小丘疹,伴发热,最高体温为 38.0℃,诊为"水痘",经治疗无好转,皮损泛发全身。病程中出现腹泻,体重下降 6kg。

既往史:无特殊。

个人史:不洁性行为史。

全身体格检查:全身浅表淋巴结触及肿大,肝脏肿大。

皮肤科专科检查:全身散在米粒至黄豆大小正常肤色丘疹,部分皮损中央稍凹陷,表面有黑痂。口腔上腭散在丘疱疹,中央糜烂。(图 1-3-15,图 1-3-16)。

辅助检查:① HIV 抗体(+);② CD4$^+$T 细胞计数为 46cells/μl;③血液及皮损真菌培养鉴定:马尔尼菲篮状菌;④血常规:白细胞 2.96×10^9/L,淋巴细胞 0.21×10^9/L;⑤肝功能检查:丙氨酸氨基转移酶 82U/L,天门冬氨酸氨基转移酶 208U/L;⑥腹部 B 超:肝肿大、脾肿大,腹腔内见多个肿大淋巴结。

诊断:①播散型马尔尼菲篮状菌病;②艾滋病。

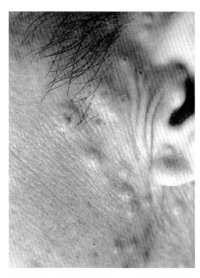

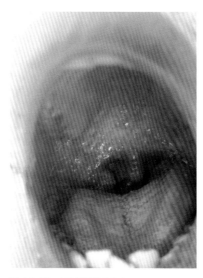

图 1-3-15　面部肤色丘疹，中央脐凹样损害　　图 1-3-16　口腔黏膜丘疱疹

（李玉叶　朱蕾）

病例 6　艾滋病并多发溃疡性播散型马尔尼菲篮状菌病

患者，男性，27 岁，未婚。

主诉：头面部、躯干丘疹、坏死、溃疡 2 个月。

现病史：患者于 2 个月前起头面部、躯干逐渐出现散在丘疹，中央明显坏死形成溃疡，病程中体重减轻 7kg。

既往史：1 年前确诊艾滋病，当时 CD4$^+$T 细胞计数：44cells/μl。1 年前曾患"带状疱疹"。

个人史：同性性行为史。

全身体格检查：体温 39.7℃，右侧颈部触及多个肿大淋巴结，轻压痛。

皮肤科专科检查：头面部、躯干散在丘疹、溃疡（图 1-3-17）。

辅助检查：①皮损、血液真菌培养鉴定为马尔尼菲篮状菌；②CD4$^+$T 细胞计数：50cells/μl；③血常规：红细胞：3.7×10^{12}/L，血红蛋白：99.4g/L。

诊断：①播散型马尔尼菲篮状菌病；②轻度贫血；③艾滋病。

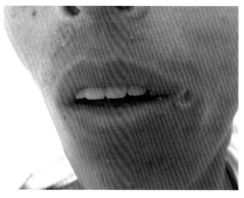

图 1-3-17　口角、右鼻根溃疡

（罗慧　张建波）

病例 7　以毛囊炎样播散型马尔尼菲篮状菌病为诊断线索的艾滋病

主诉：全身丘疹、丘脓疱疹、坏死伴发热 3 个月。

现病史：患者 3 个月前不明诱因全身出现丘疹、丘脓疱疹，部分皮损表面坏死，伴发热，最高体温为 38.7℃。

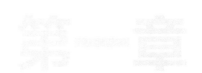

当地以"皮肤感染治疗",皮损持续增多,病程中体重下降17kg。

既往史:无特殊。

个人史:不洁性行为史。

全身体格检查:体温38℃,肝大,质地中等,无压痛。

皮肤科专科检查:全身皮肤见多发丘疹、丘脓疱疹,部分皮损表面坏死。皮损以胸背部及头面部为重(图1-3-18)。

辅助检查:①HIV抗体(+);②CD4$^+$T细胞计数为34cells/μl;③病理检查示:真皮浅中层坏死,其内大量中性粒细胞、多核巨细胞、浆细胞散在分布;④血液及皮损真菌培养鉴定:马尔尼菲篮状菌;⑤腹部B超:腹主动脉旁、肠系膜淋巴结肿大,肝脾肿大。

诊断:①播散型马尔尼菲篮状菌病;②中度贫血;③艾滋病。

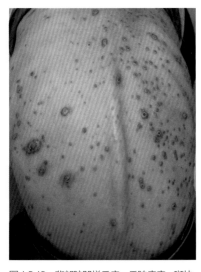

图1-3-18 背部脐凹样丘疹、丘脓疱疹、斑块

(李玉叶 王昆华)

病例8 以毛囊炎样播散型马尔尼菲篮状菌病为诊断线索的艾滋病

患者,女性,30岁,已婚。

主诉:发热、咳嗽2个月,全身丘疹、坏死15天。

现病史:患者于2个月前出现发热,体温最高达39.5℃,伴咳嗽、咳痰、乏力,半月来全身分批出现丘疹、坏死,发病后体重下降7kg。

既往史:无特殊。

个人史:无特殊。

全身体格检查:全身浅表淋巴结肿大。

皮肤科专科检查:全身丘疹、丘脓疱疹、结痂,大部分丘疹中央坏死。(图1-3-19)。

辅助检查:①HIV抗体(+);②血常规:白细胞6.62×10^9/L、血红蛋白63g/L、中性粒细胞:96.4%、红细胞:2.07×10^{12}/L;③胸片示右肺下叶片状阴影;④骨髓涂片及皮损真菌培养鉴定为马尔尼菲篮状菌。

诊断:①播散型马尔尼菲篮状菌病;②艾滋病。

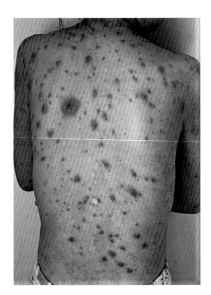

图1-3-19 背部多发丘疹、丘脓疱疹、坏死

(翟志芳 郝进)

讨论:上述播散型马尔尼菲篮状菌病患者皮损多好发于头、面部及躯干部位,部分患者伴发热、体重减轻、肝、脾及淋巴结肿大,并常见贫血及血小板减少,同时,几乎全部患者CD4$^+$T细胞计数<50cells/μl,病情危重。本病临床表现多样,皮损具有较强"模仿性",易误诊为多种皮肤病及内科疾病。例1患者面部皮损类似麻风"狮面样"改变,患者长期居住于马尔尼菲篮状菌病高发地区,结合皮损特点、肝、脾、淋巴结肿大表现,考虑播散性马尔尼菲篮状菌感染可能。患者既往有高危性行为史及长期"感冒"病史,需行HIV检查;例2患者面部多发

较大斑块、结节,表面溃疡,似肿瘤样,需与皮肤基底细胞癌、皮肤鳞状细胞癌鉴别,但病程中体重下降明显,查体有浅表淋巴结肿大,既往多次不洁性行为史,高度怀疑艾滋病合并深部真菌感染;例3皮损似疣状损害,已发现HIV感染5年余,当时$CD4^+T$细胞600cells/μl,未发现马尔尼菲篮状菌感染情况,就诊前半月$CD4^+T$细胞计数为36cells/μl,再次提示播散型马尔尼菲篮状菌病多见于$CD4^+T$细胞<50cells/μl的患者,马尔尼菲篮状菌病不仅是艾滋病的标志性疾病,对艾滋病患者的免疫状况评估也具有重要意义,临床发现脐窝样坏死性丘疹和斑块时,应及时行组织病理和真菌培养等检查。例4患者主要为脓疱疮样皮损。例5皮损主要为丘疱疹,类似水痘样,初期表现为发热、皮疹、口腔黏膜损害,部分皮疹中央凹陷,坏死不明显,同时有发热、伴淋巴结肿大,易被误诊为水痘。但水痘皮损首发于躯干,后波及四肢及面部,皮损以躯干为著,四肢及面部较少,以水疱为主,周围有红晕,病程约2周。例6以坏死、溃疡性皮损为主要特征,例7、8主要为头面、胸背部毛囊炎样皮损,加之马尔尼菲篮状菌病好发于头面、胸背部,易误诊为毛囊炎。本组部分患者出现贫血及血小板减少,应考虑马尔尼菲篮状菌侵犯骨髓所致。值得注意的是$CD4^+T$细胞<50cells/μl的患者,除皮损可提示诊断外,若同时出现发热、贫血、血小板减少,肝、脾及淋巴结肿大等多系统改变时,也应考虑本病可能。

　　马尔尼菲篮状菌主要累及单核巨噬细胞系统,易累及肝、脾、骨髓等器官,引起贫血、低蛋白血症、血小板减少症等。该菌感染为艾滋病的指征性疾病,临床表现多样。艾滋病患者发生马尔尼菲篮状菌病,常提示$CD4^+T$细胞计数<50cells/μl,病情危重,治疗不及时极易死亡。

(李玉叶　李红宾)

病例9　艾滋病并盘状红斑狼疮样播散型马尔尼菲篮状菌病

患者,男性,52岁,已婚。

主诉: 全身萎缩性瘢痕6个月。

现病史: 患者6个月前不明诱因出现全身多发坏死性丘疹、斑块,伴发热,诊断为:①艾滋病;②马尔尼菲篮状菌病,当时$CD4^+T$细胞计数为28cells/μl,给予抗真菌治疗及ART,皮损大部分消退,遗留大量萎缩性瘢痕,病程中,体重下降约12kg。

既往史: 无特殊。

个人史: 不洁性行为史。

辅助检查: ①$CD4^+T$细胞:120cells/μl;②皮损、血液真菌病原学培养:(-)。

皮肤科专科检查: 头、面、颈部多发地图状萎缩性瘢痕(图1-3-20),部分皮损上覆黑褐色鳞屑、结痂,无毛发生长(图1-3-21)。

诊断: ①马尔尼菲篮状菌病;②艾滋病。

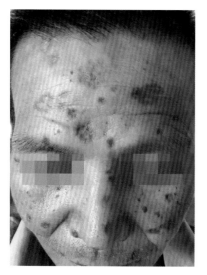

图1-3-20　面部萎缩性瘢痕

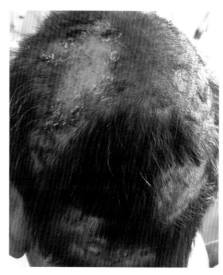

图1-3-21　头皮瘢痕、鳞屑，瘢痕处无毛发生长

讨论：本例患者原发皮损为坏死性丘疹、斑块，部分皮损类似盘状狼疮，原发皮损消退后，遗留萎缩性瘢痕，头皮瘢痕处毛发不生长，类似盘状红斑狼疮，可结合免疫学及组织病理学检查鉴别。患者原发的坏死性丘疹具有重要诊断意义，但继发萎缩性瘢痕等改变类似盘状狼疮样，易发生误诊，应详细询问病史，马尔尼菲篮状菌因剧烈炎症反应，原发皮损消退后可遗留萎缩性瘢痕，并可有脱发等后遗症，同时病例提示马尔尼菲篮状菌病皮损消退后可遗留瘢痕，瘢痕位于毛发生长处还可造成永久性脱发。对此类患者，应仔细询问病史，行血液及皮损真菌相关检查，以评估是否有复发情况。

（王丽）

病例10　以红斑为表现的复发性马尔尼菲篮状菌病并艾滋病

患者，男性，31岁，未婚。

主诉：面部、躯干红斑伴瘙痒1个月。

现病史：患者1个月前不明诱因面部、躯干出现散在大小不等点片状红斑，伴轻度瘙痒。到当地医院就诊，以"过敏性皮炎"治疗，无好转，皮损逐渐增多，波及躯干，病程中体重下降3kg。

既往史：半年前诊断为"艾滋病"及"马尔尼菲篮状菌病"，抗真菌治疗3个月后自行停药，未开始ART。

个人史：同性性行为史。

体格检查：未触及肿大浅表淋巴结。

皮肤科专科检查：面部、躯干皮肤见散在大小不等点片状红斑（图1-3-22）。

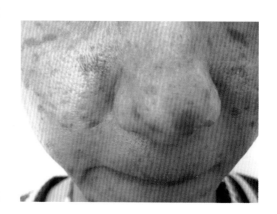

图1-3-22　面部红斑

辅助检查:①HIV 抗体(+);②CD4⁺T 细胞计数 123cells/μl;③皮损真菌培养鉴定:马尔尼菲篮状菌。

诊断:①复发性马尔尼菲篮状菌病;②艾滋病。

> 讨论:本例患者有同性性行为史 2 年,半年前诊断为"艾滋病"及"马尔尼菲篮状菌病",抗真菌治疗 3 个月后自行停药,未 ART,但此次就诊皮损仅有红斑,与马尔尼菲篮状菌病常见皮肤表现存在较大差异,且有瘙痒,极易误诊。本例提示马尔尼菲篮状菌感染皮损除有典型脐凹状丘疹、斑块、溃疡外,也可有红斑等皮损。艾滋病合并马尔尼菲篮状菌病患者治愈后出现不明原因红斑时,应警惕马尔尼菲篮状菌病复发可能,及时完善真菌培养鉴定等检查可明确诊断。复发的马尔尼菲篮状菌病,炎症反应较轻,皮损不典型,更易误诊。

(李玉叶　李腾雁)

病例 11　以溃疡性播散型马尔尼菲篮状菌病为诊断线索的艾滋病

患者,女性,31 岁,已婚。

主诉:面部红斑、丘疹、溃疡 4 个月。

现病史:患者 4 个月前不明诱因于额部、下颌出现散在少数绿豆至蚕豆大小红斑,无自觉症状,皮损逐渐增多,红斑基础上逐渐出现绿豆至蚕豆大小丘疹,部分丘疹坏死、结痂,痂下有深溃疡,有大量黄色脓性分泌物,无明显自觉症状。

既往史:无特殊。

个人史:无特殊。

皮肤科专科检查:额部、双侧眉弓、鼻周、下颌皮肤见散在绿豆至蚕豆大小丘疹,部分丘疹坏死、结痂,痂下可见深溃疡,有大量黄色脓性分泌物(图 1-3-23)。

辅助检查:①HIV 抗体(+);②CD4⁺T 细胞计数为 28cells/μl;③皮损真菌培养鉴定:马尔尼菲篮状菌(+);④皮损病理检查示:表皮大部缺失,结构大致正常,皮下组织、小叶和间隔内见大量组织细胞、浆细胞、淋巴细胞呈结节样浸润,并见少量多核巨细胞散在分布。

诊断:①播散型马尔尼菲篮状菌病;②艾滋病。

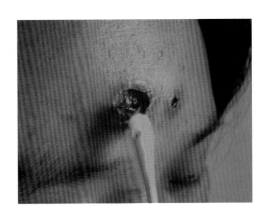

图 1-3-23　额部溃疡、结痂

> 讨论:病例除常见马尔尼菲篮状菌皮损外,最突出的特点是深溃疡,表面有黄褐色结痂,痂下有大量黄色脓性分泌物。组织病理学及病原学证实皮损为马尔尼菲篮状菌感染所致。病例病史中虽无高危性行为史及外伤、手术、输血史,但存在典型马尔尼菲篮状菌皮损表现,不能排外 HIV 感染可能。本例提示面部多发深在性溃疡也是马尔尼菲篮状菌感染的皮损特征。

(李玉叶　李腾雁)

病例12 以坏疽性脓皮病样马尔尼菲篮状菌病为诊断线索的艾滋病

患者,女性,38岁,已婚。

主诉:左大腿溃疡伴痛7个月。

现病史:患者7个月前无明显诱因于左大腿伸侧出现一约绿豆大小皮下结节,结节表面肤色正常,结节逐渐增大,突出皮肤表面并呈红色,自觉疼痛。至当地医院就诊,行"手术切开",有脓性分泌物,给予引流条引流、外搽药膏及口服"消炎药"后切口未愈合,渐形成溃疡,且溃疡面不断扩大,表面有黄色脓性分泌物,溃疡周围有红晕,自觉疼痛。继之溃疡周围出现数个红色丘疹、结节,表面相继破溃,相邻溃疡相继融合成一约7.5cm×6.5cm大小溃疡,伴左侧腹股沟淋巴结肿大,无疼痛。无发热、咳嗽。门诊以"①孢子丝菌病? ;②坏疽性脓皮病? "收住院。自发病以来,精神、饮食、睡眠尚可,大小便正常,体重无明显下降。

既往史:无特殊。

个人史:无特殊。

全身体格检查:无特殊。

皮肤科专科检查:左大腿伸侧见一约7.5cm×6.5cm大小溃疡,其周见3个约1.5cm×0.9cm大小溃疡,溃疡表面有黄色脓性分泌物,有黑色结痂,伴压痛、触痛(图1-3-24)。左侧腹股沟区触及一约豌豆大小淋巴结。

辅助检查:①HIV抗体(+);②CD4$^+$T细胞计数为112cells/μl;③皮损分泌物细菌培养:肺炎克雷伯杆菌(+);④皮损真菌培养鉴定为马尔尼菲篮状菌;⑤皮损病检示:表皮及真皮浅中层缺如,见真皮深层及皮下组织,真皮层内见嗜中性白细胞、淋巴细胞、浆细胞及组织细胞呈弥漫性浸润,并见多核巨细胞。

诊断:①马尔尼菲篮状菌病;②艾滋病。

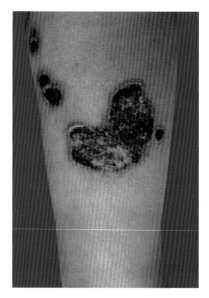

图1-3-24 大腿溃疡、结痂

讨论:该患者以大腿溃疡伴疼痛就诊,需与孢子丝菌病、坏疽性脓皮病及皮肤分枝杆菌感染等鉴别。孢子丝菌病临床表现初起为皮下结节,后可破溃为溃疡,新皮损在其周围相继出现,因此该患者不能排外孢子丝菌可能。真菌培养鉴定及病理检查可明确诊断,予以鉴别。坏疽性脓皮病初起亦可为结节,很快坏死形成溃疡,溃疡并有黄色脓性分泌物,周围可出现卫星病灶,皮损好发于下肢,自觉剧烈疼痛,常伴发热症状。病理检查可见大量中性粒细胞浸润,真菌培养阴性。皮肤分枝杆菌感染也可表现为溃疡,病理检查及抗酸染色等可予以鉴别。该患者未出现播散性马尔尼菲篮状菌感染,可能与CD4$^+$T细胞数较高有关。

(李玉叶 李腾雁)

病例 13　伴上腭溃疡的马尔尼菲篮状菌病为诊断线索的艾滋病

患者,男性,55 岁,已婚。

主诉:面颈部丘疹、上腭溃疡伴发热 20 余天。

现病史:患者 20 余天前不明诱因逐渐出现颜面及颈部丘疹,中央凹陷、坏死,呈脐凹状改变,上腭溃疡初始为一丘疹,后表面坏死,面积逐渐增大为溃疡,伴发热,体温最高达 39.1℃,病程中体重下降 4kg。

既往史:无特殊。

个人史:不洁性行为史。

体格检查:体温 39℃,双肺呼吸音减弱,双下肺可闻及湿性啰音。

皮肤科检查:口腔内左上腭可见一约 3cm×3cm 大小溃疡,溃疡表面坏死(图 1-3-25)。面颈部见绿豆大小脐凹状丘疹,中央坏死(图 1-3-26)。

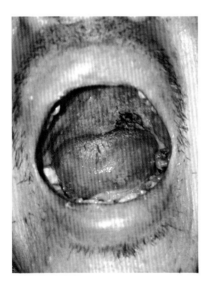 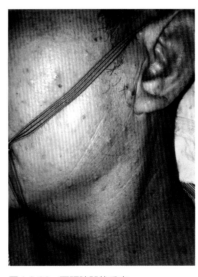

图 1-3-25　上腭溃疡　　　　　图 1-3-26　面颈脐凹状丘疹

辅助检查:①HIV 抗体(+);②CD4$^+$T 细胞计数为 3cells/μl;③血液及皮损真菌培养鉴定为马尔尼菲篮状菌;④胸腹部 CT:双肺弥漫实性结节,肝脾肿大、腹膜后淋巴结肿大。

诊断:①播散型马尔尼菲篮状菌病;②艾滋病。

治疗:系统性抗真菌治疗;半月后患者自行中断治疗,20 天后死亡。

> **讨论**:本例患者以头面部脐凹样丘疹、上腭溃疡伴发热就诊,应考虑深部真菌感染,行皮损、血液真菌培养鉴定为马尔尼菲篮状菌。头、面、颈及躯干上部的脐凹状坏死性丘疹为马尔尼菲篮状菌病的特征性皮肤表现,也可累及口腔,表现为坏死、溃疡。患者近期体重下降明显,既往有多次婚外性行为史,还应考虑 HIV 感染可能。本例患者 CD4$^+$T 细胞计数仅 3cells/μl,同时合并多种机会性感染,因治疗中断,最终患者死亡。

(范晶华)

第四节　组织胞浆菌病

　　组织胞浆菌病(histoplasmosis)是由荚膜组织胞浆菌(*histoplasma capsulatum*)引起的肺部或播散性感染性疾病。荚膜组织胞浆菌为双相型真菌,在自然界或室温下呈菌丝相,在 37℃或宿主细胞内呈酵母相。患者因吸入荚膜组织胞浆菌的孢子而感染。本病主要流行于美洲(北部、中部及南部)、非洲和亚洲。肺部最常受累,可血行播散。

　　绝大多数组织胞浆菌病无症状或仅有轻微的症状。本病亚急性或慢性病程,有 3 种主要临床类型:①急性原发性组织胞浆菌病,表现为发热、咳嗽、肌肉疼痛等不适;②慢性空洞性组织胞浆菌病,常位于肺尖,与空洞型肺结核相似,表现为进行性加重的咳嗽和呼吸困难,最终导致呼吸衰竭,本型不发生播散;③进行性播散性组织胞浆菌病,以全身网状内皮系统受累为特征,表现为肝脾、淋巴结肿大及骨髓受累,伴口腔或胃肠道溃疡;如中枢神经系统受累,表现为脑膜炎或局灶性脑部病变。在艾滋病患者中主要表现为进行性播散性感染,临床上表现为发热、乏力、体重减轻和肝脾肿大,约50%患者有咳嗽、胸痛和呼吸困难,也可累及中枢神经系统、胃肠道和皮肤。

　　主要根据从临床标本中找到细胞内病原菌,结合临床症状和真菌培养鉴定确诊。血或尿中检测组织胞浆菌抗原是诊断播散性组织胞浆菌病一种快速而敏感的方法,但对肺部组织胞浆菌病的诊断不敏感。血涂片或组织染色有助于快速诊断,但敏感性较低。可从绝大多数组织胞浆菌病患者的血液、骨髓、呼吸道分泌物或局部病变组织中分离到荚膜组织胞浆菌,但培养通常需耗时 2~4 周。真菌培养为诊断金标准,以骨髓和血培养阳性率最高,但敏感性偏低。组织胞浆菌病与马尔尼菲篮状菌病、内脏利什曼病临床症状及镜下病原体形态类似,极易造成误诊,需从形态学上加以鉴别。

　　急性原发性组织胞浆菌病一般不需进行抗真菌治疗,如果发病一个月后病情未能自发改善,可给予伊曲康唑治疗 6~12 周。对于慢性组织胞浆菌病,可给予伊曲康唑治疗 12~24 月。

(沈银忠)

病　例

病例 1　以组织胞浆菌病为诊断线索的艾滋病

患者,男性,32 岁,未婚。

主诉:全身褐色丘疹、斑片伴间断发热半年,加重伴咳嗽、气促 14 天。

现病史:患者半年来全身褐色丘疹、斑片,伴间断发热,14 天前不明诱因症状加重,体温最高 38.0℃,伴咳嗽、咳痰、胸痛、气促,门诊予阿奇霉素等治疗,症状无好转。病程中体重下降 15kg。

既往史:无特殊。

个人史:不洁性行为史。

全身体格检查:体温 38.0℃,贫血貌。

皮肤科专科检查:头、颈、躯干、四肢可见广泛分布斑丘疹,黑褐色斑片(图1-4-1)。

辅助检查:①血常规:白细胞$8.23×10^9$/L,红细胞$2.66×10^{12}$/L,血红蛋白70g/L,血小板$77×10^9$/L;②$CD4^+T$细胞计数为3cells/μl;③骨髓涂片及培养:荚膜组织胞浆菌;④皮损真菌病原学培养鉴定为荚膜组织胞浆菌。

诊断:①组织胞浆菌病;②艾滋病;③中度贫血。

治疗:系统抗真菌治疗;ART。

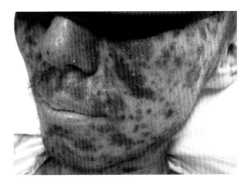

图1-4-1　面部褐色丘疹、斑片

讨论:本例患者以全身黑褐色丘疹、斑片伴发热、体重减轻为主诉,临床表现缺乏特异性,但患者半年来发热、体重降低、肺部感染提示患者可能存在免疫缺陷,应警惕HIV感染。因患者有贫血、血小板减少及发热,行骨髓穿刺,在骨髓涂片和培养时发现组织胞浆菌感染,后进行皮损组织真菌培养出组织胞浆菌病。艾滋病患者是组织胞浆菌病发病的高危人群,$CD4^+T$细胞较低时容易感染,该患者就诊时$CD4^+T$细胞计数仅3cells/μl。组织胞浆菌病发生皮肤损害的几率不高,皮疹不典型,容易误诊。本病与马尔尼菲篮状菌病临床表现类似,均累及多脏器,临床上均可表现为长期发热、皮疹、贫血、体重减轻,肝脾及淋巴结肿大等。临床上对于艾滋病患者,如出现以上多脏器受累的表现应考虑此类疾病。二者确诊均依赖典型的临床表现以及骨髓、血液、痰、皮损等临床标本的真菌培养及菌种鉴定。

(沈银忠)

第五节　浅部真菌病

由真菌感染表皮及其附属结构(毛发、指甲等)引起的一组疾病,多数由皮肤癣菌及念珠菌引起。国内外资料关于HIV/AIDS患者罹患浅部真菌感染的发生率差异很大,很多报告仅极个别患者存在浅部真菌感染,也有报道30%~40%的HIV/AIDS患者发生浅部真菌感染,且易合并其他细菌、病毒和寄生虫等感染。出现浅部真菌感染发病率差异大的原因可能有:地区差异、统计方法不同、浅部真菌感染危害相对较小没有引起研究人员足够重视。浅部真菌感染是非HIV/AIDS患者和正常人群常见感染性皮肤病,而HIV/AIDS患者因为免疫缺陷等因素导致这组疾病更易发生,因此浅部真菌感染在HIV/AIDS患者中发生率较高,患者$CD4^+T$细胞计数在350~450cells/μl容易发生。

与非HIV/AIDS患者类似,检出病原菌依次为皮肤癣菌、念珠菌和马拉色菌,其中白念珠菌等引起的甲真菌病及甲沟炎较为常见。

这组疾病包括头癣、体癣、股癣、手癣、足癣、甲真菌病、糠秕马拉色菌毛囊炎及花斑糠疹等。其中体、股癣皮损多发、扩展迅速、缺乏中央自愈区,皮损边界模糊,部分可呈银屑病样、脂溢性皮炎样或多型红斑样皮损,需要鉴别;头癣患者常无明确的动物、宠物接触史,多为成人,可出现严重的脱发、头部弥漫性渗液和炎性肉芽肿;足癣常为角化过度型、浸渍糜烂型,也可出现脓皮病样改变;甲真菌病常单独发生,也可合并足癣,念珠菌感染比例相对较高,甲板明显变白和变形,有学者认为近端甲下型是HIV/AIDS患者诊断

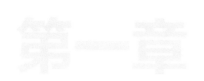

的重要线索;马拉色菌毛囊炎也常发生于 HIV/AIDS 患者,皮损分布密集、易形成脓疱和瘢痕,在下背部、下腹部及四肢近端皮损也很多见,有报道占全部皮肤损害的 5% 左右,而且 CD4$^+$T 细胞计数低于 100cells/μl,需要与其他类型毛囊炎及二期梅毒疹鉴别;目前花斑糠疹在 HIV/AIDS 患者中资料较为缺乏。总体而言,HIV/AIDS 患者发生浅部真菌病皮损多、进展快,难以用正常人的年龄和免疫状态来解释,此外部分皮损可不典型,易误诊,治疗较困难,病情改善慢、易复发。

　　HIV/AIDS 患者的浅部真菌病的实验室检查仍以镜检(图 1-5-1;图 1-5-2)和培养为主,必要时可结合分子生物方法,需要强调的是:对于 HIV/AIDS 患者皮损分离培养的丝状真菌不应以污染菌轻易弃去,要结合临床考虑是否有感染,同时结合患者免疫状态进行评估(CD4$^+$T 细胞计数尤为重要)。

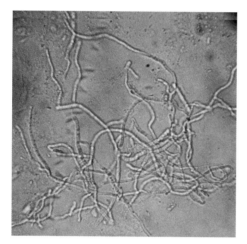

图 1-5-1　皮损真菌镜检

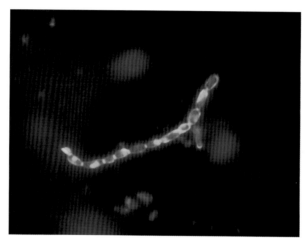

图 1-5-2　真菌荧光染色

　　HIV/AIDS 患者的浅部真菌病的整体疗效取决于患者免疫状态的改善及致病诱因的去除,但仍应遵循浅部真菌病的治疗原则:头癣以丙烯胺类及三唑类抗真菌药物系统及局部外用,体股癣、手足癣以三唑类药物外用为主,反复发作、皮损面积大或进展快的患者酌情口服抗真菌药;甲真菌病依据部位和病甲受累面积决定是否系统使用抗真菌药物;马拉色菌毛囊炎及花斑糠疹以口服及外用三唑类抗真菌药物为主,同时去油、去脂。总体而言,HIV/AIDS 患者浅部真菌病的治疗疗程要足够,在明确病原菌的情况下,避免多种不同机制抗真菌、抗细菌等药物联合使用。

(孙东杰)

病　　例

病例 1　以白色浅表型甲真菌病为诊断线索的艾滋病

　　患者,男性,37 岁,已婚。

　　主诉:左手指指甲变白 3 月余。

现病史:患者3月余前左手中指、小指指甲变白,起初由甲根部开始,范围逐渐扩大,累及全甲,甲板浑浊,表面凹凸不平。

既往史:无特殊。

个人史:不洁性行为史。

皮肤科专科检查:左手中指、小指指甲变白,甲板混浊,失去光泽,表面凹凸不平,双手、足部皮肤无红斑、水疱、鳞屑(图1-5-3)。

辅助检查:①HIV抗体(+);②CD4$^+$T细胞计数为170cells/µl;③左手指指甲真菌培养鉴定为白念珠菌。

诊断:①白色浅表型甲真菌病;②艾滋病。

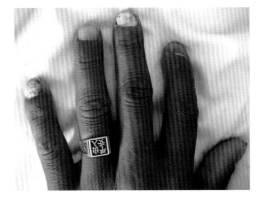

图1-5-3　左手指指甲变白,甲板混浊

(李玉叶　朱蕾)

病例2　以近端甲下型甲真菌病为诊断线索的艾滋病

患者,男性,24岁,未婚。

主诉:双手指指甲变白5个月余。

现病史:患者5个月余前无意中发现双手指指甲变白,由甲根部开始,逐渐向甲远端扩散,累及3/4甲板,无明显自觉症状。

既往史:1年半前患"肺结核",已治愈。

个人史:同性性行为史。

全身体格检查:无特殊。

皮肤科专科检查:双手拇指指甲可见片状白斑,甲根部甲板凹凸不平(图1-5-4)。

辅助检查:①HIV抗体(+);②CD4$^+$T细胞计数为170cells/µl;③双手指指甲真菌培养鉴定为白念珠菌。

诊断:①近端甲下型甲真菌病;②艾滋病。

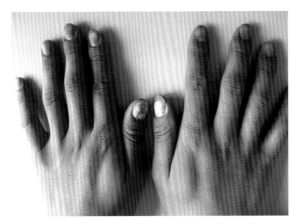

图1-5-4　双手指指甲近端白色混浊

(朱蕾　李玉叶)

讨论:例1患者以左手指甲变白就诊,为中青年男性,既往无甲外伤史,追问病史,患者存在高危性行为史,应高度怀疑存在HIV感染。例2因双手指甲变白5个月就诊,指甲变白由甲根部开始,累及甲板3/4,但甲远端未受累,考虑为近端甲下型甲真菌病。正常人群中,甲真菌病多由手癣、足癣直接传染,且通常进展较慢,而HIV/AIDS患者合并甲真菌病常进展迅速,表现为全甲受累,且可无手足癣表现,念珠菌感染比例高。正常人群中近端甲下型甲真菌病发生率较低,该型甲真菌病常常提示患者可能存在免疫低下。

(孙东杰)

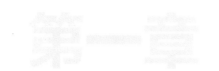

病例3 以近端甲下型甲癣为诊断线索的艾滋病

患者,男性,34岁,未婚。

主诉:左足趾甲变白1个月余。

现病史:患者1个月余前不明诱因出现左足趾甲变白,由甲根部开始,逐渐向甲远端蔓延,无明显自觉症状。

既往史:无特殊。

个人史:不洁性行为史。

全身体格检查:无特殊。

皮肤科专科检查:左足蹬趾近端可见白色混浊,以甲根部明显,趾缝间无水疱、鳞屑、糜烂,足跖无角质增厚、鳞屑(图1-5-5)。

辅助检查:①HIV抗体(+);②CD4$^+$T细胞计数为200cells/μl;③左足趾甲真菌镜检阳性,培养鉴定为须癣毛癣菌。

诊断:①近端甲下型甲癣;②艾滋病。

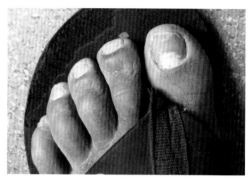

图1-5-5 左足蹬趾趾甲近端白色混浊

> **讨论**:本例患者甲损害由甲根部开始,逐渐向甲远端蔓延,初步考虑为近端甲下型甲真菌病,真菌病原学检查可诊断。对无诱因的近端甲下型甲真菌病患者应警惕有免疫缺陷存在,该患者病情进展迅速,无足癣皮损,无外伤史等易感因素,追问病史,既往存在高危性行为,行HIV相关检查明确诊断。

(李玉叶 李红宾)

病例4 艾滋病并全甲毁损型甲癣

患者,男性,42岁,已婚。

主诉:双足趾趾甲色混浊、增厚6个月。

现病史:患者半年前无明显诱因出现双足趾甲色混浊,为灰褐色,趾甲增厚、变脆,无自觉症状。

既往史:曾患"肺结核",已治愈。

个人史:不洁性行为史。

皮肤科专科检查:双足趾趾甲混浊、增厚,呈灰褐色,甲板破坏(图1-5-6)。

辅助检查:①HIV抗体(+);②CD4$^+$T细胞计数为220cells/μl;③趾甲真菌镜检阳性,培养鉴定为红色毛癣菌。

诊断:①全甲毁损型甲癣;②艾滋病。

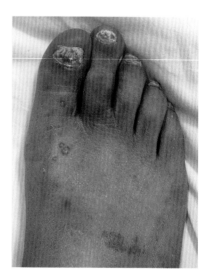

图1-5-6 双足趾趾甲增厚、混浊,甲板破坏

> **讨论**:本例为中年男性,以双足趾趾甲变色、增厚为主要症状就诊,查体发现双足所有趾甲均累及,且甲板破坏严重,考虑为甲真菌病,行甲真菌镜检见大量菌丝确诊。本例无长期应用糖皮质激素、广谱抗生素史,无糖尿病病史等甲真菌病易感因素,病程短,追问病史,既往有高危性行为,应考虑HIV感染可能。

(李玉叶 李红宾)

病例 5   以角化过度型足癣为诊断线索的艾滋病

患者,男,35 岁,已婚。

主诉:双足跖角质增厚、皲裂、鳞屑 6 个月余。

现病史:患者 6 个月前不明诱因双足跖出现角化过度,上有鳞屑,患者自发病以来,体重下降 3kg。

既往史:无特殊。

个人史:不洁性行为史。

皮肤科专科检查:双足跖弥漫性角化过度,呈黄白色,肥厚、脱屑明显(图 1-5-7)。

辅助检查:①HIV 抗体(+);②CD4⁺T 淋巴细胞计数为 210cells/μl;③双足底皮损真菌镜检阳性,培养鉴定为红色毛癣菌。

诊断:①角化过度型足癣;②艾滋病。

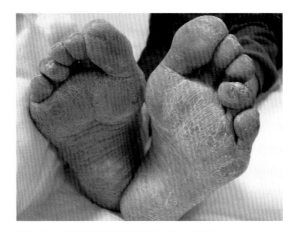

图 1-5-7   双足跖弥漫性角化过度,肥厚、脱屑

讨论:本例因双足跖角化过度、皲裂、鳞屑半年余就诊,考虑足癣,真菌检查确诊。健康人角化过度型足癣多发生在足跟部,病程长,本例患者整个足跖受累,且进展迅速,伴体重下降,高度怀疑合并 HIV 感染,追问病史,既往有高危性行为史,进行 HIV 抗体检查阳性确定诊断。

(李玉叶   孙东杰)

病例 6   以体股癣、手足癣及甲癣为诊断线索的艾滋病

患者,女性,47 岁,已婚。

主诉:躯干、四肢、腹股沟红斑、鳞屑、色素沉着伴瘙痒 1 年,趾甲增厚半年。

现病史:患者 1 年前腹部出现红斑、丘疹、鳞屑,瘙痒明显,后范围迅速扩大,互相融合,并蔓延至四肢、腹股沟,半年前开始出现指、趾甲增厚、变白,甲板浑浊,自发病以来,体重减轻 6kg。

既往史:无特殊。

个人史:不洁性行为史。

皮肤科专科检查:躯干、四肢、腹股沟、双手、足大片暗红斑、鳞屑明显,皮损边界清楚、不对称,无环形损害(图 1-5-8,图 1-5-9),双指、趾甲增厚、变白,甲板浑浊,表面凹凸不平,并累及全甲(图 1-5-10)。

辅助检查:①HIV 抗体(+);②CD4⁺T 淋巴细胞计数为 180cells/μl;③躯干皮损、指甲、趾甲真菌镜检阳性,培养鉴定为红色毛癣菌。

诊断:①体股癣;②手足癣;③全甲毁损型甲癣;④艾滋病。

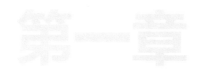

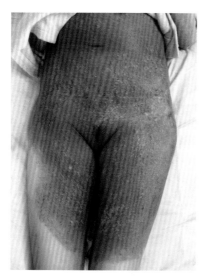

图 1-5-8　躯干、腹股沟、大腿界限清楚暗红斑、鳞屑

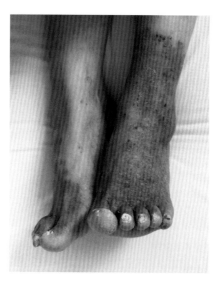

图 1-5-9　双足背暗红斑、鳞屑，趾甲增厚、变白

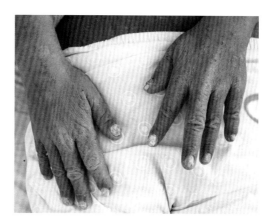

图 1-5-10　双手背暗红斑、鳞屑，指甲增厚、变黄

　　讨论：本例患者就诊时皮损为暗红色红斑、鳞屑、色素沉着，初始症状为数个躯干环状斑片，上有丘疹、鳞屑，伴瘙痒，后皮损迅速扩展，互相融合并蔓延至四肢、腹股沟，形成弥漫性分布，并迅速累及双侧指、趾甲，致全甲毁损，考虑全身泛发性浅部真菌感染，进行真菌检查诊断为体癣、甲癣。体癣在非 HIV 人群中，多见于糖尿病、长期慢性消耗性疾病及年老体弱者，炎症反应较轻，随着斑片向外周扩展，中央炎症减轻，形成环形损害，而对 HIV/AIDS 患者而言，体癣一旦发生则进展迅速，面积广泛，迅速融合成大片状，缺乏中央自愈区，可累及甲板。该患者病情进展迅速，范围广泛，同时有甲板感染，追问病史，患者有不洁性行为史 6 年，近期体重下降明显，故高度怀疑有 HIV 感染。

（李玉叶　唐永流）

非洲 HIV/AIDS 病例展示

病例 1

患者,女性,45 岁,已婚。

病史:双手指甲变黄、破坏 2 年。

辅助检查:HIV 抗体(+)。

诊断:①甲真菌病;②HIV 感染。(图 1-5-11)

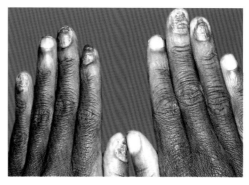

图 1-5-11　双手指甲变黄

(董天祥)

病例 2

患者,女性,14 岁,未婚。

病史:右面颊环形红斑伴痒 2 个月。

体格检查:HIV 抗体(+)。

诊断:①体癣;②HIV 感染。(图 1-5-12)

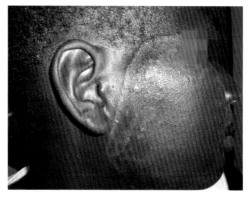

图 1-5-12　右面颊环形红斑、丘疹

(肖云)

病例 3

患者,女性,20 岁,未婚。

病史:四肢环形丘疹、鳞屑伴痒 3 个月。

辅助检查:①HIV 抗体(+);②CD4$^+$T 细胞计数为 365cells/μl。

诊断:①体癣;②HIV 感染。(图 1-5-13,图 1-5-14)

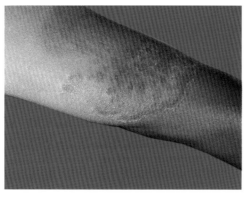

图 1-5-13　右前臂环形斑疹

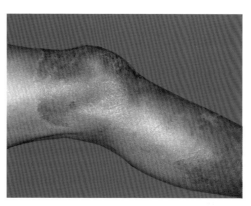

图 1-5-14　右下肢环形斑片,边缘丘疹,中央鳞屑

(董天祥)

病例 4

患者,男性,32 岁,未婚。

病史:躯干反复褐色斑片伴痒 6 年。

辅助检查:①HIV 抗体(+);②CD4$^+$T 细胞计数为 401 cells/μl;③真菌镜检见多数腊肠样菌丝及成簇圆形孢子。

诊断:①花斑糠疹;②HIV 感染。(图 1-5-15)

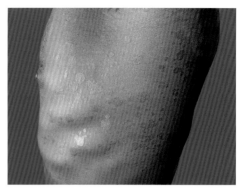

图 1-5-15 躯干褐色斑片

(梁作辉)

病例 5

患儿,男性,10 岁。

病史:头皮反复脓疱、糜烂、结痂伴痒痛 2 年。

辅助检查:①HIV 抗体(+);②CD4$^+$T 细胞计数为 407 cells/μl。

诊断:①脓癣;②艾滋病。(图 1-5-16)

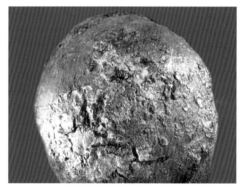

图 1-5-16 头皮脓疱、结痂

(梁作辉)

病例 6

患儿,女性,5 岁。

病史:头面丘疹、斑片伴痒 1 个月。

辅助检查:①HIV 抗体(+);②CD4$^+$T 细胞计数为 361 cells/μl;③真菌镜检:阳性。

诊断:①体癣;②头癣;③艾滋病。(图 1-5-17;图 1-5-18)

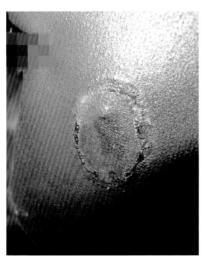 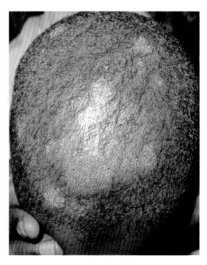

图 1-5-17 左颊环形斑片,边缘丘疹　　图 1-5-18 头皮鳞屑性斑片

(梁作辉)

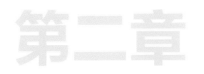

第二章

病毒性皮肤病

病毒性皮肤病是由病毒感染引起的皮肤黏膜病变，是一类较为常见的皮肤病。病毒通过呼吸道、消化道黏膜或通过皮肤黏膜进入机体，当皮肤屏障功能受到破坏时，病毒通过皮肤进入机体。病毒感染会产生各种临床表现，其症状轻重主要取决于机体的免疫状态，同时，也与病毒的毒力有关。由于病毒种类不同，其引起皮肤疾病的临床表现亦不相同。HIV/AIDS 患者合并病毒感染性皮肤病常见的疾病包括：病毒疣、水痘、带状疱疹、单纯疱疹、生殖器疱疹、传染性软疣及口腔毛状白斑、巨细胞病毒感染等。

特征性病毒性皮肤黏膜损害可作为诊断艾滋病的重要线索，也是患者免疫状况评估的重要指标。如口腔毛状白斑、成人颜面部尤其是眼睑部传染性软疣是艾滋病的标志性皮肤黏膜损害，且提示患者机体免疫功能低下；复发性或播散性带状疱疹、巨大型尖锐湿疣、持久不愈的单纯疱疹需警惕艾滋病。

对艾滋病合并病毒性皮肤黏膜损害性疾病的诊断以临床表现为主，必要时行病原学实验室检查及组织病理学检查。

艾滋病相关病毒性皮肤病的治疗以 ART 为基础，联合局部治疗或系统抗病毒治疗。

（伦文辉　董天祥）

第一节　尖锐湿疣

尖锐湿疣（condyloma acuminatum，CA）又称生殖器疣、性病疣或肛门生殖器疣，是由人乳头瘤病毒（*human papilloma virus*，HPV）引起的生殖器、会阴和肛门部位的表皮增生性疾病。近年来全世界发病率呈逐渐上升趋势，我国的发病率居性传播疾病的第三位。

HPV 属于乳多空病毒科的乳头瘤空泡病毒 A 属，是一种球形 DNA 病毒，直径约 50~55nm，其包膜或衣壳是由两种病毒编码蛋白构成的。72个衣壳粒聚合成二十面对称体的包膜。其基因组长度约 8kb。目前已分离出 200 多种亚型，不同的型别引起不同的临床表现。HPV 可致多种疾病，常见的临床类型如尖锐湿疣、寻常疣、扁平疣等，部分 HPV 高危型亚型持续性感染亦可引起阴茎癌、宫颈癌、肛门癌等（详见表 2-1-1）。

HPV 主要通过直接接触（包括性接触和非性接触）及间接接触而感染。表皮基底层角质形成细胞是 HPV 感染的主要靶细胞，病毒通过皮肤或黏膜的微小损伤而入侵。HPV 有 200 多个基因型，根据其致癌性大小分为高危型和低危型两类。低危型主要引起生殖器、肛周、阴道尖锐湿疣和子宫颈低级别上皮内瘤样变,多呈一过性,可自行清除;高危型包括:16、18、31、33、35、39、45、51、52、56、58、59、68、73、82 型等,主要导致宫颈中、高度上皮内瘤样变和宫颈癌的发生。依据感染部位可分为皮肤型(寻常疣、扁平疣、跖疣等、疣状表皮发育不良等)和黏膜型(感染生殖器、肛门、口咽部、食道黏膜、宫颈、直肠、口腔、扁桃体等)。

表 2-1-1　HPV 类型与疾病的关系

疾病	HPV 型别
尖锐湿疣	6、11、13、16~18、30~32、37、42、44、51~55
跖疣	1、2、4
扁平疣	3、5、8、10、11、28、41
寻常疣	1、2、4、7
疣状表皮发育不良	1~4、7~12、14、15、17~25、36~38、46、47
喉部乳头瘤	6、11、16、30
鲍温病	6、31、34
鲍温样丘疹病	16、34、39、40、55
宫颈上皮内瘤样病变	16、18、30、31、33~35、39~45、51、52、56~62、69

生殖器 HPV 感染的转归:①自行清除:约 70% 生殖器 HPV 感染可在一年内自行清除,90% 第二年内自行清除;②潜伏感染;③亚临床感染:细胞存在形态学改变,但临床上尚未出现皮疹,醋酸白试验阳性;④尖锐湿疣:多由 HPV-6 或 HPV-11 等低危型 HPV 感染所致;⑤恶性病变:宫颈癌、阴茎癌等,多由 HPV-16 或 HPV-18 等高危型 HPV 持续性感染所致。

尖锐湿疣好发于外生殖器及肛周。青壮年等性活跃人群是尖锐湿疣的高发人群,以 20~25 岁为高峰年龄。潜伏期 2 周到 8 个月不等,平均 3 个月。皮损初起为单个或多个散在疣状丘疹,增大融合成较大的斑块,基底部可有蒂,表面凹凸不平,可形成典型的乳头状、菜花状赘生物,可呈灰白色、淡红色、肤色或污灰色。患者一般无自觉症状。

尖锐湿疣典型病理表现为上皮呈乳头瘤样增生,棘层增厚程度不同,表皮内有散在或群聚的凹空细胞(图 2-1-1,图 2-1-2,图 2-1-3,图 2-1-4,图 2-1-5,图 2-1-6)。

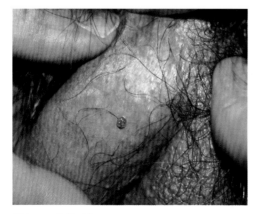

图 2-1-1　阴茎丘疹

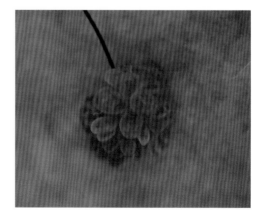

图 2-1-2　皮肤镜下桑葚状外观

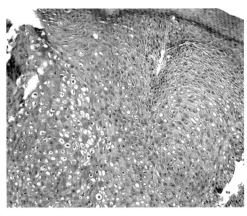

图 2-1-3 组织病理凹空细胞

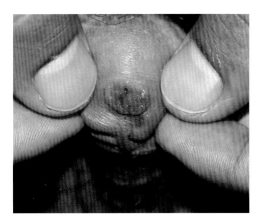

图 2-1-4 尿道口丘疹

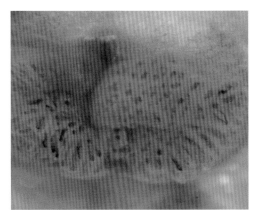

图 2-1-5 皮肤镜下发夹状改变

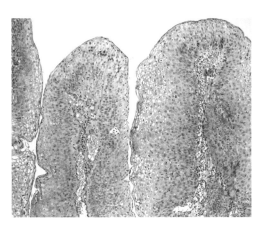

图 2-1-6 组织病理凹空细胞

本病需与假性湿疣、阴茎珍珠样丘疹、皮脂腺异位症、光泽苔藓、扁平湿疣、鲍温样丘疹病、汗管瘤、生殖器鳞状细胞癌等病鉴别。

尖锐湿疣的治疗方法主要分为局部药物治疗和物理治疗,局部药物治疗常用鬼臼毒素酊、咪喹莫特等外用治疗,物理治疗包括冷冻、激光、电灼、光动力治疗和外科切除等方法。

艾滋病和尖锐湿疣都属性传播疾病,它们有共同的传播途径和高危人群,常合并感染,所以尖锐湿疣的患者应常规行 HIV 筛查。同时艾滋病导致细胞免疫功能缺陷易使 HPV 不易清除,更易感染多种不同型别的 HPV 亚型,呈持续感染,更易癌变。有研究表明,19% 的 HIV/AIDS 患者罹患尖锐湿疣,HIV/AIDS 患者 HPV 感染率是非 HIV/AIDS 人群的 60 倍,HIV/AIDS 患者中同性性行为者肛门 HPV 感染率为 73%,男男同性性行为者感染率高达 93%。HIV/AIDS 患者 HPV 感染率显著高于普通人群,尤其是 CD4+T 细胞计数 < 200cells/μl 的患者。HIV/AIDS 患者患尖锐湿疣时疣体数目多、皮损增长迅速、病情进展快、易出现巨大型尖锐湿疣、常规治疗后易复发。因此,对复发频繁的尖锐湿疣患者,特别是巨大型尖锐湿疣患者需高度警惕合并HIV感染。HIV/AIDS患者合并尖锐湿疣患者的治疗:在有效 ART 的基础上,需采用个体化治疗方案,如巨大型尖锐湿疣宜采用手术切除疣体、对肛周及肛管尖锐湿疣患者可予物理治疗联合光动力治疗。

(邹先彪)

病　例

病例 1　以复发性尖锐湿疣为诊断线索的艾滋病

患者,男性,42 岁,已婚。

主诉:尿道口、肛周疣状丘疹 3 个月,躯干、四肢丘疹伴瘙痒 1 个月。

现病史:患者 3 个月前尿道口、肛周出现数粒疣状丘疹,无自觉症状,未予重视,后皮疹渐增多、融合;1 个月前躯干、四肢出现丘疹,剧烈瘙痒。

既往史:无特殊。

个人史:不洁性行为史。

全身体格检查:无特殊。

皮肤科专科检查:肛周、尿道口肤色疣状丘疹,躯干、四肢散在丘疹、抓痕及血痂(图 2-1-7~图 2-1-9)。

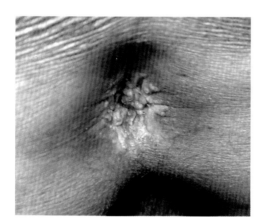

图 2-1-7　肛周疣状丘疹

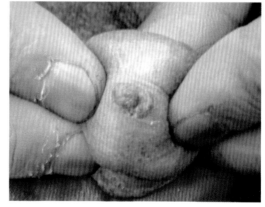

图 2-1-8　尿道口疣状丘疹

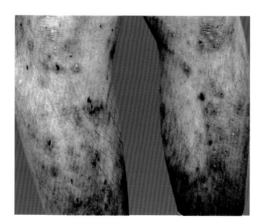

图 2-1-9　双下肢丘疹、抓痕及血痂

辅助检查:①HIV 抗体(+);②CD4$^+$T计数为 86cells/μl,CD8$^+$T 细胞计数为 427cells/μl;③HIV病毒载量为 13 100copies/ml;④醋酸白试验(+)。

诊断:①尖锐湿疣;②HIV 相关痒疹;③艾滋病。

> **讨论:**本例为肛周、尿道口肤色疣状丘疹,为典型尖锐湿疣表现。尖锐湿疣与艾滋病具有共同的传播途径,尖锐湿疣患者应同时筛查 HIV。痒疹也是艾滋病的线索性疾病,更易发生于 CD4$^+$T 细胞明显减低的患者,本例患者具有多种 HIV 的线索性皮损,也存在 HIV 感染的危险因素(不洁性行为史),所以筛查 HIV 尤为必要。

(李玉叶　朱蕾)

病例 2　忽略皮肤黏膜损害导致延误诊治的艾滋病家庭案例

患者,女性,22 岁,已婚。

主诉:外阴疣状丘疹 2 年,加重半月。

现病史:患者 2 年前外阴出现花生大小疣状丘疹,无自觉症状,曾诊为"尖锐湿疣",经激光等多次治疗后仍反复发作,近半月来皮损迅速增多、增大。

既往史:患者 4 年前妊娠 3 个月时右侧胸部、右肩背部及右上肢水疱、大疱、血疱,伴剧烈疼痛,诊断为"带状疱疹",经治疗后患处遗留增生性瘢痕及神经痛。

个人史:无特殊。

家族史:①患者女儿:3 岁,平素反复上呼吸道感染。本次患者就诊时查体外阴见 2 枚米粒至蚕豆大小肤色疣状丘疹(图 2-1-10),醋酸白实验阳性,诊断为尖锐湿疣;查患儿 HIV 抗体阳性,诊断为艾滋病。②患者丈夫:30 岁,3 年前因阴茎疣状丘疹,醋酸白试验阳性,诊断为尖锐湿疣;3 年前在患者怀孕患带状疱疹后 4 天全身出现红斑、水疱伴咳嗽、发热,曾诊断"水痘"。本次患者就诊时其配偶查 HIV 抗体阳性,诊为艾滋病,经反复追问其有不洁性行为史。查体:"水痘后"全身见散在凹陷性瘢痕(图 2-1-11)。

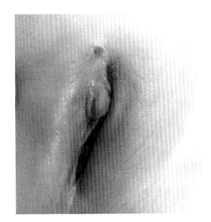

图 2-1-10　患者女儿外阴疣状丘疹

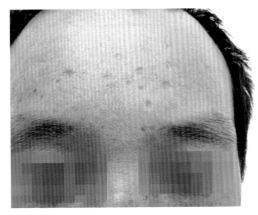

图 2-1-11　患者丈夫额部萎缩性瘢痕

全身体格检查:无特殊。

皮肤科专科检查:外阴为大量粉红色及黄褐色疣状丘疹、斑块、赘生物占据(图 2-1-12),宫颈及阴道因皮损阻挡而未行检查;右侧胸部、肩背部及上肢见带状分布的增生性瘢痕(图 2-1-13);口腔见点片状白色假膜。

辅助检查:①HIV 抗体(+);②CD4$^+$T 细胞计数为 138cells/μl;③外阴皮损醋酸白试验(+);④外阴皮损病理活组织检查:表皮角化过度,棘层增生肥厚,棘层上部见大量凹空细胞;⑤口腔白色假膜真菌镜检(+),培养鉴定为白色念珠菌;⑥TPPA(-)、TRUST(-)。

诊断:①尖锐湿疣;②口腔念珠菌病;③带状疱疹后增生性瘢痕;④艾滋病。

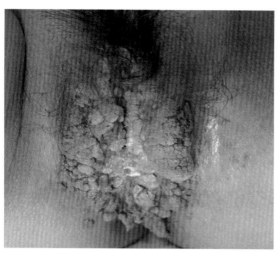

图 2-1-12　患者外阴多发疣状丘疹、斑块及赘生物

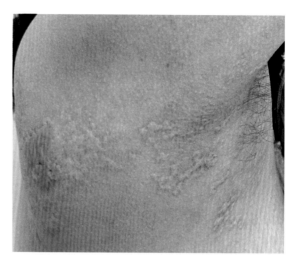

图 2-1-13　患者右肩背部带状分布增生性瘢痕

　　讨论：本次患者就诊时查患者 HIV 抗体阳性，诊断为艾滋病。追踪检查患者丈夫 HIV 抗体阳性，CD4$^+$T 细胞计数为 160cells/μl，经反复追问其有不洁性行为史，诊断为艾滋病合并尖锐湿疣。追踪检查患者女儿 HIV 抗体阳性，CD4$^+$T 细胞计数为 118cells/μl，外阴见疣状丘疹，外阴皮损醋酸白试验阳性，诊断为艾滋病合并尖锐湿疣。这是一个典型的、延误诊治的家庭聚集性感染艾滋病案例。

　　患者为青壮年，既往有带状疱疹病史，并遗留有带状疱疹后遗神经痛及增生性瘢痕，并患有尖锐湿疣；其丈夫曾患严重成人水痘和尖锐湿疣；此次其女儿亦在外阴部位发现疣状丘疹，诊断为尖锐湿疣。本次检查均发现 HIV 抗体阳性。因此，当家庭中多人出现一种或多种病毒性疾病时，应警惕 HIV 感染的可能。同时，作为医务工作者，临床诊疗中对尖锐湿疣等性病患者本人、配偶及子女需常规进行 HIV 筛查，特别是尖锐湿疣、严重带状疱疹、成人严重水痘患者需警惕合并 HIV 感染。因此，熟悉 HIV/AIDS 皮肤黏膜损害对于临床医生在开展 HIV/AIDS 诊治工作中有具有重要意义。

（李玉叶　李腾雁）

病例 3　艾滋病并肛周巨大型尖锐湿疣

　　患者，男性，29 岁，未婚。

　　主诉：肛周疣状丘疹、斑块 3 年余，排便梗阻感 3 个月。

　　现病史：患者 3 年前不明诱因出现肛周疣状丘疹、斑块，经激光、冷冻等多次治疗后，皮损仍反复发作，并进行性增大，呈菜花状。3 个月来出现肛门坠胀感及梗阻感，自觉疼痛。

　　既往史：HIV 抗体阳性 5 年；既往患肺结核，已治愈。

　　个人史：同性性行为史。

　　全身体格检查：无特殊。

　　皮肤科专科检查：肛周见 8cm×8cm 大小的菜花状疣状斑块（图 2-1-14）。

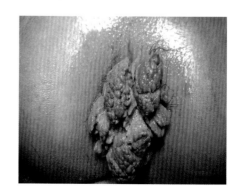

图 2-1-14　肛周疣状斑块

辅助检查:①醋酸白试验(+);②CD4$^+$T 细胞计数为 39cells/μl。

诊断:①肛周尖锐湿疣;②艾滋病。

(段月勋　黄石珍)

病例 4　艾滋病并肛周巨大型尖锐湿疣癌变

患者,男性,48 岁,已婚。

主诉:肛周疣状丘疹、斑块、结节伴痛 6 个月。

现病史:患者 6 个月前不明诱因肛周出现疣状丘疹,多次诊治,仍逐渐增大呈斑块、结节。

既往史:HIV 抗体阳性。

个人史:不洁性行为史。

全身体格检查:无特殊。

皮肤科专科查体:肛周见一 10cm×10cm 大小的褐色疣状斑块、丘疹,表面见大小不等的褐色及肤色结节,局部少许破溃、糜烂(图 2-1-15)。

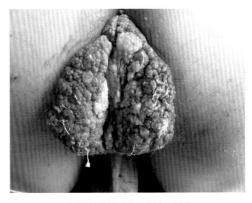

辅助检查:①CD4$^+$T 细胞计数为 8cells/μl;②HIV 病毒载量为258 000copies/ml;③皮损组织病理学检查:表皮呈乳头瘤样增生,全层可见大量不典型增生细胞及凹空细胞。

诊断:①艾滋病;②肛周巨大型尖锐湿疣(疣状癌)。

图 2-1-15　肛周褐色疣状丘疹、斑块、结节

(李玉叶　王华伟)

病例 5　艾滋病并阴茎、肛周巨大型尖锐湿疣

患者,男性,35 岁,未婚。

主诉:阴茎、肛周疣状丘疹、斑块 1 年余。

现病史:患者 1 年前不明诱因阴茎、肛周疣状丘疹、斑块,经多种方法治疗后仍反复发作,皮损渐增多增大,呈菜花状。

既往史:HIV 抗体阳性 2 年。

个人史:同性性行为史。

全身体格检查:无特殊。

皮肤科专科查体:阴茎、阴囊、肛周见数个大小不等的疣状斑块,呈菜花状,部分表面结黑痂,伴糜烂,整个阴茎被疣体所占据(图 2-1-16)。

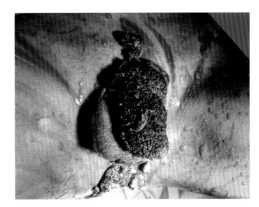

辅助检查:①醋酸白试验(+);②CD4$^+$T 细胞计数为 18cells/μl,CD8$^+$T 细胞计数为 342cells/μl;③HIV 病毒载量为 158 000copies/ml;

图 2-1-16　阴茎、阴囊、肛周疣状斑块

④皮损组织病理学检查:表皮上部可见大量凹空细胞,表皮呈乳头瘤样增生,未见异型细胞。

诊断:①巨大型尖锐湿疣;②艾滋病。

(段月勋　黄石珍)

> 讨论:上述 3 例患者具有以下共同的特点:①艾滋病患者;②均有高危性行为史,其中 2 例有同性性行为史,1 例有异性不洁性行为史;③尖锐湿疣皮损数目多、面积广,反复治疗效果不佳;④均为巨大型尖锐湿疣,部分有恶变倾向。肛门、外阴的尖锐湿疣是 HIV/AIDS 诊断的最重要线索之一。相关研究表明,此类患者所感染 HPV 多为高危型,与男男同性性行为(肛交)密切相关,因此男性肛周、外阴疣状皮损需仔细询问病史,是否有同性性行为,若有,则需重点筛查 HIV 及相关性病。HIV/AIDS 并肛周尖锐湿疣病程较非 HIV/AIDS 患者病程短、进展快、治疗周期长、更易复发及转化为巨大型尖锐湿疣进而恶变。

(李玉叶　孙东杰)

病例 6　儿童艾滋病并尖锐湿疣

患者,女性,8 岁。

主诉:外阴疣状丘疹、斑块 1 个月。

现病史:患儿于 1 个月前因 "HIV 抗体阳性" 就诊,查体发现小阴唇、尿道口、会阴部簇集性分布米粒至蚕豆大小疣状丘疹、斑块。

既往史:HIV 抗体阳性 1 个月。

个人史:足月顺产。

家族史:患儿父母 2 年前查 HIV 抗体阳性,其父 CD4$^+$T 细胞计数为 126cells/μl,其母 CD4$^+$T 细胞计数为 243cells/μl,均未行 ART;患儿父亲有共用注射器静脉吸毒史;其母有不洁性行为史并有 "外阴尖锐湿疣" 病史。

全身体格检查:慢性病容,体型消瘦,颈、腋下、腹股沟可触及多个肿大淋巴结。

皮肤科专科检查:小阴唇、尿道口、会阴部皮肤簇集性分布米粒至蚕豆大小、褐色疣状丘疹,部分融合成 4cm×5cm 大小疣状斑块,质软,表面湿润、粗糙,触之易出血,处女膜完好(图 2-1-17)。

辅助检查:①CD4$^+$T 细胞计数为 275cells/μl;②HIV 病毒载量 7773copies/ml;③醋酸白试验(+);④TPPA(-)、TRUST(-)。

诊断:①尖锐湿疣;②HIV 感染。

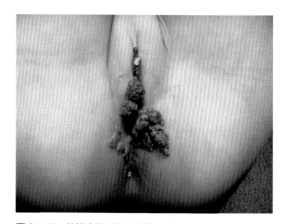

图 2-1-17　外阴疣状丘疹、斑块

> 讨论:本例患儿诊断为 HIV 感染并外阴尖锐湿疣,患儿处女膜完整,可排外性接触患尖锐湿疣可能,患儿与母亲密切接触可能是其患尖锐湿疣的最重要原因。患儿母亲 HIV 阳性,产前、产后均未行 HIV 母婴阻断,因此患儿 HIV 感染最可能的原因是母婴传播。此外,患儿 CD4$^+$T 细胞明显低于正常,提示患儿机体免疫

水平低下。这些可能造成患儿患尖锐湿疣，而且患儿皮损大、病变范围广。本例提示儿童外阴多发尖锐湿疣除了查 HIV 等感染病原外，其父母病史的追问同样重要。同时 HIV/AIDS 患者处于免疫功能低下时更容易感染 HPV，所以应加强 HIV/AIDS 患者家庭内的卫生健康及健康教育。

（张建波　李庆玲）

病例 7　经母婴传播艾滋病并尖锐湿疣

患者，女性，16 岁，未婚。

主诉：外阴疣状斑块 6 年。

现病史：患者 6 年前因"HIV 抗体阳性"就诊，查体发现会阴部疣状丘疹，后皮损较前增多、增大并伴痛，有异味。

既往史：HIV 抗体阳性 6 年。

个人史：无特殊。

家族史：患者母亲 14 年前查 HIV 抗体阳性，CD4$^+$T 细胞计数为 29cells/μl，产前、产后均未行 HIV/AIDS 母婴阻断，曾患外阴尖锐湿疣，于 5 年前死于肺孢子菌肺炎。患儿父亲已故，死因不详。

全身体格检查：慢性病容，体型消瘦。

皮肤科专科检查：大阴唇见多个外生性疣状丘疹、斑块，最大的约 4cm×4cm 大小，表面湿润或粗糙，局部上覆黑痂，处女膜完整（图 2-1-18，图 2-1-19）。

辅助检查：①CD4$^+$T 细胞计数为 289cells/μl，CD8$^+$T 细胞计数为 1654cells/μl；②HIV 病毒载量为 30 701copies/ml；③醋酸白试验（+）。

诊断：①尖锐湿疣；②HIV 感染。

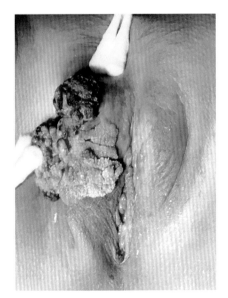 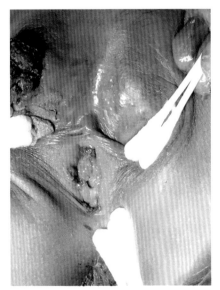

图 2-1-18　大阴唇菜花状丘疹、斑块　　图 2-1-19　处女膜完整

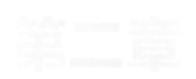
讨论：本例患者外阴见疣状赘生物，醋酸白试验阳性等，因此 HIV 感染并尖锐湿疣诊断成立。该患者处女膜完整，可排外由性接触患病，其母既往有 HIV 及尖锐湿疣病史，且未行母婴阻断，患者与母亲有密切生活接触，故考虑该患者 HIV 感染并尖锐湿疣主要为密切接触传播引起。因此临床医生在日常诊治过程中，应加强 HIV/AIDS 患者相关艾滋病健康教育，育龄妇女 HIV 筛查及开展 HIV 母婴阻断非常重要。青少年尖锐湿疣较少见，常常是 HIV/AIDS 的表现。

（许元武　段月勋）

非洲 HIV/AIDS 病例展示

病例 1

患者，男性，22 岁，未婚。

病史：阴茎、肛周反复疣状丘疹、斑块 4 年，多次激光治疗后复发。

辅助检查：HIV 抗体（＋）。

诊断：①尖锐湿疣；②HIV 感染。（图 2-1-20，图 2-1-21）

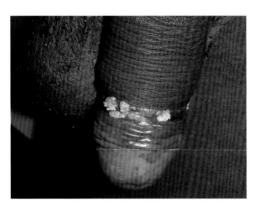

图 2-1-20　阴茎疣状丘疹

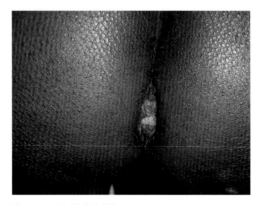

图 2-1-21　肛周疣状斑块

（董天祥）

病例 2

患者，女性，38 岁，已婚。

病史：外阴、大腿内侧疣状丘疹、斑块 1 个月。

辅助检查：①HIV 抗体（＋）；②CD4$^+$T 细胞计数为 189cells/μl。

诊断：①尖锐湿疣；②艾滋病。（图 2-1-22）

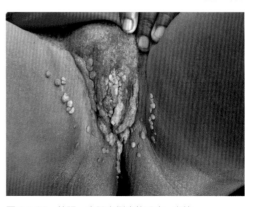

图 2-1-22　外阴、大腿内侧疣状丘疹、斑块

（肖云）

第二节 扁 平 疣

扁平疣(verruca plana)俗称"扁瘊",多由 HPV-3、5、8、10、11、28、41 型感染引起。临床表现为皮色或褐色扁平丘疹,多见于面、手背等曝光部位,青少年女性多见,发病可能与患者免疫缺陷及紫外线照射有关,无明显自觉症状。本病有一定传染性,可通过直接或间接接触传染,可通过搔抓接种于邻近皮肤,皮损排列方式与抓痕一致。扁平疣病程较慢,部分可自然消退。

皮损组织病理活组织检查示:角质层网篮状角化过度,棘层肥厚,表皮上部可见较多凹空细胞,真皮改变不明显。本病根据病史及皮损特征即可诊断,必要时结合组织病理学检查,皮损 HPV-DNA 检测用于确定 HPV 亚型。

预防和治疗:①外用药物可用维 A 酸、咪喹莫特及 5- 氟尿嘧啶等;②物理治疗包括冷冻及激光等;③皮损广泛等严重者可口服维 A 酸类药物;④光动力治疗;⑤扁平疣自体种植术;⑥中医中药:火针等。

扁平疣可出现在 HIV 感染的任何阶段,在 HIV 感染者免疫功能相对正常时,皮损表现与普通人群无差异;在艾滋病进展期或者是免疫功能低下时具有一定的特征性,如疣体分布广泛、病情发展迅速、常持续存在、治疗后易复发等。

(曹立娟 李玉叶)

病 例

病例 1 HIV 感染并泛发性扁平疣

患者,女性,34 岁,已婚。

主诉:面颈、上胸背部扁平丘疹 1 个月余。

现病史:患者 1 个月余前颜面部出现多发米粒大小的褐色扁平丘疹,无自觉症状,皮疹渐增多,累及颈及上胸背部。

既往史:HIV 抗体阳性 7 年。

个人史:无特殊。

全身体格检查:无特殊。

皮肤科专科检查:面颈、上胸背部皮肤密集分布的褐色扁平丘疹,米粒大小,部分融合(图 2-2-1、图 2-2-2)。

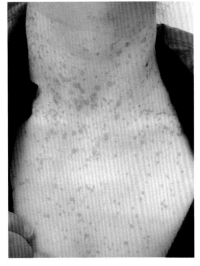
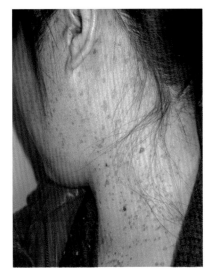

图 2-2-1 上胸部密集分布褐色扁平丘疹   图 2-2-2 颈部密集分布褐色扁平丘疹

辅助检查：①CD4$^+$T 细胞计数为 213cells/µl；②HIV 病毒载量为 11 000copies/ml；③TPPA（-）、TRUST（-）。

诊断：①扁平疣；②HIV 感染。

> 讨论：本例面颈、上胸背部皮肤密集分布褐色扁平丘疹，无自觉症状，符合扁平疣表现，与非 HIV/AIDS 患者相比，患者发病年龄相对较大，病程短、发展迅速，皮疹范围较广泛，部分融合成片且较肥厚，这些不同于一般扁平疣的特殊表现可能与 HIV 感染引起的患者免疫缺陷有关。本例提示临床医生不能仅仅满足于扁平疣的诊断和治疗，对于具有上述特殊皮损表现的扁平疣患者，应积极寻找其潜在的可能原因，其中 HIV 筛查是重点。

（李玉叶　朱蕾）

非洲 HIV/AIDS 病例展示

病例 1

患者，男性，60 岁，已婚。

病史：面颈部扁平丘疹、斑块 1 个月。

辅助检查：①HIV 抗体（+）；②CD4$^+$T 细胞计数为 450cells/µl。

诊断：①扁平疣；②HIV 感染。（图 2-2-3，图 2-2-4）

（董天祥）

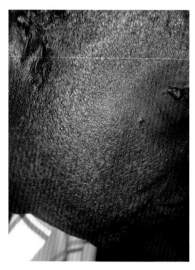

图 2-2-3　右侧颜面部色素减退性扁平丘疹、斑块

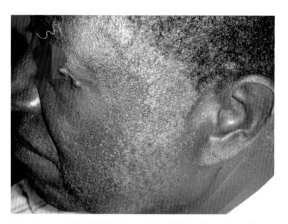

图 2-2-4　左侧颜面部融合性、色素减退性扁平丘疹、斑块

病例 2

患者,女性,35 岁,已婚。

病史:面部扁平丘疹、斑块半年。

辅助检查:HIV 抗体(+)。

诊断:①扁平疣;②HIV 感染。(图 2-2-5,图 2-2-6)

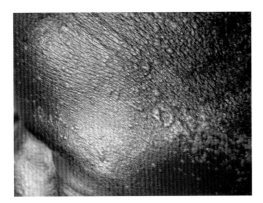 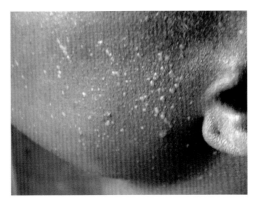

图 2-2-5　左额部色素减退性扁平丘疹、斑块　　图 2-2-6　左面颊色素减退性扁平丘疹及同形反应

(董天祥)

病例 3

患者,女性,55 岁,已婚。

病史:项部、胸部扁平丘疹、斑块 3 个月。

辅助检查:HIV 抗体(+)。

诊断:①扁平疣;②HIV 感染。(图 2-2-7,图 2-2-8)

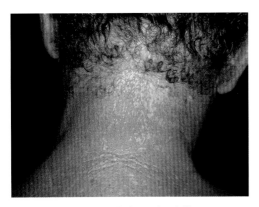 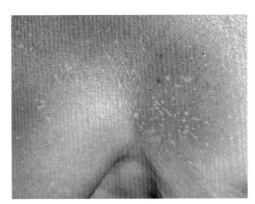

图 2-2-7　项部色素减退性扁平丘疹、斑块　　图 2-2-8　胸部扁平丘疹

(董天祥)

病例 4

患儿,男性,12 岁。

病史:颜面扁平丘疹 10 个月,口角反复糜烂 3 个月。父母死于艾滋病,发现 HIV 抗体阳性 6 年。

辅助检查:CD4$^+$T 细胞计数为 141cells/μl。

诊断:①扁平疣;②单纯疱疹;③母婴传播艾滋病。(图 2-2-9)

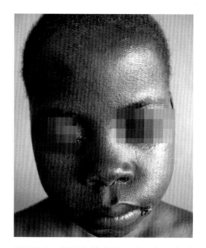

图 2-2-9　颜面密集扁平丘疹,左口角糜烂、结痂

（肖云）

病例 5

患儿,男性,5 岁。

病史:全身扁平丘疹、斑块 1 年。父母均为艾滋病患者,发现 HIV 抗体阳性 2 年。

辅助检查:CD4$^+$T 细胞计数为 408cells/μl。

诊断:①泛发性扁平疣;②母婴传播 HIV 感染。(图 2-2-10,图 2-2-11,图 2-2-12)

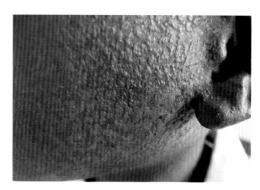

图 2-2-10　左侧颜面融合性扁平丘疹、斑块

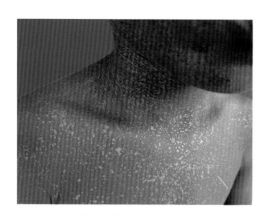

图 2-2-11　右颈胸部密集扁平丘疹、斑块

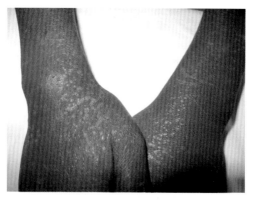

图 2-2-12　双手背密集扁平丘疹、斑块

（梁作辉）

第三节 寻 常 疣

寻常疣(verruca vulgaris)俗称"刺瘊"、"瘊子",多由 HPV-1、2、4、7 型所致,可发生于身体的任何部位,手部好发。

寻常疣的典型皮损为疣状丘疹或斑块,表面粗糙,初起为针尖大小丘疹,渐增大,呈圆形或多角形,呈灰黄、污黄或污褐色。好发于手指、手背、足缘等处。数目不等,病程慢性,初起多为一个,后可发展为数个到数十个。

寻常疣的特殊类型有:跖疣、甲周疣、甲下疣、丝状疣、指状疣等。跖疣是发生于足跖的寻常疣。由于局部压迫、摩擦,表面形成疣状角化性斑块,如剥除表层,可见白色软刺状疣体,中央常有散在小黑点;发生在甲缘者称甲周疣,表现为单纯角化性皮损,待侵及皮肤时才出现典型疣状损害。若向甲下蔓延,称为甲下疣,可破坏甲的形态,使甲板与甲床分离,可伴疼痛及继发感染。丝状疣好发于眼睑、颈等皱褶部位,多为细长柔软的丝状突起。

皮损组织病理学表现:表皮角化过度,棘层肥厚,呈乳头瘤样增生。在表皮上部可见凹空细胞,疣体周围的表皮突呈抱球状,电镜下可见核内病毒颗粒。

根据典型皮损即可做出诊断,必要时行组织病理学或 HPV-DNA 检查。

治疗以祛除疣体为主要手段,祛除疣体可采用冷冻、电灼疗法、激光及外科手术切除等。药物治疗可予干扰素或 5- 氟尿嘧啶皮损内注射,咪喹莫特外用、联合光动力治疗等。

本病病程与机体免疫功能密切相关,多数可自行消退,在免疫功能低下或产生免疫耐受时疣体可长期存在。HIV/AIDS 患者合并寻常疣具有以下特点:皮损面积广、发展迅速、经久不愈、治疗后易复发等。在临床诊疗过程中,遇到具有以上特点的寻常疣患者应警惕 HIV 感染。

(李玉叶 曹立娟)

病 例

病例 1 以足部多发寻常疣为诊断线索的艾滋病

患者,男性,38 岁,已婚。

主诉:左足背、足跖、趾间疣状丘疹、斑块 1 年余。

现病史:患者 1 年前出现左足背、足跖、趾间多数米粒至黄豆大小的疣状丘疹和赘生物,部分融合成片。

既往史:无特殊。

个人史:有不洁性行为史。

全身体格检查:无特殊。

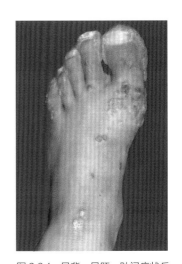

图 2-3-1　足背、足跖、趾间疣状丘疹、斑块

皮肤科专科检查:左侧足背、足跖、趾间可见弥漫分布的疣状丘疹、斑块,表面粗糙,其中足跖大部分已被疣状斑块占据(图 2-3-1)。

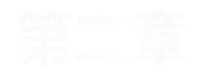

辅助检查：①HIV 抗体（+）；②CD4$^+$T 细胞计数为 86cells/μl，CD8$^+$T 细胞计数为 532cells/μl。

诊断：①寻常疣；②跖疣；③艾滋病。

> **讨论**：本例为足背、足跖、趾间弥漫分布疣状丘疹、斑块，皮损面积广泛，肥厚明显。一般跖疣多见于掌跖受压部位，弥漫分布较少见。本例患者整个足跖被疣体占据，并累及足背、趾间，如前所述，寻常疣与局部和全身免疫缺陷有关，临床诊疗过程中，要抓住患者不同于一般寻常疣的特殊表现，寻找造成上述特殊表现的免疫学背景及原因，其中 HIV 筛查是重点，在诊断中也需追问 HIV 感染的高危因素。

（张平）

第四节 水　痘

水痘（varicella）是由水痘-带状疱疹病毒（VZV）感染引起的急性发疹性传染病。水痘-带状疱疹病毒是3型人类疱疹病毒，属疱疹病毒 α 亚科，是一种双链 DNA 病毒，病毒呈砖形，为对称的 20 面体，有立体对称的衣壳，外包以类脂及蛋白质组成的球状囊膜，具有亲皮肤和神经的特性。人是其唯一宿主。水痘-带状疱疹病毒感染可引起水痘和带状疱疹两种疾病。

水痘-带状疱疹病毒可通过空气飞沫、接触患者疱液或分泌物等方式传播，病毒经呼吸道黏膜进入血液形成病毒血症，少数感染者出现皮疹（即水痘），大多数感染后不出现临床症状或表现轻微呈隐性感染状态，后病毒潜伏在脊髓后根、颅神经等的神经节内，某些诱因导致患者机体免疫功能下降时，潜伏病毒被激活，引发带状疱疹。

水痘一年四季均可发病，冬春季节多发。好发于儿童，成人极少见，仅占 1%~5%。潜伏期平均 14~16 天，起病急，皮疹发生前多有发热、全身疲倦等不适，1~2 天后出现皮疹。典型皮损表现为散在绿豆大小斑疹、丘疹、丘疱疹、水疱，中央呈脐凹状，周围绕以红晕，顶端易出现坏死、结痂，自觉轻微痒痛。皮疹首先发生于躯干，逐渐累及头面部及躯干、四肢，呈向心性分布，部分患者可累及口腔及眼睛黏膜等，严重者可发生病毒性肺炎、脑炎等。1 周左右水疱干涸结痂，痂脱而愈。水痘-带状疱疹病毒感染后绝大多数人具有终身免疫，罕见复发。极少数患者出现皮肤细菌感染甚至肺炎、脑炎等并发症，少数患者愈后可遗留瘢痕，水痘-带状疱疹病毒的内脏受累少见。

根据发热、水痘接触史及典型皮损，一般不难诊断。不典型病例也可通过从皮肤或黏膜病变刮片获得的细胞上的水痘-带状疱疹病毒抗原的直接免疫荧光来证实。PCR 方法检测病毒核酸敏感和快速。本病需与丘疹性荨麻疹、脓疱疮等鉴别。

治疗主要是抗病毒治疗缩短病程、对症治疗、预防并发症及加强护理。可使用阿昔洛韦、伐昔洛韦、泛昔洛韦、更昔洛韦等抗病毒药物。

预防水痘的较好方法是注射水痘疫苗。减毒活疫苗免疫接种对于年龄超过 12 个月且 CD4$^+$T 细胞比例超过 25％ 的 HIV 阳性儿童是安全的，可以降低水痘、带状疱疹的发生率。HIV/AIDS 患者及早进行 ART 可降低发生水痘及带状疱疹的风险。

在细胞免疫功能低下的 HIV/AIDS 患者中，水痘可能更严重甚至致命。在 ART 出现之前，HIV/AIDS 患者水痘死亡率近 20％。在 HIV 感染患者中，水痘的临床表现通常与普通人群相似，但成人水痘更常见、并发症更多、病程更长、面积更广、皮损更重（可见大疱、溃疡、坏疽等）、并发症更多见、成人水痘较普通人群常见。

（李玉叶　李云会）

病　例

病例1　以成人水痘为诊断线索的艾滋病

患者,女性,26岁,未婚。

主诉:发热3天,全身丘疹、丘疱疹、水疱2天。

现病史:患者3天前不明诱因出现咳嗽伴发热,体温最高38.9℃,伴少量白色粘痰。2天前胸腹部出现散在绿豆大小丘疹、丘疱疹、水疱。皮疹进行性增多,口腔黏膜亦出现类似皮疹。

既往史:无特殊。

个人史:不洁性行为史。

全身体格检查:体温38.5℃,双侧耳后淋巴结肿大,咽充血,双肺呼吸音粗,可闻及散在啰音及哮鸣音。

皮肤科专科检查:胸腹部皮肤见密集绿豆至黄豆大小丘疹、丘疱疹、水疱,周围绕以红晕(图2-4-1),口腔黏膜亦可见水疱、溃疡。

辅助检查:①HIV抗体(+);②CD4$^+$T细胞计数102cells/μl;③胸片示:双肺纹理增粗,双侧肺野可见散在大小不等结节影。

诊断:①水痘;②肺炎;③艾滋病。

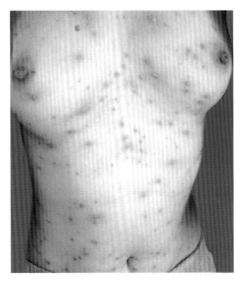

图2-4-1　胸腹部散在丘疹、丘疱疹、水疱,周围绕以红晕

讨论:本例为青年女性,急性起病,出疹前有咳嗽、咳痰、发热等前驱症状,皮疹主要为躯干部为主的丘疱疹、水疱,考虑水痘可能。但水痘多发于儿童,成人相对少见,且本例皮疹弥漫多发,躯干、四肢、口腔黏膜均有受累,合并内脏损害(肺炎),以上表现提示患者存在免疫功能缺陷,应高度警惕艾滋病可能。故行HIV检查,查CD4$^+$T细胞计数为102cells/μl,遂诊断为艾滋病。本例提示皮损及病情较重的成人水痘可能存在患HIV/AIDS可能,遇到类似病例应仔细询问病史并及时行HIV筛查,并完善相关检查评估肝、肺等内脏受累情况,以做到早期诊断早期干预,改善患者预后。

(李玉叶　朱蕾)

第五节　带状疱疹

带状疱疹(herpes zoster)是由潜伏在体内的水痘-带状疱疹病毒再激活所致。水痘-带状疱疹病毒原发感染引起水痘或呈隐匿性感染,同时病毒潜伏在神经节内,衰老、劳累、肿瘤、使用免疫抑制药物导致患者机体免疫功能下降时,潜伏在神经节内的病毒再次激活并大量复制,使受侵犯的神经节发炎、坏死,产生神经痛;同时再活动的病毒可沿周围神经纤维播散至皮肤,产生带状分布的皮疹。

带状疱疹以单侧分布的水疱和神经痛为特征,典型的皮损为红斑基础上簇集分布的粟粒至黄豆大小水疱,周围绕以红晕,各簇集性水疱群间皮肤正常。多发生在身体的一侧,一般不超过体表中线。本病具有自限性,病程一般2~3周。愈后留有暂时性淡红斑或色素沉着斑,一般不遗留瘢痕。极少数带状疱疹皮疹消退后,仍有神经痛,且持续 1 个月以上者,称为带状疱疹后遗神经痛。

依据沿神经呈单侧性带状分布的水疱,伴神经痛等特点,诊断不难。带状疱疹的治疗以休息、止痛、缩短病程、防止继发感染和后遗神经痛为原则。止痛可予镇痛剂,抗病毒治疗应在发病后早期迅速进行,通常用阿昔洛韦、伐昔洛韦等抗病毒药物,病情严重时可予糖皮质激素减轻炎症,阻止对神经节和神经纤维的毒性和破坏作用,减少带状疱疹后遗神经痛。

我国普通人群中带状疱疹发病率为 3%~5%, 好发于老年人。HIV/AIDS 人群患带状疱疹较普通人群更为常见,发病率约为正常人群的 10 倍以上。HIV/AIDS 合并带状疱疹患者更年轻,青壮年亦多见,临床表现较普通人群更为严重,可出现大疱、血疱、坏死、溃疡等皮损,愈后常遗留瘢痕。皮损范围大、累及多部位及多支神经、亦可见双侧受累甚至全身播散。正常人群愈后可获得较持久免疫,不易复发,而 HIV/AIDS 人群易复发。有效 ART 可降低带状疱疹的发生率,复发性带状疱疹或播散性带状疱疹预示 CD4$^+$T 细胞计数水平极低。

(李云会　李玉叶)

病　例

病例1　以青壮年颈、胸、肩部大疱为诊断线索的艾滋病

患者,女性,38 岁,已婚。

主诉:右颈、胸、肩部水疱、大疱伴痛 5 天。

现病史:患者 5 天前不明诱因右侧颈、胸部出现多发的簇集性水疱,伴痛,皮损迅速融合成大疱,并波及整个右肩部,疼痛加剧。

既往史:无特殊。

个人史:不洁性行为史。

全身体格检查:无特殊。

皮肤专科检查:右侧颈、胸、肩部皮肤见多发米粒至花生大小簇集性水疱,周围绕以红晕,部分融合成大疱,呈鸽蛋大小,皮损沿神经带状分布,未过体表中线(图 2-5-1)。

辅助检查:①HIV 抗体(+);②CD4$^+$T 细胞计数为 104cells/μl。

诊断:①带状疱疹;②艾滋病。

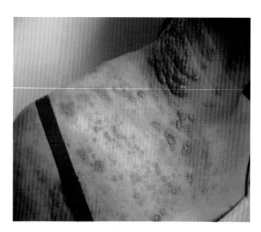

图 2-5-1　右颈、胸、肩部簇集性水疱、大疱

> **讨论**:非 HIV/AIDS 患者的带状疱疹的典型表现为沿单侧神经分布的簇集性水疱,分布相对局限,而大疱、面积相对广泛、多个神经节段受累等重型表现少见。本例为青壮年,皮损累及面积大,表现为水疱、大疱,疼痛剧烈,提示为重型带状疱疹。患者年龄小,皮损重,提示免疫功能低下,遂予行 HIV 检测,CD4$^+$T 细胞计数仅为 104cells/μl,确诊艾滋病。本例提示青壮年重型带状疱疹可为艾滋病诊断线索,临床遇到此类患者应提高警惕,及时行 HIV 检测,早期诊断艾滋病。

(李玉叶　李云会)

病例 2　以复发性带状疱疹为诊断线索的儿童艾滋病

患儿,男性,4 岁。

主诉:左腰、腹及臀部簇集性水疱、大疱、血疱、溃疡伴疼痛 1 个月。

现病史:1 个月前不明诱因出现左腰、腹及臀部红斑伴疼痛,继而红斑上出现簇集性水疱、大疱、血疱及溃疡,部分皮损愈后遗留增生性瘢痕。

既往史:患儿 1 岁时曾患过水痘,患儿 2 岁、3 岁时分别于左、右侧腰腹部出现类似皮损,诊断为带状疱疹,经治疗后皮损消退,遗留点片状萎缩性瘢痕。

个人史:患儿足月顺产,体重及发育大致正常,但易感冒、发热及腹泻。

家族史:父母 HIV 抗体均阳性,父亲 $CD4^+T$ 细胞计数为 8cells/μl,母亲 $CD4^+T$ 细胞计数为 426cells/μl,未行 HIV 母婴传播阻断。

全身体格检查:无特殊。

皮肤专科检查:左侧腰、腹及臀部红斑基础上见溃疡、结痂及增生性瘢痕(图 2-5-2),皮损呈单侧分布;龟头见乳酪样假膜(图 2-5-3);左肩颈见散在萎缩性瘢痕及色素减退斑(图 2-5-4)。

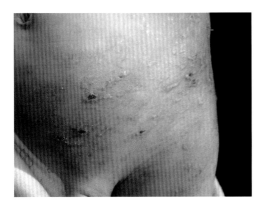

图 2-5-2　左腰腹溃疡、结痂、瘢痕

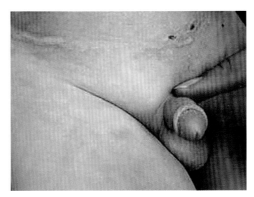

图 2-5-3　龟头乳酪样假膜

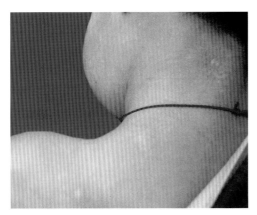

图 2-5-4　左肩颈萎缩性瘢痕、色素减退斑

辅助检查:①患儿 HIV 抗体(+);②$CD4^+T$细胞计数为 125cells/μl;③龟头分泌物真菌涂片(+),培养为白色念珠菌。

诊断:①带状疱疹;②念珠菌性龟头炎;③艾滋病。

(李玉叶　李云会)

病例 3　以复发性带状疱疹后遗瘢痕及色素异常为诊断线索的儿童艾滋病

患儿,女,11 岁。

主诉: 左胸背部萎缩性瘢痕伴痛 3 个月。

现病史: 父母代诉患儿 3 个月前曾患"带状疱疹",初起为水疱、大疱,疼痛剧烈,经抗疱疹病毒治疗后皮损结痂愈合,但遗留沿神经带状分布的色素减退斑、色素沉着斑、萎缩性瘢痕,仍感疼痛。

既往史: 患儿 3 岁时曾有过水痘病史,8 岁、9 岁时分别在右下肢和右腰部发生带状疱疹。既往反复口腔真菌感染病史。

个人史: 无特殊。

家族史: 父母 HIV 抗体检测均阴性。

全身体格检查: 无特殊。

皮肤科专科检查: 左胸背部点片状色素减退斑、色素沉着斑及萎缩性瘢痕,皮疹沿神经呈单侧带状分布(图 2-5-5);右侧腰部有类似皮疹(图 2-5-6)。

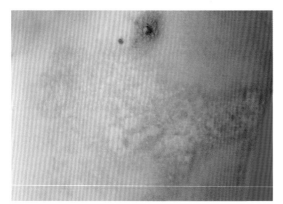

图 2-5-5　左胸色素减退、沉着斑及萎缩性瘢痕

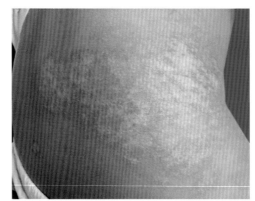

图 2-5-6　右腰色素减退、沉着斑及萎缩性瘢痕

辅助检查: ①患儿 HIV 抗体(+);②CD4$^+$T 细胞计数为 101cells/μl。

诊断: ①带状疱疹;②带状疱疹后遗神经痛;③艾滋病。

(李玉叶　卢凤艳)

> **讨论:** 带状疱疹多发于老人,儿童少见,一般皮损局限、病程短,愈后不留痕迹及疼痛,无复发。上述两例患者均为儿童,1 例 4 岁,1 例 11 岁,均患 3 次带状疱疹,且皮损面积大,以大疱、血疱为主,愈后遗留瘢痕及色素异常。提示患儿存在严重免疫功能缺陷,遂予行 HIV 检测确诊为艾滋病。同时予患儿父母行 HIV 检测,病例 2 父母均为阳性,考虑为母婴传播;病例 3 父母均为阴性,患儿感染途径不明。两例患儿均以复发性带状疱疹而发现 HIV 感染,带状疱疹皮损严重且反复发作,发现时均已进入艾滋病期,提示儿童复发性带状疱疹可为晚期 HIV 感染的首发临床表现,临床遇到此类患者应高度警惕合并艾滋病可能,及时行 HIV 检测,以便早期诊断。
>
> 此外,通过详细询问病史和系统体格检查发现,两例患儿均有真菌感染病史;病例 2 患儿体格检查发现

包皮、龟头乳酪样假膜,经培养鉴定为念珠菌;病例3追问病史得知患儿既往有反复口腔真菌感染病史;提示儿童复发性带状疱疹因免疫功能低下易合并真菌感染,临床上对可疑患儿应仔细检查口腔、生殖器黏膜等部位,及时完善相关辅助检查,以免漏诊延误病情,该患儿既往得水痘时病毒潜伏范围广泛,导致带状疱疹多部位复发。

(李玉叶　孙东杰)

病例4　以 Ramsay Hunt 综合征为诊断线索的艾滋病

患者,女性,48 岁,丧偶。

主诉:右侧颜面红斑、水疱、丘疱疹伴疼痛 1 个月。

现病史:患者 1 个月前不明诱因右侧颜面出现红斑、簇集性丘疱疹、水疱,皮损以右侧额头、鼻唇沟、口周为主,并累及口腔、外耳道,部分破溃、糜烂、结痂。予抗疱疹病毒等治疗后缓解,15 天后患者仍感患处麻木等异常感觉,伴耳鸣、眩晕及听力下降,右侧舌部味觉消失。

既往史:无特殊。

个人史:无特殊。

全身体格检查:无特殊。

皮肤科专科检查:首次就诊时:右侧颜面部可见红斑基础上簇集性丘疱疹、水疱,部分破溃、糜烂、结痂。第二次就诊时:右侧颜面部可见红斑、色素沉着斑、少量增生性瘢痕,右侧鼻唇沟变浅,鼓腮漏气(图 2-5-7,图 2-5-8)。

辅助检查:①HIV 抗体(+);②CD4$^+$T 细胞计数为 150cells/μl,CD8$^+$T 细胞计数为 579cells/μl。

诊断:①Ramsay Hunt 综合征;②艾滋病。

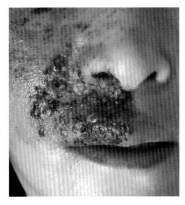

图 2-5-7　首次就诊:右侧颜面部红斑、脓疱、结痂

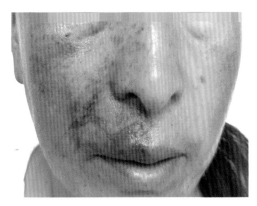

图 2-5-8　第二次就诊:右侧鼻唇沟变浅

讨论:该患者壮年发病,诊为 Ramsay Hunt 综合征,既往无严重的导致免疫缺陷的基础疾病病史。Ramsay Hunt 综合征主要表现为一侧耳部剧痛,耳部疱疹,同侧周围性面瘫可伴有听力和平衡障碍。本型带状疱疹发病相对少见,属于重度带状疱疹,且该患者水疱消失后遗留红斑、色素沉着斑及瘢痕,进一步说明带状疱疹遗留色素沉着斑、瘢痕是诊断 HIV/AIDS 的重要线索。

(李俊艳　张建波)

病例 5　艾滋病并复发性带状疱疹

患者,女性,50 岁,离异。

主诉:胸腹部水疱、脓疱伴疼痛 3 年,再发加重 5 天。

现病史:患者诉 3 年前不明诱因左侧胸背部出现红斑基础上簇集性水疱伴痛,诊为"带状疱疹",予抗病毒治疗后好转。1 年前右侧胸背部出现片状红斑、簇集性水疱伴疼痛,诊为"带状疱疹",治疗后好转。患者 5 天前不明诱因左侧腰腹部出现红斑、簇集性水疱、脓疱,伴剧烈疼痛。

既往史: HIV 抗体阳性 7 年,当时 CD4$^+$T 细胞计数为 44cells/μl,拒绝 ART。

个人史:无特殊。

全身体格检查:无特殊。

皮肤科专科检查:左侧腰腹部可见大片红斑、其上见水疱及脓疱,部分脓疱融合成脓湖。皮损沿肋间神经分布(图 2-5-9),左右侧胸背部可见片状陈旧性瘢痕。

辅助检查:①CD4$^+$T 细胞计数为 44cells/μl。

诊断:①带状疱疹并感染;②艾滋病。

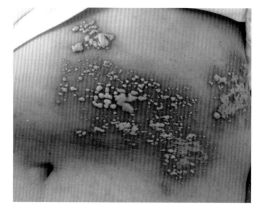

图 2-5-9　左侧腹部簇集性红斑、脓疱、脓湖

讨论:本例成年患者反复发作带状疱疹,共发病 3 次,较少见。患者首次发生带状疱疹前查 HIV 抗体阳性,且 CD4$^+$T 细胞计数低,但患者拒绝行 ART,导致患者免疫功能持续受损,这极有可能是多次患带状疱疹的主要原因。笔者针对已行 ART 的 HIV/AIDS 患者研究,提示有效的 ART 是预防患者发生各种感染尤其是带状疱疹,并减少带状疱疹复发的重要手段。

(李俊艳　张建波)

病例 6　艾滋病合并双侧带状疱疹

患者,女性,43 岁,已婚。

主诉:左侧颈部、右侧下颌部红斑、水疱、血疱伴痛 3 天。

现病史:患者 3 天前不明诱因右侧下颌部出现红斑、水疱伴痛,诊断为"单纯疱疹",后水疱渐增多,渐扩散至右侧口周,同时左侧颈部出现类似皮损,疼痛明显,为阵发性针刺样疼痛。起病后饮食、睡眠欠佳。

既往史:HIV 抗体阳性,已行 ART,治疗前 CD4$^+$T 细胞计数为 138cells/μl。

个人史:不洁性行为史。

全身体格检查:无特殊。

皮肤科专科检查:左侧颈部、右侧下颌部出现红斑、水疱、血疱,部分结痂,沿神经走向分布,带状排列,簇集状(图2-5-10)。

辅助检查:①CD4⁺T细胞计数为417cells/μl;②HIV病毒载量为20copies/ml;③双侧水疱疱液HSV-1-DNA(-)、HSV-2-DNA(-)。

诊断:①带状疱疹;②HIV感染。

> **讨论**:本例患者特殊在带状疱疹发生于双侧且不同神经节段受累,并同时发生,在正常人群中极为罕见。出现该特殊表现的带状疱疹原因可能与艾滋病患者免疫缺陷有关,当出现特殊表现的带状疱疹时,应积极筛查HIV抗体。

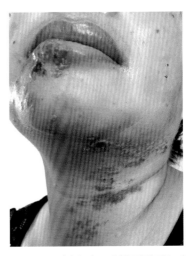

图2-5-10　左侧颈部、右侧下颌红斑、水疱、血疱、结痂

（李馨　张建波）

病例7　艾滋病合并播散性带状疱疹

患者,男性,30岁,未婚。

主诉:全身水疱、血疱伴痛1个月。

现病史:1个月前不明诱因右背部出现片状红斑,其上簇集性水疱、血疱、糜烂、结痂,伴阵发性针刺样痛,不久后全身出现散在米粒大小丘疹、水疱。患者自发病以来,精神、饮食、睡眠欠佳,近1年体重下降6kg。

既往史:HIV抗体阳性,已行ART,但未规律用药。

个人史:不洁性行为史。

全身体格检查:慢性病容,恶病质,右侧腋下可触及肿大淋巴结,轻微触痛。

皮肤科专科检查:右侧背部见两处直径约8cm×10cm大小红斑,其上可见簇集性分布的水疱、血疱,部分融合成片、糜烂、结痂。前胸及双下肢散在分布绿豆至黄豆大小红色丘疹、水疱(图2-5-11,图2-5-12,图2-5-13)。

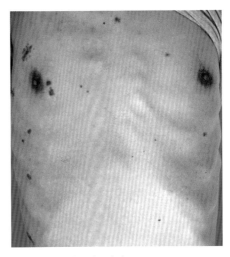

图2-5-11　前胸丘疹、水疱

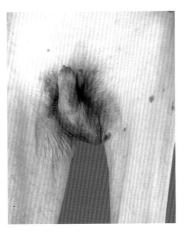

图2-5-12　双下肢丘疹、水疱

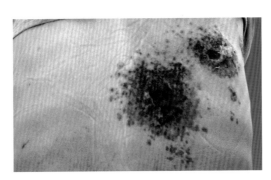

图2-5-13　右侧背部水疱、血疱、糜烂、结痂

辅助检查：①CD4$^+$T细胞计数为0cells/μl,CD8$^+$T细胞计数为12cells/μl;②背部皮肤病理组织检查示:表皮部分缺如,部分角质形成细胞呈气球样变,染色质边聚。

诊断：①带状疱疹;②艾滋病。

> 讨论：该患者发病1个月,初发皮疹为单侧片状红斑、其上簇集性水疱,伴针扎样刺痛,故考虑带状疱疹。后患者躯干、四肢出现散在、单发的水疱,结合组织病理为播散性带状疱疹。播散性带状疱疹在正常人群较为少见,但在HIV/AIDS人群相对多发,部分患者多在抗病毒治疗的半年内发生带状疱疹,多数是免疫重建综合征的表现。但本例患者带状疱疹虽然在行ART之后发生,但并未规律服药,CD4$^+$T细胞计数为0cells/μl提示治疗失败,不属于免疫重建综合征。

(李娟　高艳青)

病例8　艾滋病合并双侧带状疱疹

患者,男性,17岁,未婚。

主诉：右胸背部、左腰腹部簇集性水疱、大疱、血疱、糜烂伴疼痛1个月。

现病史：患者1个月前不明诱因于右胸背部、左腰腹部同时出现簇集性水疱、大疱、血疱,呈带状分布,大片糜烂,伴阵发性疼痛,诊为"带状疱疹",予抗毒感染治疗效果欠佳。

既往史：患"血友病"15年,有血制品输注史,HIV抗体阳性5年。

个人史：无特殊。

全身体格检查：慢性病容,全身系统检查未见明显异常。

皮肤科专科检查：右胸背部、左腰腹部见沿肋间呈带状分布的簇集性水疱、血疱、大疱,大片糜烂、结痂。右侧累及T4-6皮神经支配区,左侧累及T7~9皮神经支配区(图2-5-14,图2-5-15)。

辅助检查：①CD4$^+$T细胞计数为27cells/μl。

诊断：①带状疱疹;②艾滋病。

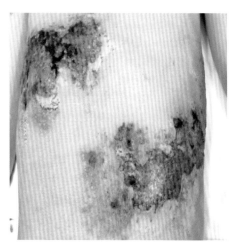
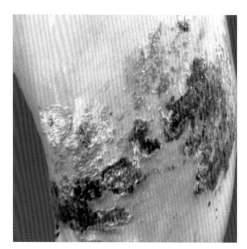

图2-5-14　右胸部、左腹部大片糜烂、结痂　　　图2-5-15　左腰腹部大片糜烂、结痂

> 讨论：本例患者皮损为沿神经分布的簇集性水疱、糜烂，伴阵发性疼痛，为典型带状疱疹皮损，但与非HIV/AIDS患者相比，该患者皮损同时累及双侧神经。本例患者既往HIV感染5年，本次查$CD4^+T$细胞计数仅为27cells/μl，提示免疫力极度低下。众所周知，带状疱疹多累及单侧，但在免疫力极低的患者中也可以双侧累及甚至出现泛发型带状疱疹且更易出现血疱、坏死。

（孙欣　高艳青）

病例 9　艾滋病并带状疱疹致角膜溃疡

患者，男性，36岁，未婚。

主诉：左侧面额部水疱、大疱、瘢痕伴痛及左眼视力下降3个月。

现病史：患者3个月前左侧面额部出现簇集性状水疱、大疱，疼痛剧烈，伴有左侧眼痛、畏光、视力下降。未经治疗，约1个月后水疱干涸结痂，面额部遗留瘢痕，局部仍感疼痛。

既往史：HIV抗体阳性7年，$CD4^+T$细胞计数为13cells/μl，未行ART。

个人史：共用注射器静脉吸毒史。

全身体格检查：左眼球结膜充血、角膜浑浊。

皮肤专科检查：左侧面额部可见大片萎缩性瘢痕、色素减退斑（图2-5-16）。

诊断：①带状疱疹后遗神经痛；②左眼角膜溃疡、结膜炎；③艾滋病。

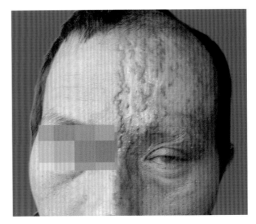

图2-5-16　左侧面额部萎缩性瘢痕

（李侠）

病例 10　艾滋病并带状疱疹致左眼失明

患者，男性，62岁，未婚。

主诉：左侧面部水疱、大疱、瘢痕伴痛及左眼失明1年余。

现病史：患者1年多前出现左侧面部多发簇集性水疱，疼痛明显，伴有左侧眼痛，视力下降。未经治疗，2个月后水疱干涸结痂，但仍感剧烈疼痛，局部遗留瘢痕，后左眼内容物流出，眼球凹陷、变形，继之完全失明。

既往史：HIV抗体阳性11年，$CD4^+T$细胞计数不详，未行ART。

个人史：共用注射器静脉吸毒史。

全身体格检查：左侧眼球凹陷、变形，结膜浑浊。

皮肤专科检查：左侧面部见萎缩性瘢痕及色素减退斑（图2-5-17）。

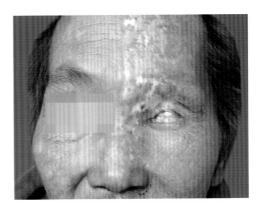

图2-5-17　左侧面部萎缩性瘢痕

诊断:①带状疱疹后遗神经痛;②左眼失明;③艾滋病。

(李侠)

讨论:上述 2 例均为艾滋病合并带状疱疹患者,均累及三叉神经眼支支配区域,并遗留明显瘢痕、色素减退及眼部并发症。与普通患者相比,HIV/AIDS 患者更易发生带状疱疹,且病变范围广,皮损严重、疼痛剧烈、后遗神经痛明显、愈后遗留瘢痕、极易合并局部细菌感染等临床特征。尤其应重视发生在三叉神经眼支支配区域的带状疱疹,因其可在结膜乃至角膜出现水疱,发生溃疡性角膜炎,可导致失明;耳部带状疱疹可引起患侧面瘫、耳鸣、耳聋等;如不经早期积极治疗,可导致残疾。

(李玉叶　李侠)

病例 11　以血疱为主要表现的带状疱疹合并艾滋病

患者,男性,64 岁,已婚。

主诉:右上肢簇集性水疱、血疱伴疼痛 6 个小时。

现病史:患者半天前不明诱因右上肢出现簇集性水疱、血疱,大致呈线状排列,伴阵发性针刺样痛。

既往史:HIV 抗体阳性 6 年,CD4⁺T 细胞计数为 480cells/μl,拒绝行 ART。

个人史:无特殊。

全身体格检查:无特殊。

皮肤科专科检查:右上肢屈侧黄豆至花生大小簇集性水疱、血疱,大致呈线状排列(见图 2-5-18)。

辅助检查:CD4⁺T 细胞计数为 110cells/μl。

诊断:①带状疱疹;②艾滋病。

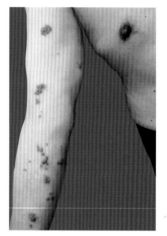

图 2-5-18　右上肢簇集性带状分布的血疱

讨论:本例患者皮损以右上肢沿神经分布的簇集性水疱和血疱为特征,血疱多见,而一般人群带状疱疹以水疱为主。本例患者 6 年前确诊 HIV 感染时 CD4⁺T 细胞计数为 480cells/μl,本次患带状疱疹时 CD4⁺T 细胞计数为 110cells/μl,患者 CD4⁺T 细胞计数呈逐渐下降趋势,考虑与患者一直拒绝行 ART 有关。

(孙东杰　李艳　王玉兰)

非洲 HIV/AIDS 病例展示

病例 1

患者,男性,25 岁,未婚。

病史:右背部簇集性水疱伴痛 5 天。

辅助检查:①HIV 抗体(+);②CD4⁺T 细胞计数
为 341cells/μl。

诊断:①带状疱疹;②HIV 感染。(图 2-5-19)

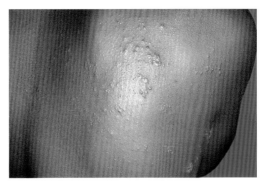

图 2-5-19　右背部簇集性水疱

（董天祥）

病例 2

患者,男性,18 岁,未婚。

病史:左侧颜面部疼痛 10 天,簇集性水疱 3 天。

辅助检查:①HIV 抗体(+);②CD4⁺T 细胞计数为 310cells/μl。

诊断:①带状疱疹;②HIV 感染。(图 2-5-20,图 2-5-21)

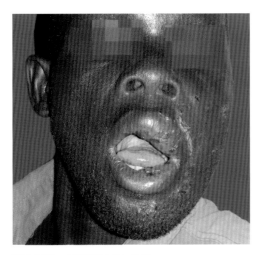

图 2-5-20　左侧口唇水疱、肿胀

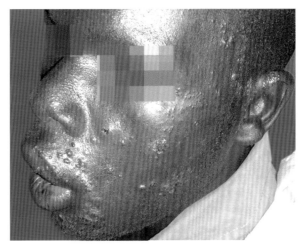

图 2-5-21　左侧颜面部簇集性水疱

（董天祥）

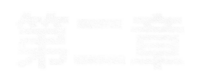

病例 3

患者,女性,32 岁,已婚。

病史:左颈肩水疱、瘢痕伴痛 2 年。

辅助检查:①HIV 抗体(+);②CD4$^+$T 细胞计数为 341cells/μl。

诊断:①带状疱疹后神经痛并瘢痕;②HIV 感染。(图 2-5-22)

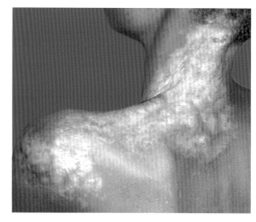

图 2-5-22　左颈肩色素减退斑、瘢痕

(董天祥)

病例 4

患者,男性,35 岁,已婚。

病史:左腰背水疱、糜烂、结痂伴痛 1 个月。

辅助检查:①HIV 抗体(+);②CD4$^+$T 细胞计数为 328cells/μl。

诊断:①带状疱疹;②HIV 感染。(图 2-5-23)

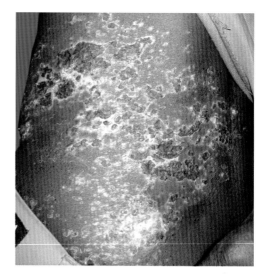

图 2-5-23　左腰背结痂

(肖云)

病例 5

患者,女性,32 岁,已婚。

病史:右额部水疱、脓疱、结痂伴痛 20 天。

辅助检查:①HIV 抗体(+);②CD4$^+$T 细胞计数为 178cells/μl。

诊断:①带状疱疹;②艾滋病。(图 2-5-24)

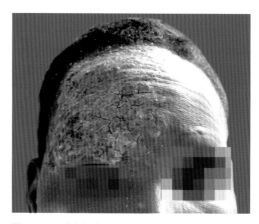

图 2-5-24　右额部水疱、脓疱、结痂

(肖云)

病例 6

患儿,男性,2 岁。

病史:左胸部及左上肢水疱、血疱伴痛 10 天。

辅助检查:①HIV 抗体(+);②CD4$^+$T 细胞计数为 376cells/μl。

诊断:①带状疱疹;②母婴传播 HIV 感染。(图 2-5-25)

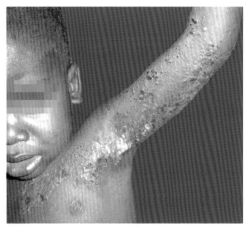

图 2-5-25 左胸、左上肢簇集性水疱、血疱、结痂

(肖云)

病例 7

患者,男性,39 岁,已婚。

病史:右肩背、右上肢簇集性水疱、大疱伴痛 9 天。

辅助检查:①HIV 抗体(+);②CD4$^+$T 细胞计数为 105cells/μl。

诊断:①带状疱疹;②艾滋病。(图 2-5-26,图 2-5-27)

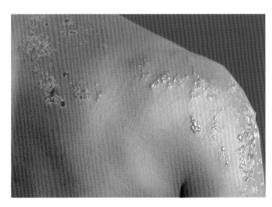

图 2-5-26 右肩背簇集性水疱、结痂

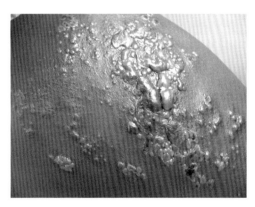

图 2-5-27 右肩水疱、大疱

(肖云)

第六节 单纯疱疹

单纯疱疹(herpes simplex)是由单纯疱疹病毒(HSV)感染导致的皮肤黏膜感染性疾病。HSV 是双链 DNA 病毒,属于 α 疱疹病毒,分为 HSV-1 型及 HSV-2 型,两型间有共同抗原。HSV 初发感染时病毒在局部感觉神经末梢繁殖,约 1~2 周皮损消退,但病毒沿神经轴索上行至三叉神经节、腰骶神经节或脊髓进入潜伏状态,当机体免疫功能低下时病毒活化、复制,沿神经轴索下行播散至皮肤黏膜而导致单纯疱疹复发。

HSV-1 主要引起口鼻等部位单纯疱疹,HSV-2 主要引起生殖器部位的单纯疱疹,称生殖器疱疹,是常见的性传播疾病。

单纯疱疹临床上分为初发型、复发型。皮损主要发生于口周、外生殖器皮肤黏膜交界部位。初发型单纯疱疹皮损初起为红斑、丘疱疹,很快发展为簇集性小水疱,数日后破溃形成糜烂,持续 1~2 周后结痂愈合。初发型单纯疱疹愈后,当机体免疫功能低下时,如感冒、腹泻、劳累后皮损再次出现成为复发型单纯疱疹,本型常有局部瘙痒、烧灼感等前驱症状,皮损数目少,为簇集性小水疱,迅速破溃、糜烂,常伴轻微瘙痒、疼痛、烧灼感,全身症状少见,皮损多在 4~5 日内自愈。

本病诊断依据皮损形态、发病部位以及皮损在相同部位反复发作的特点即可诊断,必要时可行 HSV 抗体或核酸扩增检测。

主要治疗药物为系统使用阿昔洛韦、伐昔洛韦等无环鸟苷类药物,采用间歇性治疗及抑制性治疗,前者皮损发作期使用,后者皮损每年发作 ≥ 6 次,则长期每日服用抗病毒药物。

HSV 与 HIV 感染密切相关,一方面,HSV 可促进 HIV 的复制,加速艾滋病的病程;另一方面,HIV/AIDS 患者机体免疫抑制,致 HSV 不能及时被清除,改变了单纯疱疹自限性的特点,同时可出现坏死、溃疡性皮损。在免疫功能低下的 HIV/AIDS 患者中,单纯疱疹发生率高,频繁复发,皮损不典型,易出现溃疡、坏死,疾病病程长,甚至可能转变为慢性。

（董天祥　翟亚杰）

病　例

病例 1　以多部位、频繁复发的单纯疱疹为诊断线索的艾滋病

患者,女性,52 岁,已婚。

主诉:双侧口角反复簇集性水疱 1 年,再发 1 周。

现病史:患者 1 年前双侧口角出现簇集性水疱,偶伴痒痛。诊为"单纯疱疹",予抗病毒及局部外用药物治疗(具体不详),后上述皮损频繁出现,约 1 个月发作 1 次。近 1 周来,双侧口角再次出现簇集性水疱,自觉疼痛。

既往史:无特殊。

个人史:无特殊。

全身体格检查:无特殊。

皮肤科专科检查:双侧口角皮肤多发簇集性绿豆至米粒大小水疱(图 2-6-1)。

辅助检查:①HIV 抗体(+);②CD4$^+$T 细胞计数为 100cells/μl;③疱液 HSV-1 DNA(+)。

诊断:①复发型单纯疱疹;②艾滋病。

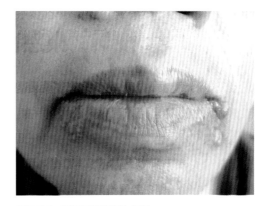

图 2-6-1　双侧口角簇集性水疱

　　讨论：该患者皮损为双侧口角多发簇集性水疱，病情发作频繁，疱液 HSV-1DNA 阳性，符合复发性单纯疱疹诊断。如前所述，单纯疱疹与患者的机体免疫密切相关。本例患者皮损累及多部位、发作频繁，提示可能存在免疫缺陷。患者查 HIV 抗体阳性，CD4$^+$T 细胞计数仅为100cells/μl，同时患者配偶查 HIV 阳性。临床工作中遇到类似病例，需考虑是否合并 HIV/AIDS，同时其配偶也需常规筛查 HIV。

（李玉叶　杨璐桧）

病例2　以臀部大面积单纯疱疹为诊断线索的艾滋病

　　患者，男性，32 岁，已婚。

　　主诉：臀部反复红斑、水疱伴痛 1 年，再发 10 天。

　　现病史：患者 1 年前不明诱因臀部出现点片状红斑、簇集分布针尖至绿豆大小水疱，伴痛。诊为"带状疱疹可能"，予抗病毒及局部外用药物治疗(具体不详)，皮疹消退，遗留片状色素沉着斑。后皮损反复发作，约 1 个月发作 2 次。近 10 天来，臀部再次出现簇集性水疱，自觉疼痛。

　　既往史：无特殊。

　　个人史：不洁性行为史。

　　全身体格检查：无特殊。

　　皮肤科专科检查：臀部皮肤片状红斑，其上散在数片簇集性水疱，米粒至绿豆大小，部分已干涸，散在分布片状色素沉着斑(图 2-6-2)。

　　辅助检查：①HIV 抗体(+)；②CD4$^+$T 细胞计数为 63cells/μl；③疱液 HSV-1 DNA (+)。

　　诊断：①单纯疱疹；②艾滋病。

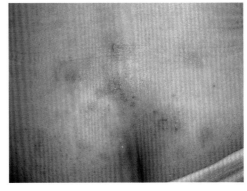

图 2-6-2　臀部红斑基础上数片簇集性水疱

　　讨论：本例皮损表现为臀部多发红斑基础上水疱，病情反复，皮损分布范围较广，HSV-1 型 DNA 阳性，确诊生殖器疱疹。追问病史，患者有不洁性行为史，属于 HIV 感染高危因素，查 HIV 阳性，CD4$^+$T 细胞计数仅 63cells/μl。AIDS 患者生殖器疱疹皮损面积大，更易反复，提示在临床工作中发现青年患者反复生殖器疱疹发作且皮损面积广泛时，要考虑合并 HIV/AIDS，应及时行 HIV 检测以明确诊断。

（翟亚杰　李玉叶）

病例3　HIV 感染并对吻型单纯疱疹

　　患者，女性，32 岁，已婚。

　　主诉：上下唇簇集性水疱伴痛 1 周。

　　现病史：患者 1 周前无明显诱因出现上下唇对称部位簇集性水疱，自觉疼痛，后破溃、结痂。

　　既往史：HIV 抗体阳性 5 年；既往有梅毒病史，已行规范治疗。

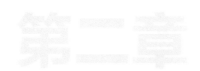

个人史:无特殊。

全身体格检查:无特殊。

皮肤科专科检查:上下唇对称部位可见簇集性水疱,部分破溃、结痂(图2-6-3)。

辅助检查:CD4$^+$T细胞239cells/μl,CD8$^+$T细胞65cells/μl。

诊断:①单纯疱疹;②HIV感染。

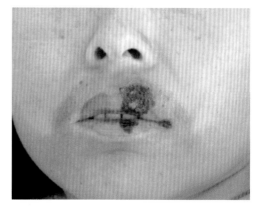

图2-6-3 上下唇对称部位结痂

病例4 艾滋病并多部位坏死性单纯疱疹

（王丽 曹立娟）

患者,女性,29岁,已婚。

主诉:口唇片状水疱、糜烂伴痛1个月。

现病史:患者1个月前不明诱因出现口唇簇集性水疱,自觉痛,后迅速糜烂、结痂。

既往史:HIV抗体阳性2年。

个人史:不洁性行为史。

全身体格检查:无特殊。

皮肤科专科检查:口唇部见片状糜烂、结痂(图2-6-4)。

辅助检查:①CD4$^+$T细胞计数168cells/μl,CD8$^+$T细胞计数582cells/μl;②HIV病毒载量为11100copies/ml;③血清HSV1-IgG(+),HSV1-IgM(+)。

诊断:①单纯疱疹;②艾滋病。

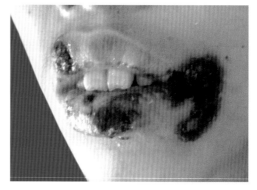

图2-6-4 口唇部糜烂、结痂

（王丽）

讨论:上述2例患者皮疹表现为口唇簇集性水疱,糜烂、结痂,需要与带状疱疹、脓疱疮、手足口病鉴别。临床表现及病原学检查符合Ⅰ型单纯疱疹诊断。Ⅰ型单纯疱疹感染多发生于口唇,但坏死不明显,本病也是HIV/AIDS常见伴发感染性疾病,一定程度上能反映患者的免疫状况,在HIV/AIDS患者中皮损多、病程长、疼痛明显、更易反复、皮损坏死多见。临床医生在遇到严重、频繁复发的Ⅰ型HSV感染的患者时也应警惕HIV感染可能。

（孙东杰 董天祥）

病例5 HIV感染并多发瘢痕的生殖器疱疹

患者,女性,45岁,已婚。

主诉:外阴反复水疱、大疱伴疼痛1年。

现病史:患者近1年来不明诱因外阴部出现水疱、大疱,自觉疼痛,经抗病毒治疗后皮疹消退,遗留瘢痕及色素沉着斑,并反复发作,平均每月发生 1 次,每次持续半月。近半年来因 HIV 感染行 ART,治疗后 CD4$^+$T 细胞计数上升至 386cells/μl,皮损发作次数减少。

个人史:不洁性行为史。

既往史:HIV 抗体阳性 2 年,当时 CD4$^+$T 细胞计数 27cells/μl。

全身体格检查:无特殊。

皮肤科专科检查:外阴见多发片状萎缩性瘢痕及色素沉着斑(图 2-6-5)。

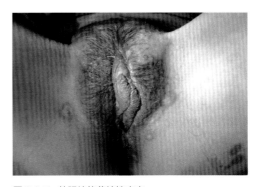

图 2-6-5　外阴片状萎缩性瘢痕

辅助检查:①CD4$^+$T 细胞计数 386cells/μl;②血清 HSV2-IgG (+)。

诊断:①生殖器疱疹;②HIV 感染。

> **讨论:**本例患者既往确诊艾滋病,患者发病时皮疹为簇集性水疱,血清 HSV2-IgG 阳性,符合生殖器疱疹的诊断,但皮损多发、ART 治疗前复发频率高、持续时间长、遗留瘢痕。生殖器疱疹主要由 HSV-2 型感染引起,该病复发与机体免疫状态密切相关,也是 HIV/AIDS 的常见并发疾病,HIV 感染者生殖器疱疹较正常人发生几率高,且易复发,皮损严重。本例患者符合上述特点,经 ART 后,随患者 CD4$^+$T 细胞计数升高,单纯疱疹发病频率明显降低,提示患者免疫重建后,针对 HSV 的抗病毒免疫功能得以部分恢复。

(李光亮　张建波)

非洲 HIV/AIDS 病例展示

病例 1

患者,女性,23 岁,未婚。

病史:口周、右下颌水疱、结痂伴痛 2 周,3 年来有类似病史发作 20 次,期间皮损偶有短时愈合。

辅助检查:HIV 抗体(+)。

诊断:①单纯疱疹;②HIV 感染。(图 2-6-6,图 2-6-7)

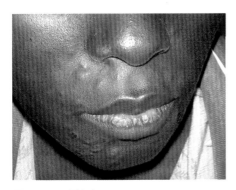

图 2-6-6　口周水疱

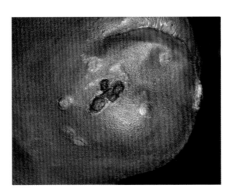

图 2-6-7　右下颌水疱、结痂

(董天祥)

病例 2

患者,男性,37 岁,已婚。

病史:阴茎反复多发水疱、糜烂、溃疡 6 个月。此愈彼发,行外科手术切除溃疡 2 周后又复发。

辅助检查:①HIV 抗体(+);②CD4$^+$T 细胞计数为 11cells/μl。

诊断:①生殖器疱疹;②艾滋病。(图 2-6-8)

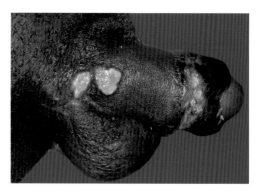

图 2-6-8 外生殖器多发溃疡

(董天祥)

病例 3

患者,女性,36 岁,已婚。

病史:口唇、外阴反复水疱、溃疡伴痛半年,再发加重 1 周。

辅助检查:①HIV 抗体(+);②CD4$^+$T 细胞计数为 87cells/μl。

诊断：①单纯疱疹;②生殖器疱疹;③艾滋病。(图 2-6-9,图 2-6-10)

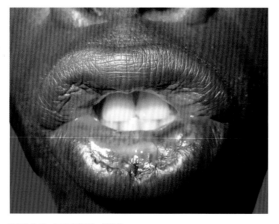

图 2-6-9 下唇糜烂、溃疡

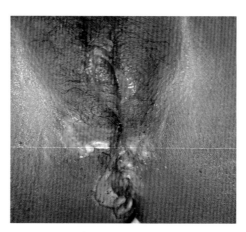

图 2-6-10 外阴多发性糜烂、溃疡

(梁作辉)

第七节 传染性软疣

传染性软疣(molluscum contagiosum,MC)是由痘病毒(*molluscum contagiosum virus*,MCV)感染引起的表皮增生性疾病。

痘病毒为双链 DNA 病毒,系痘病毒科中的软疣痘病毒,分为 MCV1~4 型。痘病毒在角质形成细胞的胞质中复制,形成嗜酸性大颗粒,称颗粒组合型病毒(初期型病毒),继而形成细颗粒型病毒(中期型)及嗜酸性病毒包涵体(软疣小体)。痘病毒颗粒包裹在角质形成细胞内富含脂质的保护性囊状结构中,当囊壁破裂释放病毒颗粒时,感染即扩散。

传染性软疣好发于儿童、青少年或免疫功能低下人群,主要通过直接接触、自体接种、性接触及间接接触传播。可发生于身体任何部位,其中暴露部位、褶皱部位多见,经性接触传播者还可发生于外生殖器或肛周,普通人群成人颜面部罕见累及。典型皮损为半球形丘疹,肤色或珍珠色,表面蜡样光泽,中心脐凹样损害,可挤出白色乳酪样物质,即软疣小体。

传染性软疣组织病理学表现为表皮增生,真皮结缔组织受压形成假包膜,并被分成多个梨形小叶,中央为软疣小体,在病变顶部的细胞变性脱落,呈现火山口状表现(图2-7-1)。电镜表现为疣体内细胞核增大,线粒体肿胀,线粒体嵴模糊或消失,胞质内见病毒颗粒,还可见束状排列的张力微丝及卷曲膜状结构(图2-7-2)。

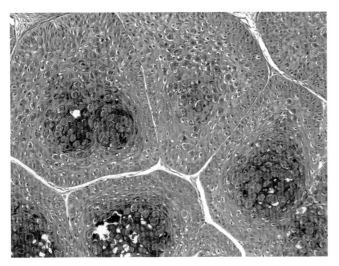

图 2-7-1　角质层多个梨形小叶,中央软疣小体(HE×100)

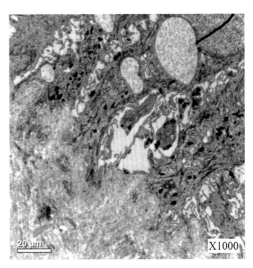

图 2-7-2　电镜:表层细胞内见块状角化物(电镜×1000)

非典型传染性软疣需与角化棘皮瘤、尖锐湿疣、基底细胞癌及化脓性肉芽肿等鉴别,必要时需行病理组织检查。

治疗以局部治疗为主,如刮疣或挑疣治疗,外搽西多福韦或咪喹莫特,也可用疣体内局部注射干扰素、微波、液氮冷冻及化学腐蚀等,治疗期间内衣、床单、毛巾需煮沸消毒。

我国HIV/AIDS患者传染性软疣发病率约为5%~18%,当CD4$^+$T细胞计数<200cells/μl时发病率可升高至25%~35%。HIV/AIDS患者传染性软疣皮疹可不典型,皮损中央可无脐凹样损害,可融合成斑块,易形成巨大型皮损。皮损数目多、可播散、密集广泛分布,易复发。面颈部,特别是眼睑处传染性软疣是艾滋病标志性损害。

(李玉叶　陈文颖)

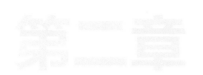

病　　例

病例 1　以躯干、四肢泛发性传染性软疣为诊断线索的艾滋病

患者,男性,49 岁,已婚。

主诉:躯干、四肢肤色丘疹 3 个月。

现病史:患者 3 个月前不明诱因躯干、四肢出现散在粟粒大小浅肤色、蜡样光泽丘疹,中央有脐窝样损害,无自觉症状,治疗无好转。

既往史:无特殊。

个人史:不洁性行为史。

全身体格检查:无特殊。

皮肤科专科检查:躯干、四肢见散在多发粟粒大小半球形、肤色丘疹,表面有蜡样光泽,部分中央有脐凹样损害,搔抓后可见乳酪状物质(图 2-7-3)。

辅助检查:①HIV 抗体(+);②CD4$^+$T 细胞计数为 187cells/μl;③组织病理学检查:表皮角质形成细胞胞浆内可见是均质嗜伊红染色的软疣小体,受压的真皮层形成假包膜把表皮分隔成多个梨形小叶。

诊断:①传染性软疣;②艾滋病。

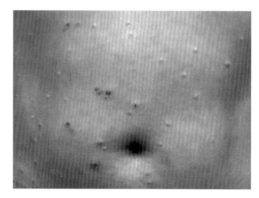

图 2-7-3　腹部多发脐凹样丘疹

（黄慧　翟志芳）

病例 2　以胸部密集分布的传染性软疣为诊断线索的艾滋病

患者,男性,28 岁,未婚。

主诉:胸部泛发性丘疹 2 个月。

现病史:患者 2 个月前不明诱因胸部出现多个肤色丘疹,渐增多,可挤出乳酪状的白色物质,无自觉症状,治疗无效。

既往史:无特殊。

个人史:不洁性行为史。

全身体格检查:无特殊。

皮肤科专科检查:胸部见大量散在或密集分布的米粒至绿豆大小肤色脐凹样丘疹,表面蜡样光泽,能挤出乳酪状物质(图 2-7-4)。

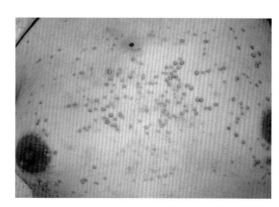

图 2-7-4　胸部密集肤色脐凹样丘疹

辅助检查:①HIV 抗体(+);②CD4$^+$T 细胞计数为 21cells/μl;③皮损组织病理学检查:表皮增生,真皮结缔组织受压形成假包膜,表皮被分成多个梨形小叶,角质形成细胞胞浆内见嗜酸性软疣小体。

诊断:①传染性软疣;②艾滋病。

(何全英　王丽)

> 讨论:上述 2 例患者均表现为躯干、四肢多发半球形肤色或浅肤色丘疹,表面蜡样光泽,可挤出乳酪状物,结合组织病理学诊断为传染性软疣。泛发性、难治性传染性软疣多见于免疫抑制或免疫缺陷者,且 2 例患者均有不洁性行为史,需高度警惕艾滋病,应及早进行 ART。

(李玉叶)

病例 3　以成人面部多发传染性软疣为诊断线索的艾滋病

患者,男性,39 岁,已婚。

主诉:面部多发肤色丘疹 2 年余。

现病史:患者 2 年前不明诱因面部出现散在肤色丘疹,渐增多,无自觉症状。

既往史:无特殊。

个人史:不洁性行为史。

全身体格检查:双侧颈部、腹股沟淋巴结可触及肿大。

皮肤科专科检查:面部散在米粒至绿豆大小、半球形肤色丘疹,部分皮损中央有脐凹样损害,可挤出乳酪状物质(图 2-7-5)。

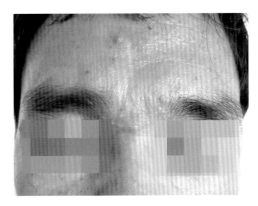

辅助检查:①HIV 抗体(+);②CD4$^+$T 细胞计数为 64cells/μl;③皮损组织病理学检查:表皮增生,受压的真皮层形成假包膜把表皮分隔成多个梨形小叶,角质形成细胞胞浆内可见均质嗜伊红染色物质;④电镜检查:上皮细胞增生,细胞间水肿,细胞内见卷曲膜状结构及角化物质。

诊断:①传染性软疣;②艾滋病。

图 2-7-5　颜面散在脐凹样丘疹

> 讨论:本例患者皮损为典型的传染性软疣,但发生于成人眶周。HIV 患者易并发传染性软疣,在艾滋病进展期,传染性软疣具有特征性:如多个部位、数目多、易形成巨大型软疣等,尤其是眶周的传染性软疣是成人艾滋病特有的指征性损害,特别是当 CD4$^+$T 淋巴细胞低于 200cells/μl 时,传染性软疣发病率大大上升。

(李玉叶　徐丹)

病例 4　以成人面、颈部多发传染性软疣为诊断线索的艾滋病

患者,女性,32 岁,已婚。

主诉:面、颈部丘疹 4 个月。

现病史:患者 4 个月前不明诱因面、颈部出现少量米粒至绿豆大小肤色丘疹,无自觉症状,渐增多,密集分布,可挤出乳酪状物,发病以来体重下降 4kg。

既往史:无特殊。

个人史:不洁性行为史。

全身体格检查:双侧颈部淋巴结可触及肿大。

皮肤科专科检查:面、颈部皮肤密集分布米粒至绿豆大小、半球形肤色丘疹,表面蜡样光泽,部分中央脐凹样损害,可挤出乳酪状物(见图 2-7-6、图 2-7-7)。

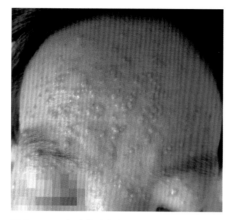

图 2-7-6 面部密集分布脐凹样丘疹

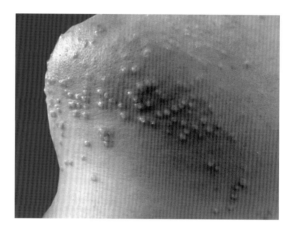

图 2-7-7 颈部密集分布半球形丘疹

辅助检查:①HIV 抗体(+);②CD4$^+$T 细胞计数为 45cells/μl;③皮损病理组织检查:棘层肥厚,表皮角质形成细胞胞浆内可见软疣小体,受压的真皮层形成假包膜把表皮分隔成多个梨形小叶。

诊断:①传染性软疣;②艾滋病。

> **讨论**:本例患者为青年,皮疹为面、颈部泛发性、密集分布的肤色丘疹,中央有脐凹样损害,为典型传染性软疣的表现,明显异于非艾滋病患者的传染性软疣(儿童、青少年多发,面部较少受累),本例患者面、颈部密集分布的传染性软疣,特别是眼睑处皮疹,不仅提示艾滋病,还提示病程已进入艾滋病晚期。

(费雪娟　张建波)

病例5　以肛周尖锐湿疣样传染性软疣为诊断线索的艾滋病

患者,女性,29 岁,未婚。

主诉:肛周簇集性丘疹 1 个月。

现病史:患者 1 个月前不明诱因肛周出现少量肤色丘疹,渐增多,簇集分布,可挤出乳酪状的白色分泌物。

既往史:无特殊。

个人史:不洁性行为史。

全身体格检查:无特殊。

　　皮肤科专科检查:肛周簇集性半球形丘疹,部分融合成斑块,表面蜡样光泽,中央有脐凹样损害,可挤出乳酪状物(图2-7-8)。

　　辅助检查:①HIV抗体(+);②CD4$^+$T细胞计数为96cells/μl;③皮损组织病理检查:棘层肥厚,角质形成细胞胞浆内可见均质嗜伊红染色物质(软疣小体);④醋酸白试验(−)。

　　诊断:①传染性软疣;②艾滋病。

　　讨论:本例表现为肛周簇集性丘疹,部分融合,极似尖锐湿疣,但仔细观察,单个孤立皮损中央有脐凹样损害,结合组织病理学检查考虑肛周传染性软疣。本例提示融合成斑块的传染性软疣是艾滋病的诊断线索,同时,传染性软疣也可发生于肛周,形成丘疹、斑块样皮损,应与尖锐湿疣鉴别。肛周部位的传染性软疣,可能与特殊性行为有关,应仔细询问病史,及时筛查HIV及其他性传播疾病。

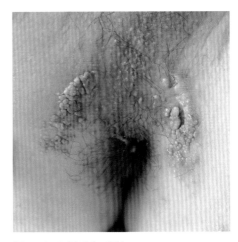

图2-7-8　肛周丘疹、斑块

(李玉叶　杨璐桧)

病例6　艾滋病并眼睑传染性软疣

　　患者,女性,22岁,未婚。

　　主诉:上下眼睑肤色丘疹1个月。

　　现病史:患者1个月前无诱因上下眼睑出现少量肤色丘疹,渐增多,密集分布,无自觉症状。

　　既往史:HIV抗体阳性2年。

　　个人史:不洁性行为史。

　　全身体格检查:无特殊。

　　皮肤科专科检查:双侧上下眼睑散在分布米粒至绿豆大小、半球形肤色丘疹,表面蜡样光泽,中央有脐凹样损害,可挤出乳酪状物质(图2-7-9)。

　　辅助检查:①CD4$^+$T细胞计数为110cells/μl;②皮损组织病理学检查:角质形成细胞胞浆内可见均质嗜伊红染色物质(软疣小体)。

　　诊断:①传染性软疣;②艾滋病。

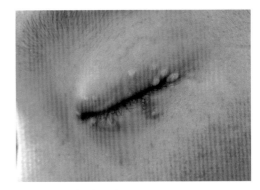

图2-7-9　眼睑肤色丘疹

　　讨论:本例患者皮损为上下眼睑脐凹样损害的半球形丘疹,结合病理组织检查诊断为传染性软疣。该患者既往已确诊艾滋病,检查提示CD4$^+$T细胞计数低下,因此,颜面部传染性软疣特别是眼睑多发传染性软疣,提示CD4$^+$T细胞低于200cells/μl,已进入艾滋病期。

(李俊艳　张建波)

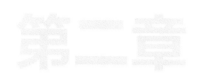
病例7 艾滋病并头面部传染性软疣

患者,男性,29岁,未婚。

主诉:头、面部肤色丘疹1年。

现病史:患者1年前不明诱因头、面部散在数个肤色丘疹,未治疗,渐增多,无自觉症状。

既往史:HIV抗体阳性6年,当时CD4$^+$T细胞计数为20cells/μl,HIV病毒载量为215000copies/ml,已行ART6年。

个人史:不洁性行为史。

全身体格检查:无特殊。

皮肤科专科检查:头、面部见数枚散在分布的米粒大小肤色丘疹,表面蜡样光泽,少量皮损中央可见脐凹样损害(图2-7-10)。

辅助检查:①CD4$^+$T细胞计数为93cells/μl;②皮损组织病理学检查:棘层肥厚,受压的真皮层形成假包膜把表皮分隔成多个梨形小叶,角质形成细胞胞浆内可见均质嗜伊红染色物(软疣小体)。

诊断:①传染性软疣;②艾滋病。

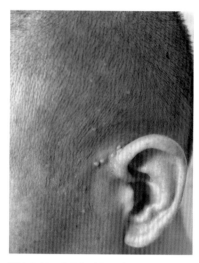

图2-7-10 头面部肤色丘疹

> **讨论**:该例表现为头、面部散在米粒大小半球形肤色丘疹,组织病理学符合传染性软疣。如前所述,艾滋病患者多发传染性软疣常提示病情进展,CD4$^+$T细胞计数极低,患者免疫重建不良。

(李玉叶 曹灿)

病例8 艾滋病并腹股沟、外生殖器斑块型传染性软疣

患者,男性,32岁,已婚。

主诉:双侧腹股沟、外生殖器多发丘疹10个月。

现病史:患者10个月前不明诱因双侧腹股沟、外生殖器部位出现多发丘疹,散在或密集分布,渐增多。

既往史:HIV抗体阳性5年,未行ART。

个人史:不洁性行为史。

全身体格检查:无特殊。

皮肤科专科检查:双侧腹股沟及外生殖器部位多发散在或密集分布的米粒至黄豆大小半球形肤色丘疹,中央见脐凹样损害,部分融合成斑块(图2-7-11)。

辅助检查:①CD4$^+$T细胞计数为19cells/μl,HIV病毒载量为160 000copies/ml;②皮损组织病理学检查:表皮角化过度,棘层肥厚,角质形成细胞胞浆内见嗜酸性病毒包涵体,受压的真

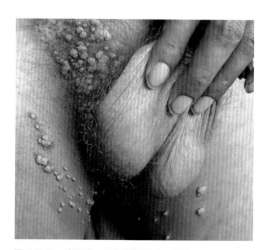

图2-7-11 腹股沟、外生殖器丘疹、斑块

皮层形成假包膜把表皮分隔成多个梨形小叶。

诊断:①传染性软疣;②艾滋病。

討论:本例皮疹表现为双侧腹股沟、外生殖器部位的脐凹样丘疹,部分融合成斑块,结合病理组织检查考虑传染性软疣。该患者发现HIV感染5年,但未行ART,导致目前该患者CD4$^+$T细胞计数极低,皮疹多发、融合,说明机体免疫功能低下,导致患者传染性软疣病程长、易迁延不愈。因此对于发现HIV感染的患者应尽早行ART,避免进展为艾滋病晚期。

(李玉叶　董华)

病例9　艾滋病并躯干、四肢多发性传染性软疣

患者,女性,32岁,已婚。

主诉:躯干、四肢丘疹、斑块6个月。

现病史:患者6个月前不明诱因躯干、四肢出现散在肤色丘疹,渐增多,部分融合成斑块,无自觉症状。

既往史:HIV抗体阳性1年,已行ART。

个人史:无特殊。

全身体格检查:无特殊。

皮肤科专科检查:躯干、四肢见散在多发米粒至黄豆大小肤色丘疹,部分皮疹中央见脐凹样损害,部分融合成斑块(图2-7-12)。

辅助检查:①CD4$^+$T细胞计数为9cells/μl;②皮损组织病理学检查:表皮角化过度,棘层肥厚,角质层受压的真皮层形成假包膜把表皮分隔成多个梨形小叶,角质形成细胞胞浆内见嗜酸性病毒包涵体。

诊断:①传染性软疣;②艾滋病。

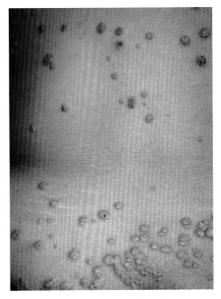

图 2-7-12 躯干多发脐凹样丘疹、斑块

討论:本例患者表现为躯干、四肢多发肤色丘疹,部分皮疹中央可见脐凹样损害,结合组织病理学符合传染性软疣表现。本例特殊在于皮疹泛发躯干、四肢,尚有斑块,本例患者行ART 1年后CD4$^+$T细胞计数仅为9cells/μl,且出现泛发性传染性软疣,提示免疫重建失败。临床上遇到接受抗病毒治疗的艾滋病患者如出现泛发性传染性软疣,往往提示机体免疫功能较为低下。

(宋映雪　高艳青)

病例10　艾滋病合并面颈部斑块型传染性软疣

主诉:面、颈部丘疹、斑块2年。

现病史:患者2年前不明诱因面、颈部出现数个粟粒大小肤色丘疹,呈散在孤立分布,渐增多,眼周丘疹融合成巨大斑块,部分皮损表面有脐凹样损害。

既往史:HIV抗体阳性1年,CD4$^+$T细胞计数为107cells/μl。

个人史:无特殊。

全身体格检查:无特殊。

皮肤科专科检查:面颈部见散在或密集分布的半球形肤色丘疹,表面呈蜡样光泽,中心有脐凹样损害,可挤出白色乳酪样物质,双侧眼周丘疹融合成斑块(图2-7-13,图2-7-14)。

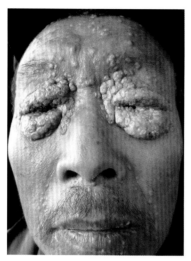
图2-7-13 眼周丘疹、斑块

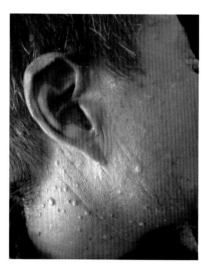
图2-7-14 面颈部肤色丘疹

辅助检查:①CD4$^+$T细胞计数为107cells/μl;②皮损组织病理学检查:表皮棘层肥厚,受压的真皮层形成假包膜把表皮分隔成多个梨形小叶,角质形成细胞胞浆内见嗜酸性病毒包涵体。

诊断:①传染性软疣;②艾滋病。

> **讨论:**本例患者表现为面颈部多发孤立丘疹,眼周丘疹融合成巨大斑块,结合组织病理学诊断为传染性软疣,患者1年前已诊断艾滋病,抗病毒治疗后出现泛发丘疹,未予重视,眼周皮疹渐融合成巨大斑块。传染性软疣一般表现为孤立丘疹、不融合,不易发生于面部,特别是眼周,而本例皮损主要在面颈部,数目多,且眼周丘疹迅速融合为巨大斑块,提示进入艾滋病期。

(尹光文)

非洲 HIV/AIDS 病例展示

病例 1

患儿,女性,11 岁。

病史:颜面丘疹 1 周。发现 HIV 抗体阳性 4 年。

辅助检查:CD4$^+$T 细胞计数为 190cells/μl。

诊断:①传染性软疣;②母婴传播艾滋病。

(图 2-7-15)

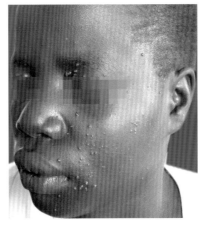

图 2-7-15　颜面多发脐凹样丘疹

(肖云)

病例 2

患者,女性,27 岁,已婚。

病史:面部、四肢丘疹 2 年。

辅助检查:HIV 抗体(+)。

诊断:①传染性软疣(面部);②扁平疣(四肢);③寻常疣(四肢);④HIV 感染。(图 2-7-16,图 2-7-17,图 2-7-18,图 2-7-19)

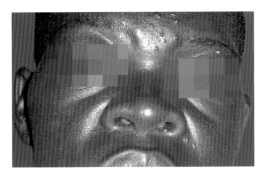

图 2-7-16　颜面半球形丘疹

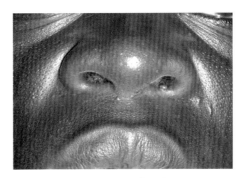

图 2-7-17　左鼻孔半球形脐凹样丘疹

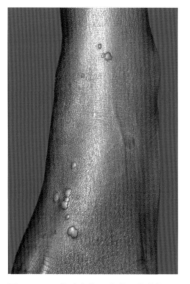

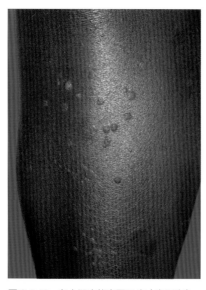

图 2-7-18　前臂疣状丘疹（寻常疣）　　　图 2-7-19　左小腿疣状扁平丘疹（扁平疣）

（董天祥）

第八节　口腔毛状白斑

口腔毛状白斑（oral hairy leukoplakia, OHL）是口腔黏膜上皮细胞感染 EB 病毒发生的角化过度性损害。EB 病毒属于人类疱疹病毒 4 型，为 γ 疱疹病毒，常潜伏于 B 淋巴细胞和口咽部上皮细胞中。HIV/AIDS 患者细胞免疫功能受损时，病毒活化并大量复制而发生口腔毛状白斑。

HIV/AIDS 患者口腔毛状白斑患病率为 20％～25％，特别是男男同性性行为者多发。口腔毛状白斑仅发生于 HIV/AIDS 患者，是艾滋病的标志性损害，往往提示患者 CD4$^+$T 细胞计数＜ 200 cells/μl，已进入艾滋病期。有效 ART 可有效减少 HIV/AIDS 患者口腔毛状白斑的发生率。本病不需特殊处理。HIV/AIDS 患者的口腔毛状白斑行 ART 后可使之消退。

口腔毛状白斑典型损害为舌侧缘毛状白色斑块，也可发生于舌面部、背部，偶累及颊、软腭、扁桃体黏膜，皮损初为线形白色丘疹，后隆起呈"绒毛状"表面，不易刮除，无自觉症状。多数通过皮损即可诊断，必要时行 EB 病毒的 PCR 检测，需与口腔念珠菌病、黏膜白斑等鉴别。

（李玉叶　陈文颖）

病　例

病例 1　以口腔毛状白斑为诊断线索的艾滋病

患者，男性，42 岁，未婚。

主诉：双侧舌侧缘毛状白斑 1 个月。

现病史:患者 1 个月前不明诱因双侧舌侧缘毛状白斑,无自觉症状。

既往史:无特殊。

个人史:同性性行为史。

全身体格检查:无特殊。

皮肤科专科检查:双侧舌侧缘白色绒毛状丘疹(图 2-8-1)。

辅助检查:①HIV 抗体(+);②CD4$^+$T 细胞计数为 89cells/μl;③HIV 病毒载量为 228 000copies/ml;④EB-DNA(+);⑤口腔真菌镜检、培养均阴性。

诊断:①口腔毛状白斑;②艾滋病。

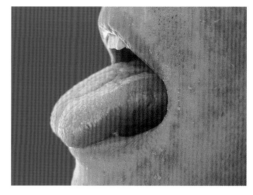

图 2-8-1　舌侧缘白色绒毛状丘疹

(李玉叶　况轶群)

病例 2　以口腔毛状白斑为诊断线索的艾滋病

患者,女性,36 岁,已婚。

主诉:双侧舌侧缘毛状白斑 1 周。

现病史:患者 1 周前发现双侧舌侧缘毛状白斑,无自觉症状。

既往史:无特殊。

个人史:共用注射器静脉吸毒史、不洁性行为史。

全身体格检查:无特殊。

皮肤科专科检查:双侧舌侧缘白色绒毛状斑块(图 2-8-2)。

辅助检查:①HIV 抗体(+);②CD4$^+$T 细胞计数为 29cells/μl;③HIV 病毒载量为 18 000copies/ml;④EB-DNA(+)。

诊断:①口腔毛状白斑;②艾滋病。

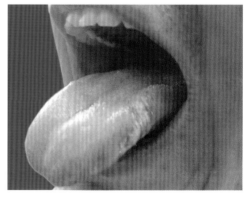

图 2-8-2　舌侧缘白色绒毛状斑块

讨论:上述两例表现为舌侧缘白色绒毛状丘疹、斑块,结合 EB-DNA 阳性诊断口腔毛状白斑,需与口腔念珠菌病等相鉴别。口腔毛状白斑多见于免疫功能低下者,是艾滋病的标志性损害,同时也是进入艾滋病期的标志,发现口腔毛状白斑,需及时筛查 HIV。

(李玉叶　董华)

第九节　巨细胞包涵体病

巨细胞包涵体病(cytomegalic inclusion disease)是由巨细胞病毒(*molluscum contagiosum virus*,CMV)感染所致。巨细胞病毒属疱疹病毒科,为 DNA 病毒。多数人曾感染过巨细胞病毒,多为无症状的亚临床感染。一旦发生巨细胞病毒感染,常终身带毒,免疫功能正常时,常无临床表现,病毒持续潜伏在呼吸道、泌尿生殖道等部位,当机体免

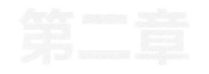

疫力下降或进行侵入性治疗时,病毒会侵入血液,并播散全身,引起病毒血症等症状。

　　本病主要发生于婴儿,表现为肝脾大、黄疸及皮内出血,多为宫内感染。宫内感染可引起全身内脏损害,表现为黄疸、肝脾大、间质性肺炎、脉络膜视网膜炎及精神障碍等。巨细胞病毒感染皮肤损害相对少见,表现为丘疹、紫癜、水疱、大疱或脓疱、持久性色素性结节或斑块,肛门生殖器溃疡最常见,溃疡边缘整齐,是巨细胞病毒感染播散的标志。

　　本病病理特征性表现是出现巨细胞包涵体,核内包涵体体积巨大,胞浆内包涵体引起被感染的细胞体积增大,形成巨细胞,巨细胞病毒多侵犯上皮细胞,还可侵犯肌细胞、神经细胞等(图2-9-1,图2-9-2,图2-9-3)。

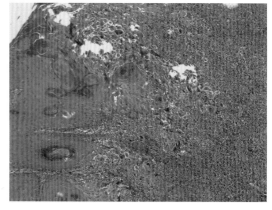

图 2-9-1　表皮不规则增生,局部溃疡(HE×100)

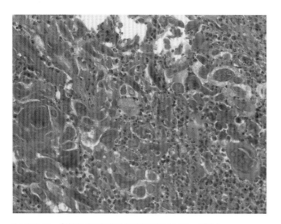

图 2-9-2　多核巨细胞内病毒包涵体(HE×400)

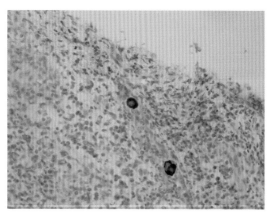

图 2-9-3　巨细胞病毒免疫组化核染色(+)

　　本病的诊断主要依靠组织病理检查发现含有特异性包涵体的"巨细胞",免疫组织化学染色可提高阳性率。从尿液、血液、支气管冲洗液或分泌物中培养出巨细胞病毒是确诊病原的主要手段,但费时长。快速敏感的方法是聚合酶链反应检测巨细胞病毒 DNA 和血液中巨细胞病毒抗原检测。

　　对于血清巨细胞病毒抗原检测阳性而临床表现不明显的患者需及早抢先治疗,有利于改善患者病情。治疗药物有更昔洛韦、磷甲酸钠等。

　　巨细胞包涵体病是 HIV/AIDS 患者常见的机会感染性疾病。HIV/AIDS 患者并巨细胞包涵体病常表现为视网膜炎、食管炎和结肠炎,易发生巨细胞病毒血症,应及早行 ART,使 CD4$^+$T 细胞计数保持在 150cells/μl 以上,可有效地避免巨细胞病毒感染致病,尤其是减少巨细胞病毒视网膜炎导致失明。

(高艳青　徐丹)

病例1　以巨细胞包涵体病为诊断线索的艾滋病

患者,男性,26 岁,未婚。

主诉:肛周、臀部溃疡、结痂伴痛 6 个月。

现病史:患者 6 个月前肛周外伤后出现溃疡,伴痛,渐扩大至 12cm×16cm,波及臀部,表面少量脓性分泌物。病程中体重下降 3kg,视力正常。

既往史:无特殊。

个人史:共用注射器静脉吸毒史、同性性行为史。

全身体格检查:无特殊。

皮肤科专科检查:肛周、臀部见约 12cm×16cm 大小溃疡,基底新鲜肉芽组织增生,表面少量渗血及脓性分泌物,部分覆片状黑痂(图 2-9-4)。

辅助检查:①HIV 抗体(+);②CD4$^+$T 细胞计数为 2cells/μl;③HIV 病毒载量 64 935 copies/ml;④外周血巨细胞病毒载量 5 210 000copies/ml;⑤皮损组织病理学检查:表皮不规则增生,表皮内见病毒包涵体,中央表皮缺如,肉芽组织增生,可见混合炎症细胞浸润。真皮血管及附属器周围淋巴细胞、浆细胞、嗜酸性粒细胞浸润;⑥皮损巨细胞病毒免疫组化核染色(+)。

诊断:①巨细胞包涵体病;②艾滋病。

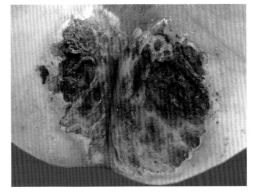

图 2-9-4　臀部多发大片溃疡、结痂

> **讨论**:本例患者表现为肛周皮肤多发大片溃疡,外周血检测 CMV-DNA 阳性,组织病理学检查提示巨细胞病毒感染。巨细胞病毒引起皮肤损害少见,肛门溃疡为常见皮肤损害。巨细胞病毒是艾滋病患者常见的机会感染性病原之一。提示临床工作中遇到由巨细胞病毒感染引起的肛周溃疡的患者,应积极筛查 HIV。

(闫桢桢　高艳青)

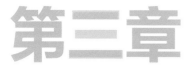

第三章

细菌性皮肤病

细菌性皮肤病(bacterial dermatosis)是指细菌侵入宿主皮肤及其附属器引起的一组感染性皮肤病。细菌感染分为外源性和内源性,外源性感染多由体外一些毒力较强的病原菌引起,内源性感染多由宿主腔道或体表的定植细菌引起,大多为条件致病菌。

细菌是一种单细胞原核微生物,按外形主要分为:球菌、杆菌、螺旋菌三大类。球菌直径约 1μm,包括葡萄球菌、链球菌、双球菌等;杆菌直径约 0.6~10μm,形态各异,包括分枝杆菌、球杆菌、双歧杆菌等。

根据细菌的致病性分为致病菌、非致病菌和条件致病菌。条件致病菌在正常情况下不致病,在某些特定情况下才致病,如正常情况下葡萄球菌、链球菌、放线菌、肠杆菌等定植菌群在宿主的皮肤及腔道中寄生,当宿主全身或局部免疫力低下或微生态失衡时,定植菌群大量增殖而致病。

细菌感染与抗菌免疫:天然免疫是防止病原菌入侵宿主的第一道防线,由屏障结构、吞噬细胞、粒细胞、NK 细胞等参与。获得性免疫是由T、B 淋巴细胞等介导完成,具有抗感染、免疫防御的作用。而 HIV/AIDS 患者的获得性免疫缺陷,很容易出现机会性感染。

细菌感染是 HIV/AIDS 患者最常见的机会性感染之一。在 HIV/AIDS 患者中,细菌感染发病率明显增加,播散性细菌感染及脓毒血症是 HIV/AIDS 患者常见的死因之一。皮肤黏膜常是 HIV/AIDS 患者细菌感染的好发及首发部位,可作为评估艾滋病病程的重要参考依据。HIV/AIDS 患者合并细菌性皮肤病的流行病学特征、临床进程及临床表现与非 HIV/AIDS 患者不同,HIV/AIDS 患者合并皮肤细菌感染皮损受累面积广,非好发部位也可累及,病情重,进展迅速,治疗效果差,迁延难愈,易复发。HIV/AIDS 患者混合细菌及耐药细菌感染较多,尤其耐甲氧西林金黄色葡萄球菌(MRSA)感染日益增加,发生率高出非 HIV 感染者近 6 倍。HIV/AIDS 患者易发生内源性定植细菌的感染,如大肠杆菌、金黄色葡萄球菌等。常见 HIV/AIDS 患者合并的细菌性皮肤病有:毛囊炎、疖、痈、丹毒、痤疮、脓肿、脓疱疮、蜂窝织炎、坏死性筋膜炎、结核等分枝杆菌感染、奴卡菌病等。

(肖云 农祥)

第一节　毛囊炎、疖、痈、丹毒

毛囊炎(folliculitis)是由金黄色葡萄球菌等感染毛囊所引起的化脓性炎症。好发于面、颈、头皮、胸背部等皮脂腺分布密集的部位,皮损为毛囊性炎性丘疹及脓疱,中间可有毛发贯穿,一般愈后不留瘢痕,若感染较深可出现囊肿、结节,愈后可遗留瘢痕。

疖(furuncle)为金黄色葡萄球菌等侵犯单个毛囊及其周围组织所引起的急性化脓性炎症,初发皮损常是一个质硬的小结节,疼痛,感染局限后结节变软,有波动感,中央顶端可出现白色脓栓,排出脓栓和脓液后疼痛减轻,愈后常留有瘢痕。一般情况下为单发,多个损害反复发生经久不愈者称为疖病。疖病患者多伴有系统性疾病如糖尿病、免疫功能低下等。

痈(carbuncle)为金黄色葡萄球菌等引起的多个相邻的毛囊及其周围组织的急性化脓性感染,好发于颈、肩、背、臀及大腿等处。初起为炎症性硬块,表面光滑、紧张发亮,后迅速向四周及深部组织发展,中央皮肤出现多个脓头、脓栓、坏死,脓栓脱落后遗留多个深在溃疡,愈后可遗留瘢痕。

丹毒(erysipelas)为由 β-溶血性链球菌引起的急性皮肤炎症,病原菌多经皮肤黏膜的细微损伤侵入,如足癣引起小腿丹毒,一般为急性起病,有发热等前驱症状。皮损表现为水肿性红斑、表面紧张发亮,境界清,皮温高,疼痛明显。

当 HIV/AIDS 患者 CD4$^+$T 细胞计数<200cells/μl 时,容易出现皮肤细菌感染,多见顽固复发性毛囊炎、疖、痈、丹毒,可发生在不常见部位,病情比非 HIV 感染者更重、更广泛,发展迅速,常规治疗效果差。

(农祥)

病 例

病例 1 以双小腿毛囊炎为首诊的艾滋病

患者,男性,40 岁,已婚。

主诉:双小腿伸侧丘疹、脓疱伴疼痛 2 个月。

现病史:患者 2 个月前不明诱因双小腿伸侧皮肤出现密集的红色丘疹、脓疱,自觉疼痛。

既往史:无特殊。

个人史:不洁性行为史。

全身体格检查:无特殊。

皮肤科专科检查:双小腿伸侧见对称分布的片状浸润性红斑,红斑基础上密集分布绿豆大小的毛囊性丘疹、脓疱(图 3-1-1,图 3-1-2)。

辅助检查:①HIV 抗体(+);②CD4$^+$T 细胞计数为 98cells/μl。

诊断:①毛囊炎;②艾滋病。

> 讨论:毛囊炎好发部位是头面、颈、胸背部等皮脂腺及毛囊富集区,一般呈散在分布,小腿伸侧少见。本例患者皮损分布部位特殊,对称密集分布,周围炎症反应重。结合患者有不洁性行为史,需及时进行 HIV 抗体筛查,避免漏诊。

(李玉叶 贺亚杰)

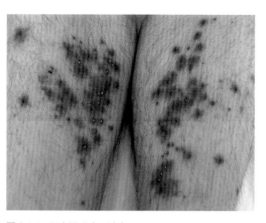

图 3-1-1 双小腿丘疹、脓疱

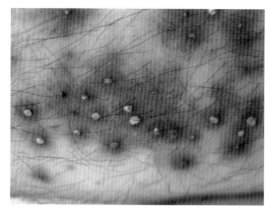

图 3-1-2 小腿丘疹、脓疱

病例 2 以疖病为首诊的艾滋病

患者,男性,32 岁,已婚。

主诉:左颈肩部丘疹、结节伴疼痛 5 天。

现病史:5 天前不明诱因左颈肩部皮肤出现两个红色丘疹,伴疼痛,丘疹逐渐增大,形成花生大小的结节,结节中央顶端出现黄色脓栓,周围红肿,疼痛加重。

既往史:无特殊。

个人史:不洁性行为史、共用注射器静脉吸毒史。

全身体格检查:无特殊。

皮肤科专科检查:左颈肩部皮肤见两个花生大小的红色结节,结节顶端可见黄色脓点,周围红肿,触痛明显(图 3-1-3)。

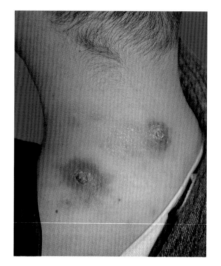

图 3-1-3 左颈肩部红色结节,中央可见脓头

辅助检查:①HIV 抗体(+);②CD4$^+$T 细胞计数为 109cells/μl。

诊断:①疖病;②艾滋病。

> **讨论:**本例患者为颈肩部短期内突然出现多发的结节,病程进展快,疼痛明显,考虑与患者免疫功能低下有关。患者有不洁性行为史,应及时进行 HIV 抗体筛查,明确是否合并艾滋病,避免漏诊。

(李玉叶 杨宏军)

病例 3 艾滋病合并耐甲氧西林金葡菌所致痈

患者,男性,28 岁,未婚。

主诉:右背部斑块、溃疡伴痛 20 天。

现病史:患者 20 天前不明诱因右背部,皮肤出现肿胀性红色斑块,表面紧张发亮,界限不清,迅速向四周及深部蔓延,继而化脓,中央软化坏死,皮肤表面出现多个脓栓,脓栓坏死脱落后形成多个溃疡,有脓性分泌物,伴疼痛、发热,体温为 38.5℃。院外行"青霉素"抗感染治疗无效。

既往史:10 个月前确诊"艾滋病",确诊时 CD4$^+$T 细胞计数为 7cells/μl,ART 不规律。

个人史:同性性行为史。

全身体格检查:体温 38.5℃,一般情况欠佳,急性病容。

皮肤科专科检查:右背部皮肤见手掌大小的肿胀性暗红色斑块,斑块中央有直径约 5cm 的深在性溃疡,溃疡基底覆黄色脓性分泌物,周围可见多个直径约 0.5cm~2cm 大小不等的浅表溃疡或糜烂,部分融合(图 3-1-4)。

辅助检查:①CD4$^+$T 细胞计数为 7cells/μl;②三次皮损脓液及皮损组织细菌培养:金黄色葡萄球菌,经鉴定为耐甲氧西林金葡菌(MRSA);脓液涂片查抗酸杆菌均阴性;多次血培养均阴性;③血常规:白细胞计数 0.71×10^9/L、中性粒细胞数 0.43×10^9/L;④超敏 C 反应蛋白 58.07mg/l、降钙素原 0.251ng/ml、白介素 6 58.35pg/ml、红细胞沉降率 37mm/h。

诊断:①痈;②艾滋病;③粒细胞缺乏症。

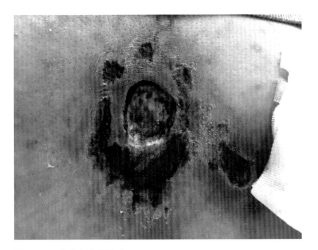

图 3-1-4　右背部多发溃疡

> **讨论:**该例患者既往已确诊为艾滋病,CD4$^+$T 细胞计数较低,间断 ART,免疫功能未重建。所以该患者出现细菌感染时病情进展快,症状重,背部红肿区较快化脓坏死,形成多发性溃疡,且本例患者外周血白细胞及中性粒细胞低,机体抵抗感染能力低下,亦是发生痈的主要原因。

(张双梅)

病例4　艾滋病合并复发性丹毒

患者,男性,32 岁,已婚。

主诉:左小腿胫前反复水肿性红斑伴疼痛 2 年,再发加重 8 小时。

现病史:患者诉 2 年来不明诱因左小腿胫前皮肤反复出现片状水肿性红斑、界限清楚,皮温高,伴疼痛,系统抗感染治疗有效。8 小时前上述皮损再发加重,伴畏寒、发热,体温 39.1℃。本次发病以来精神、饮食差。

既往史:4 年前确诊为"艾滋病",当时 CD4$^+$T 细胞计数为 350cells/μl,行 ART。3 个月前 CD4$^+$T 细胞计数为 456cells/μl。足癣病史 2 年。

个人史:不洁性行为史。

全身体格检查:体温 39.1℃,一般情况欠佳,急性病容,左侧腹股沟触及多个黄豆大小的淋巴结,压痛明显。

皮肤科专科检查:左小腿胫前皮肤片状弥漫水肿性红斑,大小约 10cm×30cm,境界清楚,表面紧张发亮,

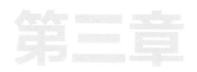
皮温高,触痛明显(图3-1-5)。

辅助检查:①CD4$^+$T细胞计数为182cells/μl;②血常规:白细胞计数16.12×10^9/L、中性粒细胞百分数92.91%;③超敏C反应蛋白199.47mg/l、降钙素原2.52ng/ml、白介素6为87.54pg/ml;④血培养(需氧+厌氧):革兰氏阳性球菌;⑤左下肢超声示:左小腿皮下软组织局限性水肿,浅表细小淋巴管扩张;左大腿根部多发肿大淋巴结;左下肢动静脉未见异常声像图。

诊断:①复发性丹毒;②艾滋病。

> 讨论:该例患者2年来左小腿反复发生境界清楚的水肿性红斑,皮温高、疼痛明显,诊断为复发性丹毒。提示青壮年反复发生丹毒,应警惕艾滋病,进行HIV抗体筛查,避免漏诊。

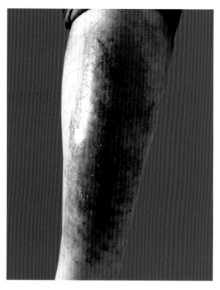

图3-1-5　左小腿胫前皮肤境界清楚的水肿性红斑

(张艳云)

第二节　痤　疮

痤疮(acne)是一种毛囊、皮脂腺的慢性炎症性皮肤病,青少年人群中发病率为70%~87%。发病机制尚不完全明确,目前认为与遗传、雄激素诱导的皮脂大量分泌、毛囊皮脂腺导管开口过度角化、痤疮丙酸杆菌过度繁殖等有关。辛辣油腻饮食、生活不规律等是常见诱因。本病多发于15~30岁的青年男女,男性多于女性。皮损好发于额、面颊、下颌、胸背部等脂溢部位,多对称分布。初发皮损为粉刺、炎性丘疹,加重后可形成结节或囊肿,可遗留色素沉着及瘢痕。痤疮分为寻常痤疮、聚合性痤疮、暴发性痤疮、机械性痤疮、药物性痤疮、新生儿痤疮、职业性痤疮、化妆品痤疮、月经前痤疮等。中国痤疮治疗指南(2014修订版)依据皮损性质将痤疮分为:轻度(Ⅰ级):仅有粉刺;中度(Ⅱ级):炎性丘疹;中度(Ⅲ级):脓疱;重度(Ⅳ级):结节、囊肿。痤疮的治疗应根据其分级选择不同的治疗方法,局部治疗可外用维A酸类药物,联合外用抗菌药物;严重者可口服抗生素、异维A酸等药物。可联合应用粉刺清除术及红蓝光、光动力等物理治疗。生活中应注意清洁、生活规律、少食辛辣油腻食物,避免挤压、搔抓等刺激。

目前艾滋病与痤疮的系统性研究资料较为缺乏,仅从目前的个别病案报道来看,HIV/AIDS患者合并的痤疮的皮损较非HIV感染者更重,常伴有结节、囊肿,且可发生于任何年龄段。HIV/AIDS合并痤疮患者的治疗方案和非HIV感染者相同。

(李玉叶　贺亚杰)

病　例

病例1　以重度痤疮为首诊的艾滋病

患者,男性,17岁,未婚。

主诉:头、面、颈部丘疹、脓疱、结节、囊肿伴疼痛6个月。

现病史:6 个月前不明诱因头、面、颈部出现密集分布的丘疹、脓疱,相继出现散在结节,囊肿,伴疼痛,按"痤疮"系统治疗无好转。

既往史:无特殊。

个人史:不洁性行为史。

家族史:否认"痤疮"家族史。

全身体格检查:无特殊。

皮肤科专科检查:面部皮肤可见密集分布的毛囊性丘疹、脓疱,局部可见大小不等的结节、囊肿(图 3-2-1)。

辅助检查:①HIV 抗体(+);②CD4$^+$T 细胞计数为 48cells/μl。

诊断:①痤疮(重度Ⅳ级);②艾滋病。

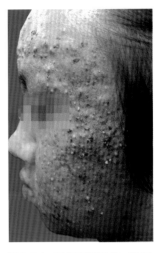

图 3-2-1　面部密集丘疹、脓疱、结节、囊肿

(李玉叶　贺亚杰)

病例 2　艾滋病合并重度痤疮

患者,男性,29 岁,已婚。

主诉:颜面粉刺、丘疹、结节、囊肿伴痛 2 周。

现病史:患者 2 周前不明诱因颜面出现散在分布的粉刺、丘疹。皮损迅速增多,并出现结节、囊肿,自觉疼痛。

既往史:确诊"艾滋病"1 年;否认"痤疮"家族史。

个人史:不洁性行为史。

全身体格检查:无特殊。

皮肤科专科检查:颜面皮肤见芝麻至黄豆大小的粉刺、丘疹、脓疱,以双颊为多,密集分布,并见脓疱、结节、囊肿(图 3-2-2)。

辅助检查:①CD4$^+$T 细胞计数为 20cells/μl。

诊断:①痤疮(重度Ⅳ级);②艾滋病。

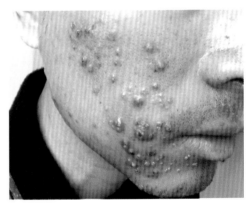

图 3-2-2　颜面部粉刺、丘疹、脓疱、囊肿、结节

(董天祥)

病例 3　以聚合性痤疮为首诊的艾滋病

患者,男性,34 岁,未婚。

主诉:头、面、颈、胸背粉刺、丘疹、结节、囊肿伴痛 4 个月。

现病史:患者 4 个月前不明诱因头、面、颈、胸背部出现散在针尖大小的粉刺、毛囊性丘疹、脓疱。后皮损逐渐增多,皮损密集分布,相继出现散在结节、囊肿,伴疼痛。按"聚合性痤疮"系统治疗无好转。近期无药物摄入史。

既往史:无特殊。

个人史:不洁性行为史、共用注射器静脉吸毒史。

全身体格检查:无特殊。

皮肤科专科检查:头、面、颈、胸背部皮肤密集分布针尖大小的粉刺、毛囊性丘疹、脓疱、结节、囊肿,局部可见褐色痂(图3-2-3,图3-2-4)。

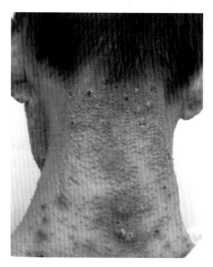

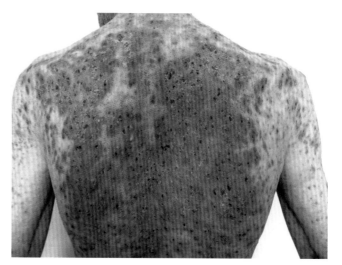

图3-2-3　颈项部密集粉刺、毛囊性丘疹、脓疱,散在结节、囊肿

图3-2-4　背部密集粉刺、丘疹、脓疱,散在结节、囊肿、坏死

辅助检查:①HIV抗体(+);②CD4$^+$T细胞计数为48cells/μl。

诊断:①聚合性痤疮;②艾滋病。

(李玉叶　何黎)

> **讨论:**病例1患者痤疮皮损重,常规治疗无效,进展快,且否认"痤疮"家族史,提示临床医生,对于无遗传和无明显诱因的青少年重度痤疮患者,需进行HIV抗体筛查,避免漏诊。
>
> 病例2患者为中青年男性,否认既往"痤疮"病史,本次发生痤疮皮损较重,病情进展迅速,面部炎性丘疹、囊肿、结节,患者既往感染艾滋病,提示艾滋病患者合并痤疮往往皮损较重,多形性,且进展较快。病例3患者为中年男性,否认既往"痤疮"病史,亦无激素、卤素等药物摄入史。近4个月头面、颈、胸背部突然大面积爆发粉刺、丘疹、结节、囊肿等多形态损害,常规抗感染治疗效果不佳,结合患者为吸毒人群,且存在不洁性行为史,需高度警惕艾滋病,以免漏诊。因此对于无明显诱因、无家族史且常规治疗无效的中重度痤疮患者应警惕是否合并艾滋病,需进行HIV抗体筛查,避免漏诊。

(李玉叶)

第三节　脓　　肿

脓肿(abscess)是急性感染过程中,组织、器官或体腔内,因病变组织坏死、液化而出现的局限性脓液积聚,有完整的包膜。可原发于急性化脓性感染,或由远处原发感染源的致病菌经血流、淋巴管播散而来。皮肤脓肿常由皮肤、黏膜损伤后致病菌侵入引起。最常见的病原菌为金黄色葡萄球菌、丙酸杆菌属。脓肿常发生于皮下结缔组织、筋膜下及表层肌肉组织内,局部表现为红、肿、热、痛及波动感,可自行破溃。严重者可发生局限性蜂窝织炎、淋巴管炎、局部淋巴结病、脓毒血症等。

HIV/AIDS 患者并发脓肿的特点为:病程长,病情较重,病情发展迅速,不易控制,可扩散形成多发脓肿,复发形成瘘管,预后差。男男同性性行为者由于肛交时损伤肛门直肠黏膜,病原微生物通过创面形成局限性感染,直肠黏膜的单层柱状上皮较阴道的复层鳞状上皮更易破损,更易发生肛周脓肿。

实验室检查:血常规示白细胞增多、中性粒细胞百分比增高。值得注意的是,免疫功能极度低下的 HIV/AIDS 患者外周血白细胞、中性粒细胞百分比可不增高。局部分泌物培养可查到病原菌,感染严重者应行血培养排除菌血症。根据初发时局部红、肿、热、痛,随后出现波动感的典型症状,结合实验室检查结果可诊断。

脓肿发病初期应用温热疗法,局部外用药物促进炎症的消退、脓肿成熟,脓肿成熟后及时手术切开引流排脓。对于深部脓肿可在超声引导下穿刺抽取脓液,进行细菌培养及药敏实验指导应用抗生素。HIV/AIDS 患者合并脓肿者因免疫力缺陷,应尽早系统使用抗生素,积极外用药物,及时切开引流,防止瘘管的形成。病程较长的脓肿有 ART 指征者可先行 ART1～2 周后再进行手术,及时有效的 ART 是保证疗效及预防复发的重要保障。

(董荣静　李玉叶)

病　例

病例 1　以肛周脓肿为首诊的艾滋病

患者,男性,39 岁,离异。

主诉:肛周脓肿伴疼痛 10 天。

现病史:患者 10 天前不明诱因出现肛周红肿,局部形成鹌鹑蛋大小的脓肿,界限清楚,自行破溃后流脓血性分泌物,局部皮温高,波动明显,疼痛明显。

既往史:否认"痔疮"病史。

个人史:同性性行为史。

全身体格检查:无特殊。

皮肤科专科检查:肛周红肿,可见鸽蛋大小的脓肿,境界清楚,表面破溃,覆脓血性分泌物,皮温高,有波动感,触痛明显(如图 3-3-1)。

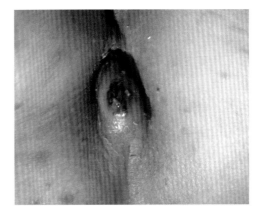

辅助检查:①HIV 抗体(+);②CD4⁺T 细胞计数为 102cells/μl;③血常规:白细胞计数 $11.2×10^9$/L,降钙素原 8.5ng/ml,超敏 C 反应蛋白 98mg/l;④皮损分泌物培养出大肠埃希菌。

诊断:①肛周脓肿;②艾滋病。

图 3-3-1　肛周脓肿,境界清楚,表面破溃

讨论：本例患者肛周红肿明显、局部形成鸽蛋大小的脓肿，波动感及触痛明显，症状较一般的脓肿更重，追问病史，患者有男男同性性行为史，且本例患者病情进展十分迅速，提示当发生病情进展迅速、症状重的肛周脓肿，需进行 HIV 抗体筛查，以免漏诊。

（王丽　徐玉）

病例2　以多发巨大脓肿为首诊的艾滋病

患者，男性，37 岁，已婚。

主诉：腰背部脓肿伴痛 3 个月。

现病史：患者 3 个月前不明诱因于腰背部出现一拳头大小的脓肿，表面红肿，有波动感，后脓肿进行性增大，数目增多，累及整个腰背部，伴疼痛，无发热。经穿刺排脓及抗感染治疗无效。

既往史：无特殊。

个人史：不洁性行为史。

全身体格检查：无特殊。

皮肤科专科检查：腰背部数个拳头大小的脓肿，边界清楚，表面光滑紧张，触之有波动感，触痛明显（图 3-3-2）。

辅助检查：①HIV 抗体（+）；②CD4$^+$T 细胞计数为 35cells/μl。

诊断：①腰背部脓肿；②艾滋病。

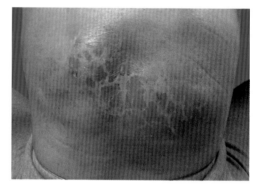

图 3-3-2　背部多发巨大脓肿

讨论：与一般脓肿不同的是，艾滋病患者合并脓肿常不易控制，可表现为多发脓肿，皮损深在且广泛。本例患者背部多发巨大脓肿，皮损范围广，病情进展迅速，提示多发脓肿可为艾滋病的首发表现，应及时进行 HIV 抗体筛查，以免漏诊。

（李玉叶　曾仲）

非洲 HIV/AIDS 病例展示

患者，男性，25 岁，未婚。

病史：左侧侧胸壁脓肿伴疼痛、发热 1 周。

辅助检查：HIV 抗体（+）。

诊断：①左侧侧胸壁脓肿；②艾滋病。（图 3-3-3）

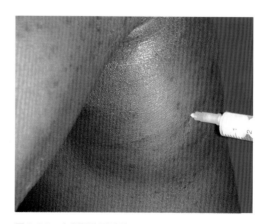

图 3-3-3　左侧侧胸壁脓肿

（董天祥）

第四节　脓　疱　疮

脓疱疮(impetigo)是由金黄色葡萄球菌和(或)乙型溶血性链球菌引起的化脓性球菌感染性疾病。流行期间与非流行期间的耐药菌菌株存在差异,不同时期及不同地域,菌种也可能存在较大差异。本病可通过接触方式传播,夏秋季节高发,儿童好发。若发生于成年人,多数伴有免疫低下或缺陷。外伤史、高温、潮湿、卫生条件差是常见的发病诱因。一般而言,脓疱疮分为大疱性脓疱疮和非大疱性脓疱疮。以水疱、脓疱,易破溃结脓痂为临床特征。脓疱疮好发于颜面、口周、鼻孔周围、耳廓及四肢暴露部位。皮损表现为红斑基础上出现薄壁水疱,迅速转变为脓疱,周围有明显红晕,脓疱破溃后,形成蜜黄色厚痂并不断向四周蔓延,与邻近皮损可相互融合,痂皮1周左右可自行脱落,不留瘢痕。

实验室检查:皮损脓液涂片,可见大量嗜中性粒细胞、革兰氏阳性球菌,细菌培养为金黄色葡萄球菌或乙型溶血性链球菌,必要时完善脓液细菌培养、组织病理等检查。根据典型临床表现和相关检查,诊断不难。应与单纯疱疹等鉴别。

HIV/AIDS患者脓疱疮发生率高于正常人群,常由金黄色葡萄球菌感染引起,可能和HIV/AIDS患者鼻部等皮肤黏膜的金黄色葡萄球菌定植率高、皮肤黏膜屏障功能受损及HIV导致的中性粒细胞功能缺陷有关。HIV感染早期合并的脓疱疮临床表现并无特异性,但随着病程进展,免疫力低下,当CD4$^+$T细胞计数<100cells/μl时,脓疱疮则呈现出特异性,表现为成人发病,皮损严重、多部位、易反复发作,迁延难愈等。艾滋病合并脓疱疮治疗原则:①积极进行ART;②局部抗菌治疗为主,如发生在婴幼儿或皮损广泛、伴有发热、淋巴结炎时加用系统抗菌药物,可根据分泌物细菌培养及药敏试验选用;③消毒隔离。

(李玉叶　贺亚杰)

病　例

病例1　成人以脓疱疮为首诊的艾滋病

患者,男性,30岁,已婚。

主诉:鼻部水疱、脓疱伴痒痛3个月。

现病史:患者3个月前不明诱因于鼻部出现散在水疱,疱壁薄,疱液清亮,迅速变为脓疱,伴轻度痒痛感,后脓疱破溃,糜烂,黄色结痂。自发病以来体重下降5kg。

既往史:无特殊。

个人史:不洁性行为史。

全身体格检查:无特殊。

皮肤科专科检查:鼻部可见散在多发花生米大小的红色糜烂面,表面覆以黄痂(图3-4-1)。

辅助检查:①HIV抗体(+);②CD4$^+$T细胞计数为100cells/μl;

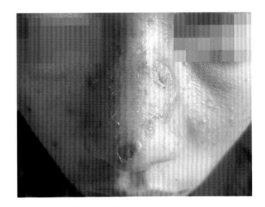

图3-4-1　鼻部红色糜烂

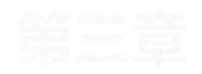

③分泌物细菌涂片可见大量白细胞及革兰阳性球菌。

诊断:①脓疱疮;②艾滋病。

(李玉叶 李林燕)

病例2 成人以脓疱疮为首诊的艾滋病

患者,男性,30岁,已婚。

主诉: 下颌皮肤反复水疱、脓疱伴痒痛2个月。

现病史: 患者2个月前不明诱因于下颌皮肤出现红斑、水疱,疱液清亮,疱壁较薄,迅速变为脓疱,脓液沉积于底部及下部,呈半月状,后脓疱破溃、糜烂、结蜜黄色痂,自觉痒痛。

既往史: 无特殊。

个人史: 不洁性行为史、共用注射器静脉吸毒史。

全身体格检查: 无特殊。

皮肤科专科检查: 下颌皮肤见大小不等的红色糜烂面、上覆较厚蜜黄色痂(图3-4-2)。

辅助检查: ①HIV抗体(+);②CD4+T细胞计数为100cells/μl;③分泌物细菌涂片可见大量白细胞及革兰氏阳性球菌。

诊断: ①脓疱疮;②艾滋病。

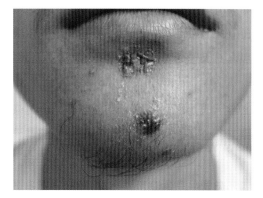

图3-4-2 下颌皮肤红色糜烂面,上覆蜜黄色痂

> **讨论:** 脓疱疮好发于儿童,成人少见,上述两例患者均为成人,且皮损发生在面部,提示患者可能存在免疫缺陷,应重点进行HIV抗体筛查,避免漏诊。

(李玉叶 李慰)

病例3 艾滋病合并脓疱疮及红皮病型银屑病

患者,男,23岁,未婚。

主诉: 全身红斑、斑块、鳞屑伴瘙痒5个月,头面部脓疱、糜烂1个月。

现病史: 患者5个月前不明诱因双手掌、颜面部出现散在分布的小片状红斑、丘疹,上覆较厚银白色鳞屑,伴瘙痒。皮疹逐渐蔓延至全身,部分融合成厚层斑块。1个月前头面部出现脓疱,破溃后糜烂,结痂,常规抗感染治疗效果不佳。

既往史: 1年前确诊艾滋病并行ART,后自行中断。

个人史: 不洁性行为史。

全身体格检查: 无特殊。

皮肤科专科检查: 全身弥漫分布的大片红斑、斑块、鳞屑。头皮、颜面部散在脓疱、大部分糜烂、渗液、结痂,呈束状发(图3-4-3)。

辅助检查:①CD4$^+$T 细胞计数为 39cells/μl;②皮损分泌物细菌培养 + 药敏:耐甲氧西林金黄色葡萄球菌;③HSV-DNA(−);④上臂鳞屑性斑块损害病理表现:表皮角化过度伴角化不全,角化不全区域可见 Munro's 微脓疡,棘层不规则肥厚,真皮乳头可见毛细血管扩张;⑤超敏 C 反应蛋白 87.17mg/l,红细胞沉降率 102mm/h。

诊断:①脓疱疮;②红皮病型银屑病;③艾滋病。

讨论:本例患者初发皮损为红斑、斑块、鳞屑,符合寻常型银屑病的皮损表现,病情逐渐加重,泛发全身,发展为红皮病型银屑病。8 天前头面部出现较多脓疱,大部分破溃糜烂,分泌物病原学检查支持脓疱疮的诊断。本病例患者确诊为艾滋病后未规范治疗,CD4$^+$T 细胞计数较低,免疫功能极度低下,可能是患者在短期内出现细菌性皮肤病及炎症性皮肤病的主要原因,也是寻常型银屑病迅速进展为红皮病型银屑病的主要原因。

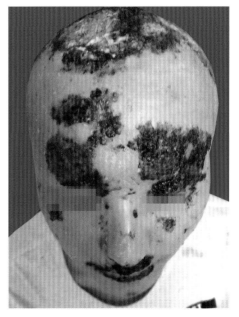

图 3-4-3　头部脓疱、糜烂、结痂

(徐丹　赵维佳)

非洲 HIV/AIDS 病例展示

病例 1

患儿,男性,7 岁。

病史:头部脓疱伴疼痛 1 个月。

辅助检查:①HIV 抗体(+);②CD4$^+$T 细胞计数为 129cells/μl。

诊断:①脓疱疮;②艾滋病。(图 3-4-4)

病例 2

患者,女性,15 岁,未婚。

病史:右侧面颊及下颌脓疱、糜烂、脓痂伴疼痛 2 周。

辅助检查:①HIV 抗体(+);②CD4$^+$T 细胞计数为 178cells/μl。

诊断:①脓疱疮;②艾滋病。(图 3-4-5,图 3-4-6)

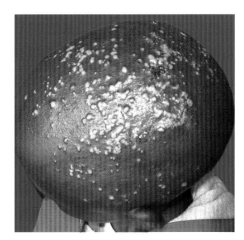

图 3-4-4　头部密集脓疱

(肖云)

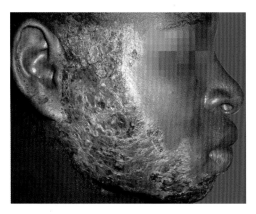
图 3-4-5　右侧面颊密集脓疱、糜烂、脓痂

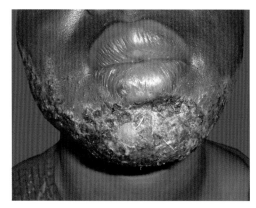
图 3-4-6　下颏脓疱、结痂

（肖云）

第五节　蜂 窝 织 炎

　　蜂窝织炎（cellulitis）是由细菌感染引起的皮肤及皮下组织的急性弥漫性化脓性炎性病变。致病菌可为定植菌群，通过皮肤创面侵入皮内，也可由其他部位的化脓性感染扩散而来，或由淋巴管或血行感染所致。常见病原菌为溶血性链球菌、金黄色葡萄球菌，也可由大肠杆菌引起。好发部位为面部及下肢，也可发生于颈、肩、背等其他部位，面部感染常起源于鼻孔、喉部定植菌群，糖尿病、酗酒、免疫力低下等为致病因素。

　　蜂窝织炎的临床表现是以病变部位皮肤弥漫性红肿、发热和局部疼痛为特点，与正常皮肤无明显界限。由于致病菌不同、毒性不同以及发病部位和其深浅不同，而有轻重之别，一般病变浅者，患部呈现弥漫性红肿，皮肤紧张而坚实，严重者可发生水疱、血疱，常累及真皮和皮下组织，皮损中心可逐渐软化而出现波动，破溃后形成溃疡面。常伴发热、恶寒等全身症状，可有局部淋巴管炎及淋巴结炎。炎症进一步向深部组织蔓延可导致筋膜炎、肌炎，若炎症得不到控制，可发生皮下脓肿、脓毒血症等，甚至导致死亡。蜂窝织炎根据典型临床表现即可诊断，可以进行局部分泌物细菌培养及药敏试验，以根据药敏结果选择抗生素进行治疗，但需要进行血培养以排除脓毒血症。蜂窝织炎需与丹毒进行鉴别。

　　蜂窝织炎的治疗需要系统使用抗生素，可以根据药敏结果选择敏感抗生素。在无药敏结果的情况下可以根据经验用药，如考虑链球菌感染可以给予青霉素治疗，对青霉素过敏者可选用克林霉素、红霉素、阿奇霉素等。如考虑耐青霉素的金黄色葡萄球菌感染可以给予头孢菌素类抗生素进行治疗。若治疗效果不佳，应根据细菌培养及药敏结果及时调整抗生素。局部可以用硼酸洗液或者呋喃西林溶液湿敷，抬高患肢，寻找并去除诱因。当局部形成脓肿后，需行切开引流。

　　随着艾滋病的流行，HIV/AIDS 患者中发生蜂窝织炎并不少见。HIV/AIDS 并蜂窝织炎的特点是发病率高，病程进展迅速，皮损较重、较深，病变范围更广，反复发作，易出现血行播散，可为多种病原菌重叠感染，常规治疗效果不佳。对于该类患者，在有效抗感染治疗同时尽快开始 ART，对疾病转归有着重要意义。

（袁柳凤　伦文辉）

病　例

病例1　艾滋病合并右下睑及眶周蜂窝织炎

患者,女性,31 岁,已婚。

主诉:右眼睑及眶周红肿、疼痛伴发热 5 天。

现病史:患者 5 天前右下睑缘不明诱因出现红肿,伴疼痛,后迅速蔓延至眶周,出现弥漫性肿胀,疼痛加重,伴发热,体温 38.8℃。

既往史:4 月前确诊为"艾滋病",2 月前 CD4$^+$T 细胞计数为 20cells/μl,行 ART。

个人史:孕 33 周。

全身体格检查:体温 38.8℃,一般情况欠佳,急性病容,颏下可触及多个肿大淋巴结,最大直径约 0.8cm,无触痛,活动可。

皮肤科专科检查:右下眼睑及眶周红肿,境界不清,结膜充血,少量黄白色脓性分泌物,眶周皮温高,触痛明显,无明显波动感(图 3-5-1,图 3-5-2)。

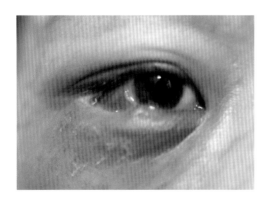
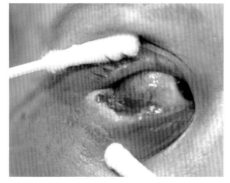

图 3-5-1　右眶周红肿　　　　　　　　　　图 3-5-2　右眶周红肿,结膜充血,脓性分泌物

辅助检查:①CD4$^+$T 细胞计数为 32cells/μl;②血常规:白细胞计数 0.62×10^9/L,中性粒细胞百分数 25.2%;③眼分泌物细菌培养鉴定:表皮葡萄球菌;④血培养:无细菌生长。

诊断:①右睑蜂窝织炎;②艾滋病;③粒细胞缺乏症;

> **讨论:**该患者表现为右眼睑皮肤红肿、疼痛伴发热,后突然出现右侧眶周皮肤弥漫性红肿,境界不清,符合眼睑蜂窝织炎的诊断。该病例为孕期体检发现艾滋病,CD4$^+$T 细胞计数及白细胞计数严重低下,机体免疫功能低下,抗感染能力极低,易导致感染进一步加重。

(袁柳凤　伦文辉)

病例2 艾滋病合并大肠杆菌感染所致坏死性筋膜炎

患者,女性,26岁,未婚

主诉:右上肢、右肩背部脓肿、溃疡1个月。

现病史:患者1个月前因右肘部反复注射毒品后出现皮肤片状红斑,后皮损面积扩大,迅速波及右上肢及肩背部,触之皮温高,红肿处破溃,形成大片溃疡面,分泌黄白色果冻状脓液,伴恶臭、疼痛、发热,体温39.0℃。使用头孢类抗菌素及外用抗生素治疗无好转。

既往史:1年前确诊为"艾滋病",CD4$^+$T细胞计数为15cells/μl。

个人史:共用注射器静脉吸毒史。

全身体格检查:体温39.0℃,一般情况差,急性痛苦病容,右侧颌下、颈部可触及黄豆大小浅表淋巴结,触痛明显,皮肤及巩膜轻度黄染。

皮肤科专科检查:整个右上肢及右肩背部皮肤弥漫红肿,巨大溃疡,基底覆以大量黄白色果冻样脓液及黑褐色结痂(图3-5-3)。

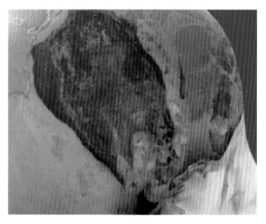

图3-5-3 右侧肩背部弥漫性红肿、巨大溃疡、果冻样脓液

辅助检查:①CD4$^+$T细胞计数为15cells/μl;②反复4次深部脓腔分泌物细菌培养均为大肠杆菌和链球菌。

诊断:①坏死性筋膜炎;②艾滋病。

讨论:本例为已确诊的艾滋病患者,右上肢、右肩背部大片红肿、溃疡,发展迅速,表面分泌大量的黄白色脓液,伴恶臭,经4次深部脓腔分泌物细菌培养,均提示为大肠杆菌、链球菌。通常情况下肩背部皮下组织不是大肠杆菌的正常寄生部位,本例患者皮损发生在上肢、肩背部,可能与患者静脉吸毒针具污染导致大肠杆菌经注射部位进入皮下组织有关,从而造成严重的坏死性筋膜炎。普通人群坏死性筋膜炎皮损局限,常由金葡菌、链球菌等致病菌混合导致,但是大肠杆菌等低毒力及条件致病菌也能导致艾滋病患者发生严重感染。

(谢荣慧 李玉叶)

第六节 分枝杆菌感染

分枝杆菌属(*mycobacterium*)为放线菌门下的一个属,本菌属细长而略弯曲,时有分枝或丝状体,无芽孢形成,有蜡状荚膜,可抵抗多种酸性物质,遇酸不易脱色,故又称抗酸杆菌。分枝杆菌属包含50多个菌种,能够引起人类致病的分枝杆菌有结核分枝杆菌、非结核分枝杆菌,麻风分枝杆菌,但麻风很少合并HIV感染。皮肤结核由结核分枝杆菌感染所致。近年结核发病率上升,可能与HIV感染、结核耐药株增加等有关。结核分枝杆菌在所有分枝杆菌属中致病性最强。据2016年WHO统计,中国结核发病率居世界第3位,仅次于印度和印尼。全球预计有1040万新发结核病例,约三分之一人口潜伏感染结核分枝杆菌。随着抗结核药物的研发和卫生条件的改善,结核分枝杆菌感染发病率和死亡率曾大幅度下降,但近来由于艾滋病流行、菌株耐药等因素,结核发病率出现增高趋势。

全球约 46% 结核患者合并艾滋病,非洲结核患者合并艾滋病发病率高达 75%。截至 2016 年,全球约 40 万患者死于艾滋病和结核双重感染。40% 的 HIV/AIDS 患者死于肺结核,成为 HIV/AIDS 患者的主要死因。

结核分枝杆菌细胞壁脂类含量高,对理化因素有较强抵抗力,在干燥痰中可存活 6~8 个月,对酒精、湿热及紫外线抵抗力较弱。

结核患者是唯一已知的传染源,通过空气、唾液、物品接触传播。在宿主免疫缺陷、外伤、营养不良、过度劳累、卫生条件差等诱因下,结核分枝杆菌可侵犯全身各组织器官,以肺部感染最多见,皮肤结核占肺外结核的 1.0%~1.5%。结核分枝杆菌通过以下几种途径进入皮肤:①淋巴血液传播:表现为丘疹坏死性结核疹、硬红斑、继发型瘰疬性皮肤结核。②邻近病灶连续传播到皮肤:如淋巴结、关节、骨结核病灶破溃后扩散到上层皮肤,表现为寻常狼疮。③自我接种:通过腔道带到腔口附近皮肤或黏膜。如肺结核带到口腔引起溃疡,肠结核带到肛周引起结节性溃疡。④外来感染:外源性结核杆菌直接接种,表现为疣状皮肤结核。

皮肤结核皮损多样,可表现为结节、溃疡、瘢痕、疣状斑块、丘疹、坏死等,皮损在全身皮肤均可发生,但不同类型的皮肤结核好发部位不同。如寻常狼疮好发于面、鼻和耳。疣状皮肤结核好发于臀部和手足,硬红斑好发于小腿,瘰疬性皮肤结核好发于颈部,瘰疬性苔藓、粟粒性皮肤结核好发于躯干,丘疹坏死性结核疹好发于躯干和四肢,溃疡性结核好发于肛周的皮肤黏膜交界处。仅皮肤结核多不伴全身症状,少数严重者可出现系统性内脏受累,伴有发热、倦怠、关节痛、食欲下降等全身症状,如出现全身中毒症状,需筛查艾滋病。

皮肤病理检查多呈现为结核性肉芽肿,可见上皮样细胞和散在分布的朗格汉斯细胞,周围有单核细胞浸润,结节中心出现干酪样坏死。肉芽肿病变在各种皮肤结核中有差异,免疫缺陷严重时,肉芽肿形成可减少或消失,取而代之的是镜下可见的结核杆菌。结核性肉芽肿和结核样反应,同样见于其他慢性病如梅毒、麻风,需注意鉴别。

皮肤结核纯蛋白衍生物(purified protein derivative,PPD)试验可以作为辅助诊断。PPD 和其它生长缓慢的分枝杆菌有交叉反应,因此 PPD 试验可出现假阳性。艾滋病患者因细胞免疫缺陷,可出现假阴性。抗酸染色在痰液、脑脊液、粪便、活检组织等标本中涂片阳性提示有分枝杆菌感染,但不一定为结核分枝杆菌,需进行分枝杆菌菌群鉴定。

皮肤结核诊断主要依据临床表现、细菌涂片和培养、皮肤组织病理、PPD 试验、T-SPOT 试验、诊断性抗结核治疗有效等方法来进行。

多耐药结核患者可考虑用阿米卡星、丙硫异烟胺、对氨基水杨酸异烟肼、链霉素、莫西沙星等治疗,且适当延长疗程。

相比非 HIV 感染的结核病人,HIV/AIDS 合并结核患者肺外结核(皮肤、淋巴结炎、胸膜炎、心包炎、脑膜炎)及菌阴结核更多见,肺外结核的患病率远高于普通患者。且体重减轻和发热更为常见,咳嗽和咯血少见。结核可发生于 HIV 感染的任何阶段,但免疫缺陷程度决定活动性结核的表现,当 CD4$^+$T 细胞水平较低且结核分枝杆菌载量较高时,结核病症状不典型或症状较少。当 CD4$^+$T 细胞计数 <200cells/μl 时,皮肤结核容易入血,表现为严重的系统性疾病,出现高热和脓毒血症,病情进展迅速。对于皮肤结核,需及时排除其它每个器官的结核感染情况,如合并结核性脑膜炎,早期足量抗结核治疗会大大改善预后。

　　虽然 HIV/AIDS 患者结核病发生率远高于常人,但 ART 能迅速降低这类患者结核的发生率。因此,2016 年版美国艾滋病合并结核病防治指南建议有效 ART 和抗潜伏结核感染(LTBI)对于预防结核同样重要。结核分枝杆菌感染可促进 HIV 的复制,临床应兼顾抗结核与 ART。但需注意,ART 后一周至数周内会引发免疫重建炎症综合征,表现为发热、体重下降,以及局部炎症反应如淋巴结核炎。

　　结核合并 HIV/AID 患者的治疗方案与非艾滋病患者相同,但应注意药物间相互作用和药物毒副作用的叠加。肥厚性皮损可局部封闭治疗,早期皮损可用外科切除,配合抗结核药物治疗效果良好。

(彭智鹏　伦文辉)

病　例

病例 1　以颈部淋巴结结核为首诊的艾滋病

　　患者,女性,38 岁,未婚。

　　主诉:颈部多发结节伴疼痛 1 个月。

　　现病史:患者 1 个月前不明诱因出现颈部散在分布的结节,伴疼痛,后结节破溃,有黄色分泌物。伴午后发热,体温波动于 38.0℃ ~38.5℃,伴盗汗、阵发性干咳。

　　既往史:10 年前有"变性手术史"。

　　个人史:同性性行为史。

　　全身体格检查:体温 38.0℃,一般情况欠佳,消瘦,双侧腋窝淋巴结肿大,双肺呼吸音稍粗。

　　皮肤科专科检查:颈部可见串珠状分布的黄豆至蚕豆大小的结节,表面红肿,质软,轻压痛,沿淋巴管分布(图 3-6-1)。

　　辅助检查:①HIV 抗体(+);②CD4$^+$T 细胞计数为 7cells/μl;③结核分枝杆菌相关 γ - 干扰素检测(IGRA:276.22pg/ml);④红细胞沉降率 98.00mm/h;⑤彩超提示:双侧颈部多发肿大淋巴结;⑥胸部CT:肺部感染、心包少量积液、双侧腋窝淋巴结增多,部分增大;⑦右侧淋巴结穿刺病理:镜下可见肉芽肿及少许坏死物,形态上倾向于结核病伴感染。抗酸染色(-),PAS 染色(-)。

　　诊断:①淋巴结结核;②继发型肺结核双上中下痰(未)初治;③艾滋病。

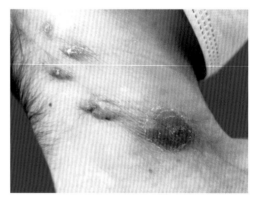

图 3-6-1　颈部沿淋巴管分布肿大的串珠状结节,中央可见脓栓

(彭智鹏)

病例 2　艾滋病合并颈部淋巴结结核

　　患者,女性,42 岁,已婚。

　　主诉:左侧颈前结节伴疼痛 5 天。

　　现病史:患者 5 天前左侧颈前部出现一鸽蛋大小结节,逐渐增大至核桃大小,质硬,活动度欠佳,与周围组织及皮肤粘连不明显,触之有波动感,触痛明显,伴午后发热,体温波动在 38℃ ~40℃,无寒战。

既往史:已确诊"艾滋病"。

个人史:不洁性行为史。

全身体格检查:体温 38.5℃,一般情况欠佳,急性病容。

皮肤科专科检查:左侧颈前部可见一核桃大小结节,表面红肿,活动度欠佳,中央有波动感,周围质硬,有压痛(图 3-6-2)。

辅助检查:①CD4$^+$T 细胞计数为 33cells/μl;②T-SPOT(+);

诊断:①颈部淋巴结结核;②艾滋病。

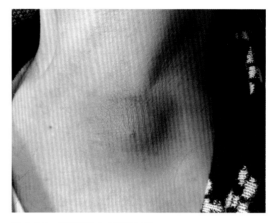

图 3-6-2　颈部核桃大小红色结节

讨论:病例 1 患者 1 个月前颈部串珠状分布的结节,沿淋巴管分布,伴午后发热及阵发性干咳等典型结核症状,患者既往有同性性行为史,应考虑是否感染 HIV 及结核,并进行艾滋病及结核相关检查确诊。病例 2 为艾滋病患者,左侧颈部出现鸽蛋大小肿块,逐渐增大至核桃大小,午后发热,触痛明显,且进展迅速。以上两个病例提示临床医生,艾滋病患者合并结核时常表现为肺外结核,并以淋巴结结核及播散性结核多见,HIV/TB 双重感染筛查十分重要。

(李馨　张建波)

病例 3　艾滋病合并颈部淋巴结结核

患者,女性,50 岁,已婚。

主诉:右侧颈部结节伴痛 2 月。

现病史:患者 2 月前发现右颈部鸡蛋大小的结节,表面红肿,进行性增大,无痒痛感,伴午后发热、畏寒,热型不规则,体温波动在 38.1℃ ~39.0℃。自发病以来体重下降 6kg。

既往史:1 年前确诊为"艾滋病",当时 CD4$^+$T 细胞计数为 165cells/μl,3 月前行 ART。

个人史:不洁性行为史。

全身体格检查:体温 38.4℃,一般情况欠佳,亚急性病容。

皮肤科专科检查:颈部可见一 4cm×6cm 大小的结节,表面红肿,可见少许鳞屑,未见破溃及分泌物,质地稍硬,压痛(图 3-6-3)。

辅助检查:①CD4$^+$T 细胞计数为 165cells/μl;②肿大淋巴结脓液抗酸杆菌染色阳性(++);③红细胞沉降率 48mm/h。

诊断:①颈部淋巴结结核;②艾滋病;③免疫重建炎症综合征。

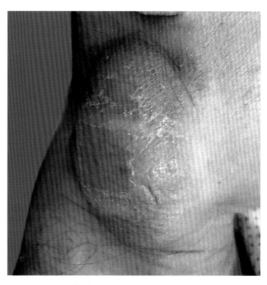

图 3-6-3　颈部结节

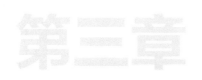

讨论:本病例患者已确诊艾滋病,行 ART 1 个月后出现颈部结节,为典型的颈部淋巴结结核的表现,此前经过筛查未发现结核,现经 ART 后肺外结核症状加重,考虑结核相关性免疫重建炎症综合征。结核相关性免疫重建炎症综合征一般发生在启动 ART 的 8 周内。本病例提醒临床医生在进行 ART 后,应关注有无免疫重建炎症综合征。

(王丽 孙东杰)

病例 4 以颈部淋巴结结核为首诊的艾滋病

患者,女性,32 岁,已婚。

主诉: 发热 2 个月,右侧颈部斑块、脓肿 11 天。

现病史: 患者 2 个月前不明诱因出现午后低热、盗汗,11 天前右颈部出现浸润性斑块,继之中央出现脓肿,分泌黄色分泌物,无疼痛,自发病以来体重下降 6kg。

既往史: 无特殊

个人史: 不洁性行为史。

皮肤科专科检查: 右侧颈部皮肤浸润性斑块,肿胀,部分破溃,可见瘘管及分泌物,局部可触及大小不等结节,相互粘连,触之有波动感,皮温不高(图 3-6-4)。

辅助检查: ①HIV 抗体(+);②CD4$^+$T 细胞计数为 150cells/μl;③淋巴结破溃后脓液涂片:抗酸杆菌染色(++);④红细胞沉降率 40mm/h。

诊断: ①颈部淋巴结结核;②艾滋病。

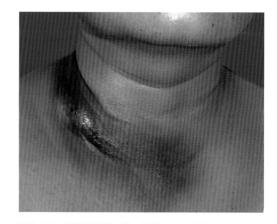

图 3-6-4 颈部浸润性斑块,结节,中央破溃

讨论:该病例患者为午后低热,出现颈部寒性脓肿,脓肿出现破溃,脓液涂片抗酸杆菌阳性,HIV 抗体筛查后确诊为艾滋病合并颈部淋巴结结核。与普通细菌感染不同的是,寒性脓肿疼痛不明显,周围皮损触之较硬,普通细菌感染皮损质软。一般 HIV/AIDS 患者感染结核后,多表现为肺外结核,以淋巴结结核多见,故 HIV/AIDS 患者需筛查结核,而患有结核的患者也应该进行 HIV 抗体的筛查,以免漏诊。

(王丽 朱梅)

病例 5 艾滋病合并肛周溃疡性皮肤结核

患者,男,34 岁,未婚。

主诉: 肛周丘疹、脓肿、溃疡伴发热 20 天。

现病史: 患者 20 天前无诱因肛周皮肤出现丘疹,脓肿,溃疡,形成窦道,有少量黄白色脓液渗出,无疼痛,无恶臭。伴畏寒、发热,体温 39.0℃,发热无规律,伴盗汗、乏力、纳差。自发病以来体重减轻 6kg。

既往史: 9 个月前确诊为 "艾滋病",当时 CD4$^+$T 细胞计数为 280cells/μl,行 ART,3 个月后自行终止治疗。

个人史:同性性行为史。

全身体格检查:体温 38.3℃,一般情况差,消瘦,双肺呼吸音稍粗,未闻及干湿啰音。

皮肤科专科检查:肛周散在约 1cm×3cm 至 5cm×6cm 大小不等的不规则溃疡,上覆较多黄白色脓性分泌物,局部窦道形成,触及数个脓肿(图 3-6-5,图 3-6-6)。

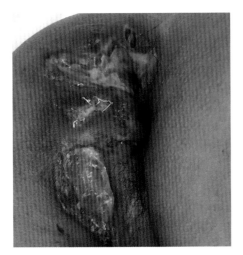

图 3-6-5　肛周多发潜行性溃疡、窦道

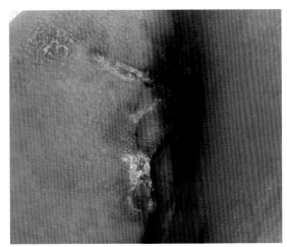

图 3-6-6　抗结核治疗 3 个月后,溃疡愈合结痂

辅助检查:①CD4$^+$T 细胞计数为 66cells/μl;②多次脓液涂片查抗酸杆菌染色阳性(++),分枝杆菌菌种鉴定为结核分枝杆菌复合群,对异烟肼、利福平敏感;痰 TB-DNA(－);③红细胞沉降率 94mm/h;④胸部CT示:双肺小片状渗出及结节影、纤维条索影,以左上肺显著,考虑继发性肺结核(见图 3-6-7)。

诊断:①肛周溃疡性皮肤结核;②肺结核双肺涂(－)初治;③艾滋病。

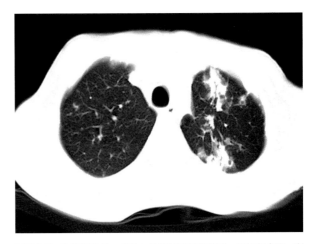

图 3-6-7　胸部 CT 示:多发小片状渗出及结节影、纤维条索影,以左上肺显著,考虑继发性肺结核

> **讨论:**本例患者半年前已确诊艾滋病,但由于自行中断 ART,免疫功能未能得到重建,CD4$^+$T 细胞计数较低,免疫功能极度低下,20 天前出现肛周丘疹,后发潜行性溃疡、脓肿、窦道,皮损分泌物病原学检查明确为结核分枝杆菌感染,明确诊断为溃疡性皮肤结核。胸部 CT 提示肺结核可能,本例患者结核首发部位可能为肺部,在机体免疫力低下时出现皮肤结核。本病例提示出现类似皮损时,应进行结核分枝杆菌的局部检查及系统检查,同时进行 HIV 筛查,避免漏诊。

(李侠)

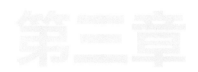
非洲 HIV/AIDS 病例展示

病例 1

患者,女性,32 岁,已婚。

病史:颈部脓肿伴疼痛 2 个月,患"肺结核"7 个月。

辅助检查:①HIV 抗体(+);②CD4$^+$T 细胞计数为 140cells/μl。

诊断:①皮肤结核性脓肿;②肺结核;③艾滋病。(图 3-6-8)

(董天祥)

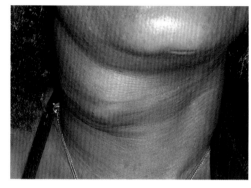

图 3-6-8 右颈部红肿性结节

病例 2

患者,男性,39 岁,已婚。

病史:右侧颈部、胸部脓肿伴疼痛 1 个月。2 月前因"肺结核"服抗结核药后全身出现红斑、水疱,治愈后留色素减退斑。

辅助检查:①HIV 抗体(+);②CD4$^+$T 细胞计数为 240cells/μl;③皮损穿刺出脓液。

诊断:①皮肤淋巴结核多发性脓肿;②肺结核;③药疹后色素减退;④艾滋病。(图 3-6-9,图 3-6-10)

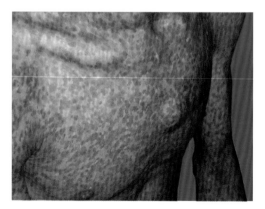

图 3-6-9 上胸部脓肿

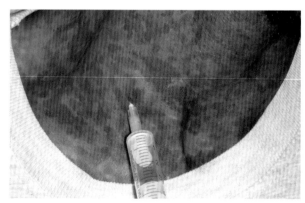

图 3-6-10 右颈部脓肿

(董天祥)

第七节 非结核分枝杆菌感染

非结核分枝杆菌生长在潮湿环境,在水、土壤、奶制品、冷血动物、蔬菜作物及人类粪便中检出病菌,非结核分枝杆菌可通过吸入、食物摄入、皮肤创面感染人体,引起肺部、淋巴结或皮肤病变。近年来,随着艾滋病的流行及实验室检测技术的进步,非结核分枝杆菌感染检出率呈增高趋势,且已成为艾滋病患者常见的机会性感染及死亡原因之一。播散性非结核分枝杆菌感染性疾病主要见于免疫功能严重抑制患者,最多见于艾滋病。

亚临床感染的无症状患者可在痰液或粪便检出非结核分枝杆菌,但通常 CD4$^+$T 细胞计数<50cells/μl 的患者才发病。皮肤非结核分枝杆菌感染患者临床症状轻微,或不典型,临床表现无特异性,常因接诊医师警惕性不高被误诊。一旦患者出现无痛性溃疡、结节或斑块,合并发热、腹泻、消瘦,尤其是合并免疫缺陷者,要警惕非结核分枝杆菌感染。患者往往伴有消耗综合征,在 ART 后出现免疫重建炎症反应综合征的患者中,非结核分枝杆菌感染多为局限性感染灶,可发生于任何部位,常见为淋巴结脓肿,部分形成瘘管,外科治疗后脓肿愈合非常缓慢。因此 ART 后在任何部位出现脓肿,都要高度警惕非结核分枝杆菌感染。

非结核分枝杆菌感染性皮肤病有别于结核分枝杆菌感染,结核治疗反应弱。治疗用药因感染的分枝杆菌种类不同而异。在培养及药敏结果回报之前,需考虑经验性治疗。方案为克拉霉素、利福布汀和乙胺丁醇长期合用。治疗至 CD4$^+$T 细胞计数>100cells/μl 可考虑停药。ART 引发的结核相关性免疫重建炎症综合征使用糖皮质激素治疗后会有所改善。

(彭智鹏　伦文辉)

病例1　艾滋病合并双下肢戈登分枝杆菌感染

患者,女性,52 岁,已婚。

主诉:发热 12 天,左小腿皮肤结节、溃疡 6 天。

现病史:患者 12 天前受凉后出现发热,体温最高 38.5℃,发热多见于下午或夜间,伴乏力、纳差、盗汗。6 天前左小腿胫前皮肤出现数个紫红色皮下结节,逐渐增大,后破溃流脓,疼痛明显,且右小腿伸侧亦出现类似皮损,自患病来体重下降 2kg。

既往史:6 年前已确诊艾滋病,CD4$^+$T 细胞计数不详,未行 ART,1 月前 CD4$^+$T 细胞计数为 7cells/μl,并开始行 ART,规律服药至今。

个人史:无特殊。

婚育史:配偶 HIV 抗体阳性。

全身体格检查:体温 38.4℃,一般情况差,消瘦,皮肤巩膜无黄染,浅表淋巴结未触及,双肺呼吸音粗,未闻及干湿性啰音。

皮肤专科检查:左小腿胫前皮肤见多个散在硬币大小的溃疡面,上有少量血性及脓性分泌物,周围片状暗红色糜烂面,边界不清,局部皮温不高,有压痛;右小腿背侧见鸽蛋大小的红斑,边界不清,可触及数个鹌鹑蛋大小的皮下结节,皮温不高,有压痛(图 3-7-1,图 3-7-2)。

辅助检查:①CD4$^+$T 细胞计数为 62cells/μl;②左胫前皮损分泌物涂片抗酸杆菌染色阳性(+++),脓液细菌培养鉴定:戈登分枝杆菌;③血常规:白细胞计数 4.27×10^9/L;④红细胞沉降率 95mm/h。

诊断:①戈登分枝杆菌感染;②艾滋病。

治疗:参考 IDSA 建议针对戈登分枝杆菌予"异烟肼 + 利福布汀 + 乙胺丁醇 + 左氧氟沙星"抗分枝杆菌感染。治疗后患者左小腿溃疡有愈合趋势(图 3-7-3)。

> **讨论:**该病例患者既往确诊艾滋病,但未行 ART,随着艾滋病病程的进展,患者 CD4$^+$T 细胞计数极低,随后受凉后即出现双侧小腿皮下结节,溃疡,皮损分泌物培养确诊为戈登分枝杆菌。提示艾滋病患者免疫力严

重缺陷,容易出现分枝杆菌感染,其中非结核分枝杆菌感染尤其好发于 CD4$^+$T 细胞计数 <100cells/μl 的患者,临床上需积极进行病原学检查明确诊断。ART 后患者免疫功能重建,罹患非结核分枝杆菌的风险降低。

(何全英　李侠)

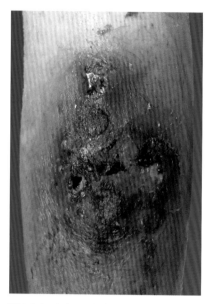

图 3-7-1　左小腿胫前皮肤溃疡

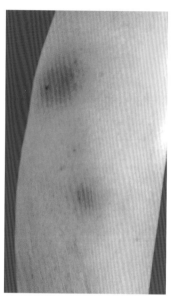

图 3-7-2　右小腿胫前皮下结节

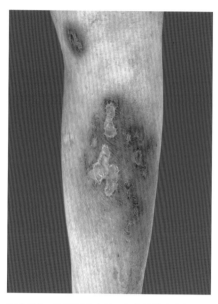

图 3-7-3　治疗后 3 个月,左小腿溃疡大部分愈合,局部渗液减少

第八节　奴卡菌病

　　奴卡菌病(nocardiosis)是一种罕见而严重的慢性化脓性疾病。本病中年患者多见,男性多于女性。病原体为奴卡菌属,为革兰氏阳性需氧菌,放线菌目,抗酸染色部分阳性(图 3-8-1、图 3-8-2)。对人类致病的有星形奴卡菌、巴西奴卡菌和豚鼠奴卡菌,其中星形奴卡菌是主要致病菌(图 3-8-3,3-8-4)。奴卡菌广泛存在于自然界土壤中,通过皮肤创口、呼吸道或消化道侵入宿主,组织损伤为本病的致病条件之一。

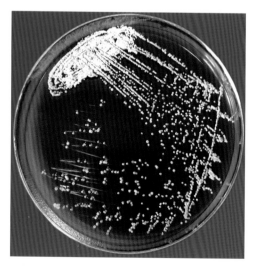

图 3-8-1　奴卡菌培养菌落形态

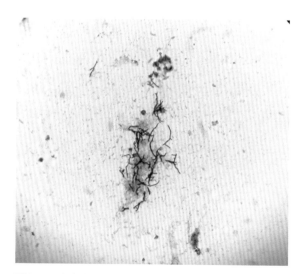

图 3-8-2　奴卡菌镜下菌丝形态

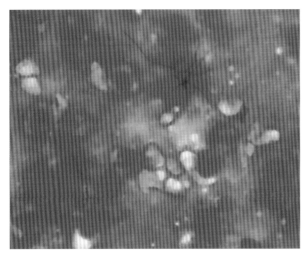

图3-8-3　脓液涂片见革兰阳性长丝状杆菌（星形奴卡菌　革兰染色 ×100）

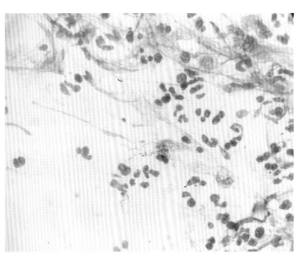

图3-8-4　脓液涂片呈着色不均一的分枝细长菌丝体（星形奴卡菌　抗酸染色 ×100）

　　奴卡菌感染者可发生于免疫功能低下和正常人群,其中免疫功能低下者占 60%,如 HIV/AIDS 患者、长期使用糖皮质激素或免疫抑制剂患者,其中 HIV/AIDS 患者约占 9.1%~34.3%,病死率为 15%~33%。随着 HIV/AIDS 患者的增多,近年来该病的发病率呈上升趋势。

　　奴卡菌病的临床表现多样,70% ~80% 原发于肺,出现咳嗽、咳痰、发热等,可经血流播散引起系统性感染,如脓胸、心包炎、纵隔炎,约 1/3 可侵犯中枢神经系统;胃肠道感染常由黏膜溃疡引起;皮肤感染常因皮肤破溃被病菌污染引起,常有局限性,很少呈血源性扩散,可表现为足菌肿型或皮肤脓肿型,脓肿形成是肺外奴卡菌病的特征性改变,皮下脓肿可单个或多个,质硬,无痛。

　　组织病理主要表现为化脓性肉芽肿样,脓肿中央可找到颗粒,周围有时存在菌鞘,其外绕以中性粒细胞、淋巴细胞、异物巨细胞及浆细胞浸润,血管及其周围具有增殖现象。影像学表现均不具有特异性,多表现为结节灶、肺实变,同时伴有空洞、胸腔积液等。

　　奴卡菌病的临床表现及影像学改变均无特征性,容易被误诊为普通细菌性肺炎、肺脓肿、侵袭性肺真菌病、结核或非结核分枝杆菌感染等。主要依据奴卡菌的分离鉴定,从痰液、肺泡灌洗液、脓液、胸水等样本中培养出奴卡菌而确诊。奴卡菌生长缓慢,需 2~7 天或更长时间才能形成肉眼可见的菌落,故分离和鉴定该菌颇为困难。

　　奴卡菌病一旦确诊,治疗应首选磺胺类药物,如磺胺甲噁唑和甲氧苄啶联用。磺胺类药物的不良反应包括胃肠道症状、药疹、肾功能损害、肝毒性和骨髓抑制,尤其在 HIV/AIDS 患者中不良反应的发生率更高。对于磺胺类药物过敏、发生严重不良反应或对磺胺类药物效果不佳的患者应更换其他敏感抗生素,如亚胺培南、第三代头孢菌素、利奈唑胺等。对于免疫抑制宿主如 HIV/AIDS 患者或中枢神经系统奴卡菌感染者,疗程至少12 个月。

（李侠　张米）

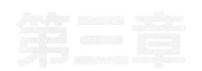
病　　例

病例 1　艾滋病合并奴卡菌病及马尔尼菲篮状菌病

患者,男性,29 岁,未婚。

主诉:发热、咳嗽、咳痰 1 个月,全身丘疹、结节、脓肿伴疼痛 2 周。

现病史:患者 1 个月前不明诱因出现发热、咳嗽、咳痰,痰为白色黏痰,伴胸闷、气促,偶有头痛、头晕、盗汗。2 周前颜面部出现散在丘疹,数目逐渐增多,累及四肢、躯干,部分形成蚕豆大小的结节、脓肿,局部脓肿破溃,有脓性分泌物,自觉脓肿部位疼痛。自发病来体重下降 15kg。

既往史:已确诊"艾滋病",CD4$^+$T 细胞计数为 28cells/μl,未行 ART。

个人史:共用注射器静脉吸毒史。

全身体格检查:体温 39.0℃,一般情况差,消瘦,痛苦面容,双肺可闻及散在湿啰音,肝脏分别于右肋下和剑突下 4cm 触及肿大,边缘锐,质韧,表面光滑,有压痛;脾脏于左肋缘下可触及肿大。

皮肤科专科检查:颜面部散在分布米粒至花生大小的丘疹、结节。四肢、躯干散在分布直径约 1cm~4cm 的类圆形结节、脓肿,部分破溃,上覆脓性分泌物,皮温稍高(图 3-8-5,图 3-8-6)。

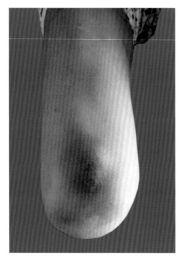

图 3-8-5　大腿圆形脓肿

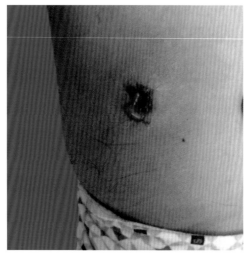

图 3-8-6　躯干脓肿破溃,形成溃疡

辅助检查:①CD4$^+$T 细胞计数为 4cells/μl;②下肢皮肤脓肿破溃处脓液培养:星型奴卡菌;血培养:马尔尼菲篮状菌;③胸部 CT 示:双肺纹理增多、模糊,双肺野散在点片状模糊影,考虑感染(图 3-8-7);④头颅 CT:考虑脑脓肿(图 3-8-8)。

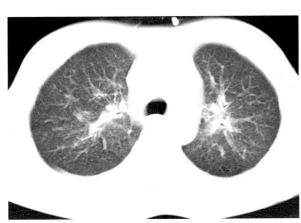

图 3-8-7　双肺 CT：双肺感染   图 3-8-8　头颅 CT：脑脓肿

诊断：①播散性奴卡菌病；②马尔尼菲篮状菌病；③艾滋病。

讨论：本病例患者发热，全身多发丘疹、结节及溃疡，皮损多形性，自觉症状明显，且进展迅速，患者既往患艾滋病，应考虑艾滋病合并机会性感染，经细菌学培养、影像学检查符合奴卡菌与马尔尼菲篮状菌共感染，本例罕见。奴卡菌病的发生和机体的免疫力有密切关系，艾滋病患者合并奴卡菌感染时，病程进展快，皮损重，可累及多器官，应及早进行 ART，重建免疫功能。本病例提示：艾滋病患者易合并细菌及真菌感染，并发难治性肺部感染伴皮下多发脓肿、溃疡时，需考虑奴卡菌病可能，进行相关检查以尽早确诊，提高诊治率。

（刘恒丽　魏沙沙）

第四章

梅毒

梅毒（syphilis）是由梅毒螺旋体（*treponema pallidum*）引起的一种慢性传染病，几乎可侵犯全身所有器官，临床表现极其复杂，主要通过性接触传播，也可通过母婴传播和血液传播。

梅毒螺旋体是小而细的螺旋状微生物，长 6~20μm，直径 0.1~0.18μm，有 6~14 个致密而规则的螺旋，因其不易被一般染色剂染色，又称苍白密螺旋体。梅毒患者是唯一传染源，梅毒螺旋体在宿主外无法长期生存，目前只能在家兔眼前房和睾丸中生长，煮沸、干燥、肥皂水及一般的消毒剂均可将其杀灭。

根据传染途径的不同把梅毒分为后天（获得性）梅毒和先天（胎传）梅毒。根据感染时间的长短又分为早期和晚期梅毒，感染时间在 2 年以内的称为早期梅毒（一、二期梅毒及早期潜伏梅毒），2 年以上的为晚期梅毒（三期梅毒及晚期潜伏梅毒）。早期梅毒传染性强、组织破坏性小；晚期梅毒传染性弱、组织破坏性大。梅毒感染后大部分时间处于无临床症状状态，称为潜伏梅毒。

梅毒的临床表现较为复杂。一期梅毒主要表现为硬下疳，即无痛性单发溃疡、基底清洁、触之软骨样硬度，出现于梅毒螺旋体侵入处。二期梅毒是梅毒螺旋体血行播散引起全身广泛性损害，此期皮损形态多样，常表现为泛发性、对称性，可模拟多种皮肤病，掌跖梅毒疹和扁平湿疣是二期梅毒常见的特征性皮疹，有重要的提示诊断意义。还可出现黏膜白斑、"虫蚀状"脱发等。三期梅毒皮损数目少，分布不对称，破坏性大，易形成溃疡并遗留瘢痕。特征性皮损是结节性梅毒疹、树胶肿，更易出现心血管梅毒和神经梅毒等严重内脏梅毒损害。神经梅毒表现为：无症状神经梅毒、脑膜神经梅毒、血管神经梅毒、脊髓痨、麻痹性痴呆等。心血管损害是造成梅毒患者死亡的主要原因，梅毒性主动脉炎是心血管梅毒的主要病变，可表现为主动脉瓣关闭不全、主动脉瘤、冠状动脉狭窄、心肌树胶肿等。

梅毒实验室检查的常用方法是梅毒血清试验，根据所用的抗原不同分为非梅毒螺旋体抗原血清试验（VDRL、RPR、TRUST 等）和梅毒螺旋体抗原血清试验（FTA-ABS、TPHA、TPPA 等）。对于普通梅毒患者，非梅毒螺旋体抗原血清实验在一期和三期梅毒滴度较低，而二期梅毒滴度最高，二期梅毒患者因抗体滴度过高亦可出现前带现象而使梅毒血清实验出现假阴性。皮肤组织病理检查：血管周围大量浆细胞浸润（图 4-0-1）具有提示诊断意义，免疫组化可进一步明确诊断，还可行暗视野显微镜、免疫荧光、银染等检查寻找梅毒螺旋体。神经梅毒实验室检查：脑脊液梅毒血清试验 VDRL、TPPA 阳性；脑脊液检查：白细胞计数 $\geq 5 \times 10^6$/L，蛋白量 >500mg/L，且无引起异常的其他原因。CT、MRI 有脑膜神经梅毒、血管神经梅毒、脊髓痨、麻痹性痴呆等影像学改变(图4-0-2)。心血管梅毒检查:听诊、心脏彩超及其他实验室指标。眼梅毒、运动系统梅毒检查:眼科检查、X片等。

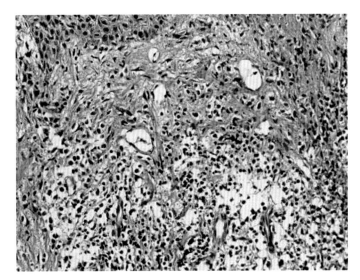

图4-0-1　真皮浅深层血管扩张,管周见淋巴细胞、组织细胞及浆细胞浸润
(HE×400)

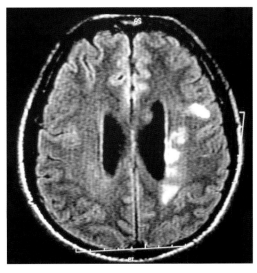

图4-0-2　头颅MRI:左侧侧脑室体部旁脑白质及左额叶皮髓质交界区片状高信号

梅毒脑脊液正常者治疗方案:早期梅毒:苄星青霉素G 240万U,肌注,1次;晚期梅毒:苄星青霉G 240万U,肌注,1次/周,连续3次。脑脊液异常者治疗方案:水剂青霉G 1800万~2400万U/日,静滴,300万~400万U/次,4小时1次,连续10~14日;替代方案:普鲁卡因青霉素G 240万U/日,肌注,1次/日,同时口服丙磺舒0.5g,4次/日,连续10~14日。对青霉素过敏者:头孢曲松2g,静滴,连续10~14日。

近年来随着梅毒和艾滋病发病率的逐年攀升,梅毒和HIV/AIDS均为常见的性传播疾病,两者有相同的高危人群及传播途径,临床上存在大量HIV/AIDS合并梅毒的患者,因此了解此类患者的临床特点和诊治具有重要意义。

梅毒和艾滋病相互促进传播和加速彼此病程进展,机制具体如下:①皮肤黏膜屏障破坏一期、二期梅毒导致的生殖器溃疡,使生殖器部位黏膜屏障受损,是HIV感染人体的入侵部位。②梅毒皮损部位的炎性细胞是HIV感染的靶细胞,生殖器部位硬下疳、扁平湿疣等皮损有CD4⁺T细胞和CD68⁺巨噬细胞等细胞的浸润,是HIV感染的靶细胞。HIV包膜糖蛋白gp120、gp41与靶细胞上的CD4分子、辅助受体(CCR5或CXCR4)结合,将病毒包膜与靶细胞膜拉近并发生融合,完成病毒进入宿主细胞的感染过程,因此梅毒可促进HIV的传播。感染了HIV的免疫细胞受梅毒螺旋体刺激后,导致HIV复制增加,生殖道排出HIV量增加。③梅毒与艾滋病加速彼此病程进展HIV/AIDS合并梅毒时,梅毒螺旋体抗原刺激被HIV感染的T淋巴细胞,使HIV复制增加,病毒载量升高,CD4⁺T细胞数量下降,机会性感染风险增高,梅毒加速了艾滋病病程的进展。HIV感染人体后导致的免疫抑制,使梅毒螺旋体在体内清除困难,加速了梅毒的自然病程。

HIV/AIDS合并梅毒可改变梅毒的自然病程,可迅速由一期梅毒进展到三期梅毒,易复发。多数HIV/AIDS患者罹患梅毒的临床表现与普通梅毒患者类似,早期以皮肤黏膜损害为主,晚期除皮肤黏膜损害外以内脏损害为主。HIV/AIDS患者皮损可不典型,一期硬下疳多发,二期梅毒合并HIV/AIDS进展期和艾滋病期易发生恶性梅

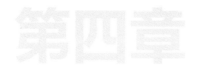
毒,表现为脓疱性梅毒疹、蛎壳状梅毒疹,易出现眼、神经、心血管系统等损害。一期与二期梅毒皮损表现可重叠。三期梅毒以内脏梅毒如神经、心血管梅毒损害为突出表现。神经梅毒:梅毒合并 HIV/AIDS 早期即可发生神经梅毒,这与 HIV 感染造成的宿主免疫抑制有关,梅毒螺旋体体内清除困难,且 HIV 能感染神经胶质细胞,破坏人体血脑屏障,使梅毒螺旋体更易透过血脑屏障而发生神经梅毒。HIV/AIDS 合并梅毒时发生神经梅毒的几率显著增高,但神经梅毒的诊断困难,特别是无症状神经梅毒,原因是:①HIV 感染本身可使脑脊液中的淋巴细胞和蛋白质增高;②在 CD4$^+$T 细胞极低时,脑脊液中的淋巴细胞和蛋白质也可表现为正常;③脑脊液 VDRL 特异性强,但敏感性低,尤其是 CD4$^+$T 细胞计数 ≤ 200cells/μl 的 AIDS 患者,脑脊液 VDRL 的阳性率显著低于 CD4$^+$T 细胞计数 >200cells/μl 的患者。眼梅毒:各期梅毒均可发生眼部损害。HIV/AIDS 合并梅毒时发生眼梅毒的几率较高,高病毒载量和免疫功能受损是发生眼梅毒的主要危险因素,临床上主要表现为严重的葡萄膜炎和玻璃体炎,同时非梅毒螺旋体抗原血清试验滴度可能较高,还可伴发神经梅毒。心血管梅毒:梅毒合并 HIV/AIDS 早期即可有主动脉炎改变,通常无症状,需通过心脏听诊、影像学检查如 CT、MRI 进行诊断。梅毒性关节炎:可发生于早晚期梅毒。关节炎可作为 HIV/AIDS 合并梅毒的早期运动系统损害,颅骨骨炎是 HIV/AIDS 的特征性表现。

HIV/AIDS 合并梅毒患者约 11% 可发生非梅毒螺旋体抗原血清试验假阳性,一般滴度较低,阳性持续时间短,通过梅毒螺旋体抗原血清试验阴性可鉴别。此外,HIV/AIDS 晚期由于细胞免疫功能低下及体液免疫功能障碍,针对梅毒螺旋体产生的抗体下降,导致非梅毒抗原血清试验阳性结果延迟出现或假阴性。当 HIV/AIDS 出现特征性梅毒损害,而梅毒血清实验结果不符时,可进行组织病理检查、免疫组化,必要时行暗视野显微镜、免疫荧光、银染等检查寻找梅毒螺旋体。

梅毒合并 HIV/AIDS 患者均应常规检查脑脊液以排除神经梅毒,治疗同普通梅毒患者。HIV/AIDS 患者治疗梅毒时更易出现吉海氏反应,且梅毒复发的风险更高。治疗后非梅毒螺旋体抗原血清试验滴度下降的速度较慢,治疗后 6 个月内滴度不能下降 ≥ 4 倍,不应认为其治疗失败。此外,在驱梅治疗基础上适时进行 ART 可改善临床预后。

HIV/AIDS 合并梅毒患者随访与管理:①HIV/AIDS 患者应常规进行梅毒血清学筛查,反之梅毒患者也应行 HIV 抗体筛查;②常规梅毒血清学检查难以确诊时,可行组织病理、暗视野显微镜、PCR 检查等;③梅毒合并 HIV/AIDS 患者,应作脑脊液检查、心脏彩超、影像学及眼科检查,以排除神经梅毒、眼梅毒、心血管梅毒、骨梅毒等内脏梅毒;④需对患者进行更为密切监测及定期随访,建议每 3 月随访 1 次或根据临床表现增加随访次数。

(李玉叶　伦文辉)

病　例

病例 1　以阴茎多发硬下疳为诊断线索的 HIV 感染

患者,男性,31 岁,未婚。

主诉:阴茎多发溃疡 2 周。

现病史:患者 2 周前阴茎出现多个绿豆大小水肿性红斑,皮损扩大并形成浅溃疡,表面少许稀薄分泌物,无自觉症状。

既往史:无特殊。

个人史: 不洁性行为史。

全身体格检查: 无特殊。

皮肤科专科检查: 阴茎、冠状沟可见数个直径为 0.5cm～1.5cm 大小浅溃疡,表面少许稀薄分泌物,触之软骨样硬度(图 4-0-3)。

辅助检查: ①HIV 抗体(+);②CD4+T 细胞计数为 347cells/μl;③梅毒血清学试验:TPPA(+),TRUST 1:8;④HSV-DNA(－)。

诊断: ①一期梅毒;②HIV 感染。

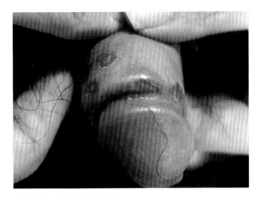

图 4-0-3 阴茎多发溃疡

讨论: 本例皮损为阴茎多发溃疡,表面清洁,软骨样硬度,患者有不洁性行为史,梅毒血清学检测 TPPA(+)、TRUST 1:8,结合 HIV 抗体(+),为 HIV 感染合并一期梅毒。一般情况,硬下疳多为单发,本例为多发硬下疳,多见于 HIV/AIDS 患者。对于多发性硬下疳患者,除了行梅毒血清学试验检测外,应常规筛查 HIV 抗体,即使二者均为阴性,为避免漏诊需隔期复查。

(李玉叶 王红梅)

病例 2 以肛周硬下疳为线索诊断 HIV 感染

患者,男性,25 岁,未婚。

主诉: 肛周溃疡 20 余天。

现病史: 患者 20 余天前肛周出现一豌豆大小溃疡,无自觉症状。曾诊为"痔疮",外搽"痔疮膏"无显效。

既往史: 无特殊。

个人史: 同性性行为史。

全身体格检查: 无特殊。

皮肤科专科检查: 肛门左侧见一 1cm×1cm 大小溃疡,表面少量清亮渗液,触之软骨样硬度(图 4-0-4)。

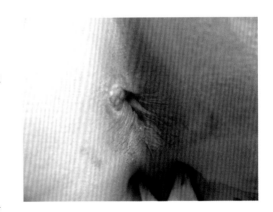

图 4-0-4 肛周 1cm×1cm 大小溃疡

辅助检查: ①HIV 抗体(+);②CD4+T 细胞计数为 452cells/μl;③梅毒血清学试验:TPPA(+),TRUST 1:2。

诊断: ①一期梅毒;②HIV 感染。

讨论: 本例患者表现为肛门溃疡,曾诊为"痔疮",但皮损触之软骨样硬度,具有典型硬下疳特点,并有同性性行为史,HIV 抗体阳性,诊断为 HIV 感染合并一期梅毒。硬下疳常见于外生殖器,肛交性行为者则可见于肛周及直肠。对于特殊部位(如肛周、口腔等)的皮损,应仔细询问性行为方式,有肛交、口交等高危性行为者,及时进行 HIV、梅毒及其他性病相关检查。

(李玉叶 曹应葵)

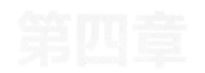
病例3 以扁平湿疣为诊断线索发现老年女性HIV感染

患者,女性,61岁,已婚。

主诉:会阴及肛周红斑、浸润性斑块伴痒1个月。

现病史:患者1月前不明诱因于会阴部、肛周出现红斑、丘疹,渐融合成浸润性斑块,自觉轻度瘙痒。曾诊为"湿疹",外用糖皮质激素软膏无明显改善。

既往史:无特殊。

个人史及婚姻史:配偶有多次婚外不洁性行为史,配偶HIV抗体(+),CD4$^+$T细胞计数为399cells/μl;TPPA(+),TRUST 1:32。

全身体格检查:无特殊。

皮肤科专科检查:会阴区、肛周、骶尾部见直径为0.4~5cm大小浸润性红斑,表面湿润(图4-0-5)。

辅助检查:①HIV抗体(+);②CD4$^+$T细胞计数为467cells/μl;③梅毒血清学试验:TPPA(+),TRUST 1:128。

诊断:①二期梅毒;②HIV感染。

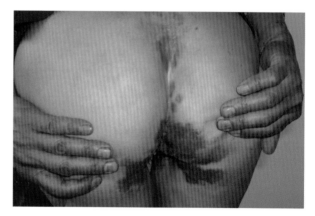

图4-0-5 肛周、骶尾部红斑、斑块

> **讨论:**本例患者为老年女性,表现为会阴区、肛周浸润性斑块,梅毒血清学试验阳性,符合扁平湿疣,查HIV抗体(+),诊断为HIV感染合并二期梅毒。虽然患者无婚外不洁性行为史,但配偶有婚外不洁性行为史,且HIV抗体(+)、TPPA(+)、TRUST(+),故患者梅毒、HIV感染由其配偶传染。老年人群的性安全往往被家庭和社会所忽略,老年人的婚外性伴多文化程度低,缺乏安全性行为知识,是艾滋病、梅毒及其他性传播疾病的高危人群,值得全社会关注。

(龙恒)

病例4 以神经损害的二期梅毒为诊断线索的艾滋病

患者,男性,24岁,未婚。

主诉:躯干、四肢反复丘疹、斑块、鳞屑3个月。

现病史:3个月前不明诱因躯干、四肢出现散在红色丘疹、斑块,表面覆厚层鳞屑,无自觉症状,未予诊治,部分皮疹可自行消退,遗留色素沉着斑,皮疹反复发作。5天前出现右眼视力下降,眼前黑影,突发性双下肢无力,排尿、排便困难。

既往史:无特殊。

个人史:不洁性行为史。

全身体格检查:神清,精神差。言语流利,理解力、定向力尚可。左侧瞳孔反射延迟,右侧瞳孔反射消失,颈部抵抗。左下肢肌力2~3级,右下肢肌力2级,右下肢巴宾斯基征阳性。

皮肤科专科检查：躯干、四肢见泛发性散在大小不等暗红色丘疹、斑块，上覆黏着性鳞屑，Auspitz 征阴性（图 4-0-6）。

辅助检查：①HIV 抗体（+）；②CD4+T 细胞计数为 72cells/μl；③梅毒血清学试验：TPPA（+），TRUST 1:64；④脑脊液 TPPA（+），脑脊液 VDRL 1:8；脑脊液常规：白细胞数 0.11×10^9/L；脑脊液生化：蛋白 122×10^3mg/L；⑤病理检查示：表皮轻度角化过度，真皮小血管周围可见淋巴细胞、浆细胞、中性粒细胞浸润。⑥肌电图：考虑神经源性肌纤维损伤。

诊断：①二期梅毒；②神经梅毒；③艾滋病。

治疗：水剂青霉素治疗 2 周后，患者视力下降及四肢无力逐渐好转，皮损部分消退。

讨论：该例患者表现为丘疹、斑块，表面覆厚层鳞屑，类似银屑病样皮损，近期尚出现视力下降，双下肢无力及大小便困难，水剂青霉素治疗后患者皮疹及神经受累症状明显改善，结合梅毒血清学及脑脊液检查，符合二期梅毒及神经梅毒。梅毒合并艾滋病患者，梅毒皮损可不典型，病程进展快，并可有神经、眼梅毒等内脏梅毒的表现，因此需行脑脊液梅毒血清试验、眼科相关等检查，排除包括神经梅毒的内脏梅毒。

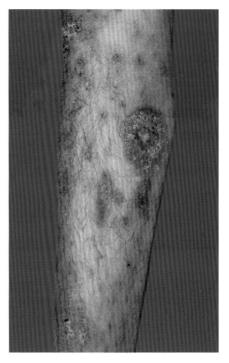

图 4-0-6　小腿暗红色鳞屑性丘疹、斑块

（闫桢桢　高艳青）

病例 5　以银屑病样二期梅毒疹为诊断线索的 HIV 感染

患者，男性，24 岁，未婚。

主诉：全身反复鳞屑性红斑、丘疹 1 年余，再发加重 1 个月。

现病史：1 年前不明诱因双手背出现少量散在鳞屑性红斑、丘疹，自觉轻度瘙痒。皮损逐渐累及躯干、四肢，持续 1~2 月自行消退，反复发作，曾在院外诊断为"银屑病"，疗效不佳。1 个月前皮疹复发增多，累及面颈、生殖器部位，自觉轻度瘙痒。

既往史：无特殊。

个人史：同性性行为史。

全身体格检查：无特殊。

皮肤科专科检查：面颈、躯干、四肢见散在或密集多发铜红色鳞屑性丘疹、斑块，Auspitz 征阴性，阴囊、阴茎可见多发性红斑、糜烂及少许渗液（图 4-0-7~图 4-0-9）。

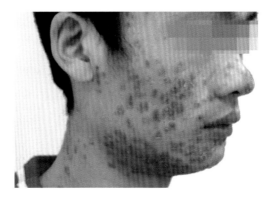

图 4-0-7　面颈部多发鳞屑性红斑、丘疹

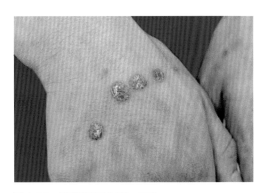

图 4-0-8　手背鳞屑性红斑、丘疹

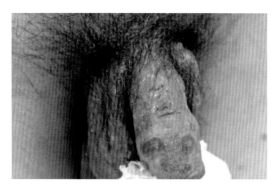

图 4-0-9　生殖器多发鳞屑性红斑、糜烂

辅助检查：①HIV 抗体（+）；②CD4$^+$T 细胞计数为 398cells/μl；③梅毒血清学试验：TPPA（+），TRUST 1∶32。

诊断：①二期梅毒；②HIV 感染。

（刘静　伦文辉）

病例 6　HIV 感染并点滴型银屑病样二期梅毒

患者，男性，24 岁，未婚。

主诉：躯干、四肢丘疹、斑块伴痒 2 个月。

现病史：患者 2 个月前不明诱因双上肢出现散在红色丘疹，上覆少许鳞屑，自觉瘙痒，皮损增多、扩大，部分形成斑块，表面破溃结痂。

既往史：1 个月前查 HIV 抗体（+），CD4$^+$T 细胞计数为 305cells/μl，未行 ART。

个人史：同性性行为史。

全身体格检查：无特殊。

皮肤科专科检查：躯干、四肢见泛发性红色丘疹、斑块，上覆黏着性鳞屑，Auspitz 征阴性。

右上臂可见一硬币大斑块，表面坏死覆黑色厚痂（图 4-0-10，图 4-0-11）。

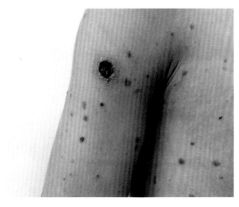

图 4-0-10　右上臂红色丘疹、斑块，个别皮损中央坏死

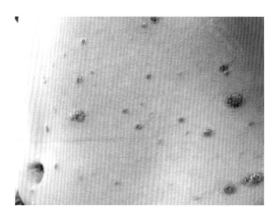

图 4-0-11　左侧腰部散在红色鳞屑性丘疹、斑块

辅助检查:①CD4$^+$T 细胞计数为 260cells/μl;②病毒载量:20 045copies/ml;③梅毒血清学试验:TPPA(+),TRUST 1:32;④组织病理示:表皮突下延,真皮乳头血管增生、扩张,内皮细胞肿胀,浅层血管周围可见密集淋巴细胞、浆细胞、组织细胞浸润。

诊断:①二期梅毒;②HIV 感染。

(闫桢桢　高艳青)

> **讨论**:上述两例患者表现为鳞屑性红斑、丘疹、斑块,类似银屑病样皮损。梅毒可"模拟"多种皮肤病,其中银屑病、玫瑰糠疹样皮疹最为常见,因此如患者突然出现全身鳞屑性红斑、丘疹、斑块,结合病史,需筛查梅毒。由于梅毒和艾滋病有相同的高危人群和传播途径,例 6 患者患梅毒后查出 HIV 感染,提示梅毒患者应常规筛查 HIV 抗体。此外,银屑病皮疹一般不发生于面部,而梅毒常伴有掌跖及外生殖器部位损害,临床医生在诊治过程中需进行详细的体格检查。

(李玉叶　孙东杰)

病例 7　以结节性二期梅毒疹为线索诊断 HIV 感染

患者,男性,33 岁,未婚。

主诉:颜面、胸部结节 1 个月。

现病史:1 个月前面部、前胸散在出现黄豆至花生大小紫红色结节,皮损数目逐渐增多,无明显自觉症状。

既往史:无特殊。

个人史:同性性行为史。

全身体格检查:无特殊。

皮肤科专科检查:面部多发黄豆至花生大小紫红色结节,表面光亮,质韧(图 4-0-12,图 4-0-13)。

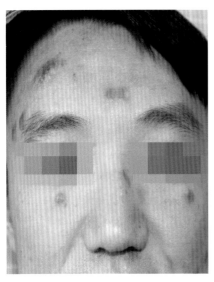

图 4-0-12　面部多发红色结节

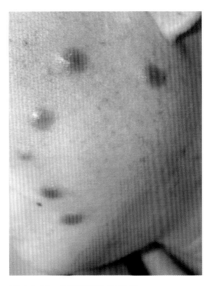

图 4-0-13　面部多发红色结节

辅助检查:①HIV 抗体(+);②CD4$^+$T 细胞计数为 407cells/μl;③梅毒血清学试验:TPPA(+),TRUST 1:8;④组织病理检查:表皮及皮下组织,真皮层内大量淋巴、浆细胞为主的炎细胞浸润。

诊断:①二期梅毒;②HIV 感染。

> **讨论**:本例患者为同性性行为者,皮损主要为面部数个结节,无自觉症状,皮损组织病理真皮内大量浆细胞浸润,结合梅毒血清学试验阳性诊断二期梅毒(结节性梅毒疹),结节性梅毒疹皮损在二期梅毒中相对少见,在 HIV 感染者的梅毒患者中发病情况具体不明,且易被误诊为淋巴细胞浸润症、瘢痕等其他疾病。临床医生遇到类似可疑皮损或症状时,需结合病史、梅毒血清学检查及组织病理,以明确诊断。

(汪晓丹 高艳青)

病例 8 HIV 感染并斑丘疹型的二期梅毒

患者,男性,28 岁,未婚。

主诉:躯干、四肢斑丘疹 10 天。

现病史:患者 10 天前不明诱因躯干、四肢、掌跖出现密集绿豆大小红色斑丘疹,无自觉症状。

既往史:6 年前发现 HIV 抗体(+),多次梅毒血清实验为阴性,CD4$^+$T 细胞计数 25cells/μl,已行 ART,半年前查 CD4$^+$T 细胞计数 435cells/μl。

个人史:同性性行为史。

全身体格检查:无特殊。

皮肤科专科检查:躯干、四肢、双手掌及双足跖见散在的粟粒至绿豆大小砖红色斑丘疹(图 4-0-14,图 4-0-15)。

辅助检查:①CD4$^+$T 细胞计数为 671cells/μl;②梅毒血清学试验:TPPA(+),TRUST 1:32。

诊断:①二期梅毒;②HIV 感染。

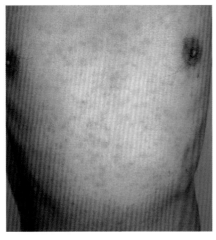

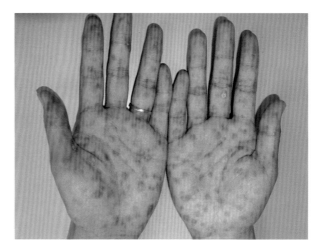

图 4-0-14 躯干散在斑丘疹　　　　图 4-0-15 双手掌斑丘疹

> 讨论:本例患者表现为躯干、四肢、掌跖泛发斑丘疹,结合梅毒血清学试验,符合二期梅毒。该患者6年前确诊艾滋病,当时多次梅毒血清实验均为阴性,但由于患者为同性性行为者,持续存在高危性行为,为HIV/AIDS后感染梅毒。对于HIV感染及梅毒患者要进行健康教育,每次性行为使用安全套,避免传染他人或感染其他性病。

（李玉叶　杨璐桧）

病例9　HIV感染并梅毒血清试验异常的二期梅毒

患者,男性,43岁,已婚。

主诉:掌跖鳞屑性红斑、丘疹、斑块伴痒3个月。

现病史:患者3个月前双手掌、双足跖不明诱因散在出现少数米粒大小暗红斑、丘疹。皮损逐渐增多,扩大,部分形成斑块,并出现鳞屑,自觉轻度瘙痒。同时躯干也散在出现红色斑疹、丘疹。曾在外院就诊,查TRUST阴性,诊断为"过敏性皮炎"并予治疗,无好转。

既往史:24年前患"肺结核",5年前发现HIV抗体(+),梅毒血清试验(-),CD4$^+$T细胞计数为240cells/μl,已行ART。

个人史:同性性行为史。

皮肤科专科检查:双手掌及双足跖见散在直径为0.5~1cm砖红色斑疹、丘疹,斑块,部分融合,皮损边缘覆领圈样鳞屑。躯干见少许散在红色斑疹、丘疹(图4-0-16,图4-0-17)。

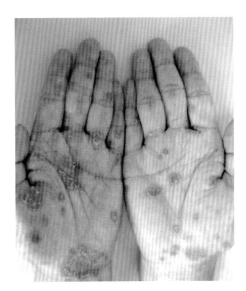

图4-0-16　掌部砖红色斑疹、斑块、鳞屑

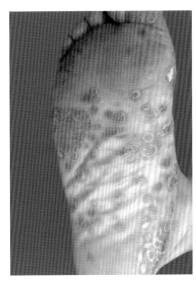

图4-0-17　足跖砖红色斑疹、斑块、鳞屑

辅助检查:①CD4$^+$T细胞计数为488cells/μl;②梅毒血清学试验:TPPA(+),TRUST梯度稀释至1:64均为阴性,3个月后TPPA(+),TRUST 1:1;9个月后TPPA(+),TRUST 1:1;24个月后TPPA(+),TRUST(-);③组织

病理检查:真皮浅深层血管扩张,血管周围见淋巴细胞、组织细胞及浆细胞浸润。

诊断:①二期梅毒;②HIV感染。

治疗:予苄星青霉素肌注,1月后部分皮损消退,遗留褐色色素沉着斑(图4-0-18,图4-0-19)。3个月皮疹完全消退,随访24个月皮损无复发。

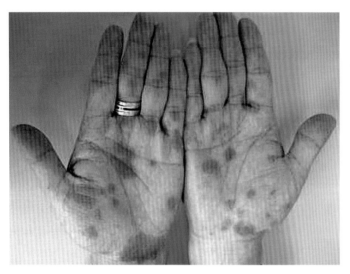

图4-0-18　掌部暗红斑

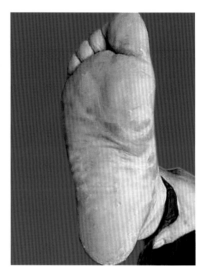

图4-0-19　足跖暗红斑

　　讨论:一般情况下,二期梅毒TPPA及TRUST试验100%阳性。本例HIV感染者为同性性行为者,皮损主要发生在掌跖部位,具有特征性的二期梅毒掌跖损害表现,但TRUST阴性,经血清梯度稀释后TRUST结果仍为阴性,排除了前带现象,与艾滋病患者细胞免疫功能极为低下及体液免疫功能障碍有关,无法产生足够梅毒螺旋体抗体,故即使有二期梅毒的典型皮损,TRUST出现阴性结果。治疗3月后由于患者免疫功能部分重建,机体产生针对梅毒螺旋体的抗体,此时TRUST变为阳性,即非梅毒螺旋体抗原血清实验延迟出现,临床上需多次长时间追踪观察梅毒血清学变化,此外,大部分梅毒患者经苄星青霉素治疗后1月皮疹可完全消退,该患者治疗后1个月好转,3个月后完全消退,且TRUST在24个月后转阴,说明治疗有效,对于HIV感染合并梅毒患者治疗后皮损短时间内不消退,不能判定治疗失败,需长时间随访。

(邹燕　王红梅)

病例10　HIV感染并脓疱性梅毒疹

患者,男性,24岁,未婚。

主诉:全身丘疹、脓疱1个月。

现病史:患者1个月前不明诱因掌跖、面部出现数枚类圆形红色丘疹、脓疱,表面渗出结痂,后累及躯干、四肢,部分皮损表面有领圈样鳞屑,无自觉症状。

既往史:1年前发现HIV抗体(+),梅毒血清学阴性;3周前查CD4$^+$T细胞计数681cells/μl,未行ART。

个人史:不洁性行为史。

全身体格检查:无特殊。

皮肤科专科检查:全身散在分布圆形或类圆形红色丘疹、脓疱,部分有领圈样鳞屑(图4-0-20)。

辅助检查:①CD4$^+$T细胞计数为270cells/μl;②梅毒血清学试验:TPPA(+),TRUST 1:64;③脑脊液TPPA(−),脑脊液TRUST(−),脑脊液VDRL(−)。

诊断:①二期梅毒;②HIV感染。

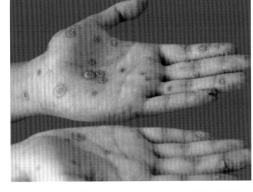

图4-0-20　双手掌红丘疹、脓疱,部分表面领圈样鳞屑

讨论:本例患者全身泛发红斑,表面有领圈样鳞屑,为典型的二期梅毒疹表现,同时掌跖部皮损为脓疱,结合梅毒血清学检查阳性提示脓疱性梅毒。脓疱性二期梅毒疹临床较为少见,通常见于免疫抑制或免疫缺陷者。该患者1年前确诊艾滋病时,梅毒血清试验阴性,目前出现二期梅毒脓疱疹且TRUST 1:64,提示近期感染梅毒,或较早感染因免疫抑制使梅毒螺旋体抗体延迟反应,因此对HIV感染者应动态检测梅毒血清学抗体,并加强其性病艾滋病的健康教育,避免再次感染或传染他人。

(周平玉)

病例11　HIV感染并虫蚀样脱发的二期梅毒

患者,男性,28岁,未婚。

主诉:头发片状脱落1个月。

现病史:1个月前不明诱因枕部头皮出现大小不等椭圆形或不规则形脱发斑,面积不断扩大,数量增多,无自觉症状。

既往史:7年查HIV抗体(+);3年前开始ART,当时梅毒血清学试验阴性。

个人史:长期有同性性行为史。

全身体格检查:无特殊。

皮肤科专科检查:枕部头皮见大小不等椭圆形或不规则形脱发斑,部分呈虫蚀样(图4-0-21)。

辅助检查:①CD4$^+$T细胞计数为670cells/μl;②梅毒血清学试验:TPPA(+),TRUST:1:8;③脑脊液TPPA(+),脑脊液VDRL 1:1;④脑脊液常规:无色清亮脑脊液,潘氏试验阳性,白细胞计数10×10^6/L;⑤脑脊液生化:葡萄糖1.7mmol/L,氯化物116.9mmol/L,蛋白750mg/L。

诊断:①二期梅毒;②神经梅毒;③HIV感染。

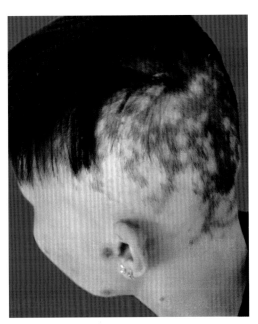

图4-0-21　枕部头皮多发大小不一脱发斑

> 讨论:该例患者表现为枕部头皮椭圆形或不规则形脱发斑,部分呈虫蚀样外观,需排外斑秃,结合艾滋病史和长期有同性性接触等相关性病传播的高危因素,需考虑梅毒性脱发。同时脑脊液梅毒血清学检查为阳性,诊断HIV感染合并神经梅毒。梅毒性脱发因梅毒螺旋体入侵毛囊漏斗下部至峡部稍上方的外毛根鞘处,不侵入毛乳头,因此常表现为不完全性虫蚀样脱发,见于二期梅毒。虫蚀样脱发是梅毒性脱发的典型表现,具有提示意义,同时该患者梅毒累及神经系统,普通梅毒患者神经受累常见于晚期,而艾滋病患者在梅毒早期即可发生神经系统损害。

(张云桂)

病例 12 HIV 感染并结节样及斑丘疹型二期梅毒疹

患者,男性,32 岁,未婚。

主诉:躯干、四肢红斑、丘疹、结节 10 天。

现病史:患者 10 天前不明诱因胸部出现数个境界清楚的红斑、丘疹,无自觉症状,未处理,后皮疹渐增多,累及躯干、四肢,同时右侧腹股沟出现 1cm×2.5cm 结节,无自觉症状。

既往史:2 年前 HIV 抗体(+),CD4$^+$T 细胞计数为 300cells/μl,已行 ART。

个人史:同性性行为史。

全身体格检查:左侧腹股沟淋巴结肿大。

皮肤科专科检查:躯干见散在多发粟粒至黄豆大小红斑、丘疹,表面光滑;左侧腹股沟见 2.5cm×1cm 暗红结节,质韧(图 4-0-22,图 4-0-23)。

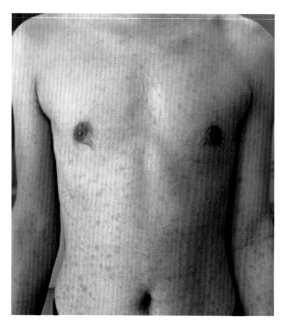

图 4-0-22 躯干部散在红斑、丘疹

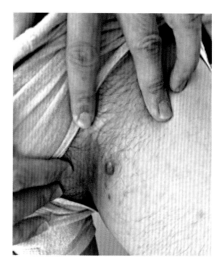

图 4-0-23 腹股沟结节

辅助检查:①CD4$^+$T 细胞计数为 405cells/μl;②梅毒血清学试验:TPPA(+),TRUST 1:32;③组织病理检查:(1)躯干:真皮浅层血管周围可见少量淋巴细胞、浆细胞浸润.(2)腹股沟结节:皮突下延,真皮可见大量以浆细胞为主的炎细胞浸润。

诊断:①HIV 感染;②二期梅毒。

(翁文佳　高艳青)

病例 13　HIV 感染并多形态皮损的二期梅毒

患者,男性,42 岁,未婚。

主诉:躯干、四肢泛发性红斑,肛周扁平丘疹、斑块 1 个月。

现病史:患者 1 个月前不明诱因躯干、四肢出现泛发密集分布的红斑,同时肛周出现散在分布的多个扁平丘疹、斑块,表面湿润,部分皮损表面糜烂,无自觉症状。

既往史:2 年前查 HIV 抗体(+),CD4$^+$T 细胞计数为 178cells/μl,已行 ART。当时梅毒血清学试验阴性。

个人史:同性性行为史。

全身体格检查:无特殊。

皮肤科检查:躯干、四肢密集分布淡红斑,掌跖部见相同皮损;肛周多个黄豆至鸽蛋大小扁平丘疹、斑块,表面湿润,部分表面糜烂(图 4-0-24,图 4-0-25,图 4-0-26)。

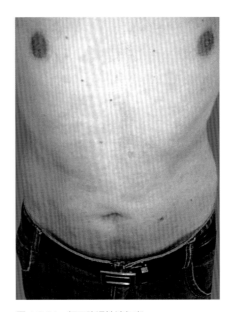

图 4-0-24　躯干弥漫性淡红斑

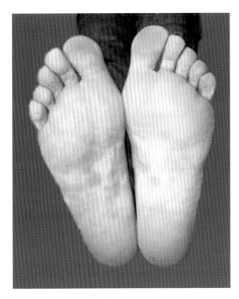

图 4-0-25　掌跖暗红斑

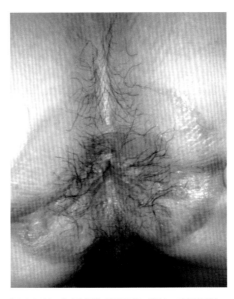

图 4-0-26　肛周多发扁平丘疹、斑块,表面湿润

辅助检查:①CD4⁺T 细胞计数为 363cells/μl;②肛周皮损梅毒螺旋体暗视野显微镜检查阳性;③梅毒血清学试验:TPPA(+),TRUST 1:64。

诊断:①二期梅毒;②HIV 感染。

(王红梅)

病例 14　HIV 感染并伴神经损害的多形态皮损的二期梅毒

患者,男性,24 岁,未婚。

主诉:全身红斑,肛周扁平丘疹 2 周,头痛 2 天。

现病史:患者 2 周前不明诱因出现躯干、四肢散在砖红色斑疹,同时肛周出现多个粟粒至花生大小扁平丘疹,表面湿润、糜烂,无自觉症状。2 天前出现头痛,为持续性钝痛。

既往史:半年前发现 HIV 抗体(+),未行 ART。3 年前患有"慢性乙型病毒性肝炎"。

个人史:同性性行为史。

全身体格检查:颈部抵抗,颈部淋巴结肿大,其余无特殊。

皮肤科专科检查:躯干、四肢见散在砖红色斑疹,双手足、掌跖部分皮疹上覆领圈样鳞屑。肛周见多个扁平丘疹,表面湿润、糜烂(图 4-0-27、图 4-0-28、图 4-0-29)。

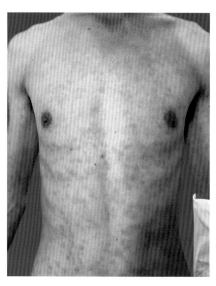

图 4-0-27　躯干散在砖红色斑疹

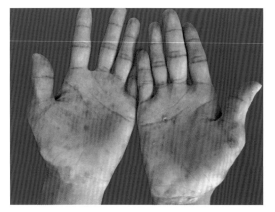

图 4-0-28　掌部砖红色斑疹,部分表面领圈样鳞屑

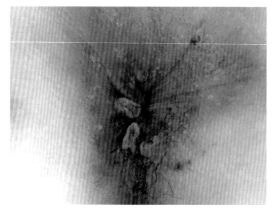

图 4-0-29　肛周扁平丘疹,表面湿润、糜烂

辅助检查:①CD4⁺T 细胞计数:341cells/μl;②梅毒血清学试验:TP-Ab(+),TPPA(+)、TRUST:1:32 ;③脑脊液 TPPA(+),脑脊液 TRUST 1:1,脑脊液 VDRL 1:1。④脑脊液常规:压力 180mmH₂O,潘氏试验阳性,白细胞计数:5×10⁶/L;脑脊液生化:蛋白 700mg/L;⑤头颅 MRI 平扫:未见异常。

诊断:①二期梅毒;②神经梅毒;③HIV 感染。

(张建波)

讨论：病例12躯干泛发性红斑、丘疹，孤立结节，无自觉症状，皮损多形态，需警惕二期梅毒损害。病例13患者2年前确诊为艾滋病，当时梅毒血清检测为阴性，近1个月来躯干、掌跖出现对称性暗红斑，肛周扁平丘疹、斑块，有多种二期梅毒疹表现，其中扁平湿疣及掌跖皮损为特征性损害，具有提示诊断意义，再次检测梅毒血清试验阳性。例14患者除了有全身、掌跖梅毒疹、肛周扁平湿疣外尚有神经梅毒表现，说明二期梅毒即可有神经损害。3例患者近期仍有无保护的同性性行为，提示对这类患者需加强宣传教育，并需动态监测梅毒等其他性传播疾病。患者出现泛发全身皮疹而无自觉症状者，需检查掌跖部位及肛周，以及时发现合并感染，特别是有同性性行为者，需动态进行皮疹和梅毒血清学检查。

（李玉叶　董天祥）

病例15　HIV感染并蛎壳样梅毒疹

患者，男性，23岁，未婚。

主诉：全身红色结节、斑块、溃疡1个月。

现病史：1个月前患者不明诱因出现面部、双上肢红色结节、斑块，表面破溃结厚痂。皮疹迅速增大、增多，累及躯干、下肢，尤以左上肢文身部位为多，无自觉症状。外用糖皮质激素无效。

既往史：5年前发现HIV抗体（＋），未行ART。左上肢文身1年。

个人史：无特殊。

全身体格检查：无特殊。

皮肤科专科检查：全身散在类圆形暗红色结节、斑块，表面破溃，覆白色或污褐色蛎壳样厚痂，部分皮损周边见红晕。左上肢文身部位皮损密集分布，部分融合。掌跖部未见皮疹（图4-0-30，图4-0-31）。

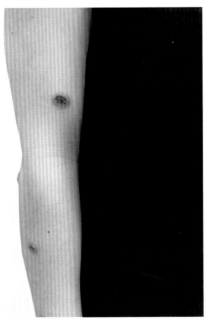
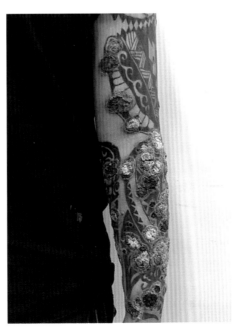

图4-0-30　右上肢结节、溃疡

图4-0-31　左上肢文身处结节、溃疡，表面结蛎壳样厚痂

辅助检查:①CD4$^+$T 细胞计数为 413cells/μl;②梅毒血清学试验:TPPA(+),TRUST 1:32,FTA-ABS-IgG(+),FTA-ABS-IgM(+)。

诊断:①二期梅毒;②HIV 感染。

(刘静 伦文辉)

病例 16 以蛎壳样梅毒疹为线索诊断 HIV 感染

患者,男性,28 岁,未婚。

主诉:躯干、四肢结节伴痒 2 个月。

现病史:2 个月余前不明诱因出现躯干、四肢散在红色丘疹、结节,皮疹迅速增大、增多,部分皮疹表面出现破溃结痂,自觉瘙痒。

既往史:无特殊。

个人史:同性性行为史。

全身体格检查:无特殊。

皮肤科专科检查:躯干、四肢散在绿豆至鸽蛋大小红色结节,部分皮损表面覆灰褐色蛎壳样厚痂(图 4-0-32,图 4-0-33)。

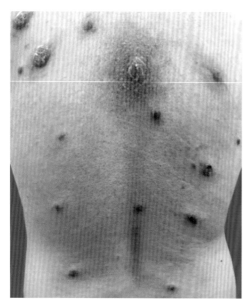
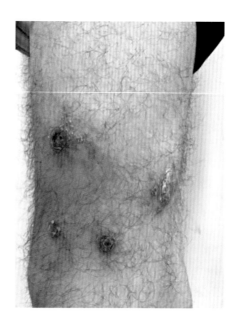

图 4-0-32 躯干丘疹、结节、斑块,表面蛎壳样厚痂　　图 4-0-33 右下肢结节、斑块,表面蛎壳样厚痂

辅助检查:①HIV 抗体(+);②CD4$^+$T 细胞计数为 313cells/μl,病毒载量 100 216copies/ml;③梅毒血清学试验:TPPA(+),TRUST 1:4,FTA-ABS-IgG(+),FTA-ABS-IgM(+)。

诊断:①二期梅毒;②HIV 感染。

(刘静 伦文辉)

病例 17 HIV 感染并蛎壳样梅毒疹

患者,男性,33 岁,未婚。

主诉:面部多发红色结节 1 个月。

现病史:1 个月前不明诱因出现颜面部散在数个丘疹、结节,皮损逐渐扩大并自行破溃,自觉轻微疼痛。

既往史:2 个月前查 HIV 抗体(+),未行 ART。

个人史:同性性行为史。

全身体格检查:无特殊。

皮肤科专科检查:颜面部散在多个圆形及椭圆形红色丘疹、结节,部分皮损表面见黑色厚痂(图 4-0-34,图 4-0-35)。

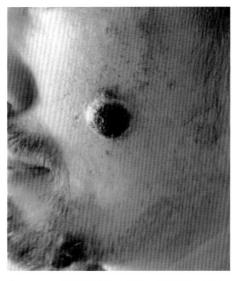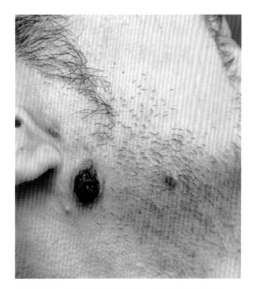

图 4-0-34　左侧面颊部红色结节、表面结黑色厚痂　　图 4-0-35　右侧下颌红色结节,表面结黑色厚痂

辅助检查:①CD4$^+$T 细胞计数为 506cells/μl;②梅毒血清学试验:TPPA(+),TRUST 1:32,FTA-ABS IgG(+),FTA-ABS IgM(+);③组织病理:表皮内大量中性粒细胞浸润,真皮内及血管周围见大量浆细胞、淋巴细胞及少量嗜酸性粒细胞浸润。免疫组化 TP(+)。

诊断:①二期梅毒;②HIV 感染。

治疗:苄星青霉素治疗 1 个月后皮疹变平愈合,遗留色素沉着斑(图 4-0-36,图 4-0-37)。

(李娟 高艳青)

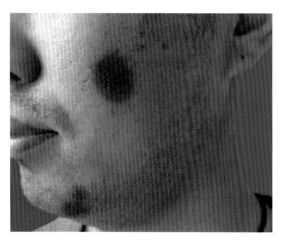

图 4-0-36 治疗后左侧面颊皮疹变平

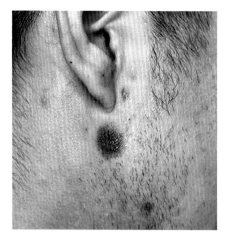

图 4-0-37 治疗后右下颌角皮疹变平

讨论:上述 3 例患者表现为颜面、躯干、四肢结节,表面破溃、结蛎壳样厚痂,病例 15 既往有 HIV 感染史,行梅毒血清学检查阳性,诊断为 HIV 感染合并二期梅毒,该患者左上肢文身区域皮损显著多于对侧非文身区域,可能为艾滋病患者的免疫紊乱引起机体对文身染料产生的肉芽肿反应,促进梅毒皮损产生,具体机制不明。病例 16 既往有同性性行为史,结合 HIV 抗体阳性和梅毒血清学试验阳性确诊。例 17 患者为同性性行为者,皮损主要为面部数个结节、斑块,未出现深在性、毁损性溃疡,驱梅治疗皮损明显变平,故仍考虑二期梅毒。HIV 感染者如面部多发性孤立、少量结节,也需考虑梅毒可能。总之,梅毒与 HIV 共感染时梅毒损害形态多样,不典型,可出现多发的蛎壳样损害。

(李玉叶 伦文辉)

病例 18 以梅毒性树胶肿、脱发为线索发现艾滋病

患者,男性,55 岁,已婚。

主诉:头发、眉毛脱落,头皮、舌结节、溃疡 1 年。

现病史:1 年前不明诱因头发、眉毛弥漫性脱落,渐加重,同时枕部头皮、舌尖部出现结节、斑块、破溃,流出胶样物质,自觉轻微痛。

既往史:无特殊。

个人史:不洁性行为史。

全身体格检查:无特殊。

皮肤科专科检查:头皮见大片状不规则脱发斑,枕部见一马蹄形结节、斑块,表面结痂;舌尖部缺如,边缘呈弧形,表面见少量白色胶样物质(图 4-0-38,图 4-0-39)。

辅助检查:①HIV 抗体(+);②CD4$^+$T 细胞计数为 46cells/μl;③梅毒血清学试验:TPPA(+),TRUST 1:32;④组织病理:真皮层大量淋巴细胞、浆细胞及巨噬细胞浸润。免疫组化 TP(+)。

诊断:①三期梅毒;②艾滋病。

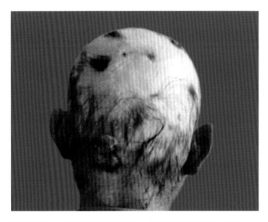

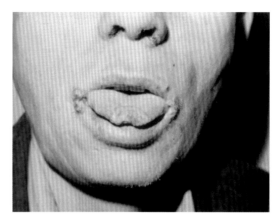

图 4-0-38 头皮不规则脱发斑，枕部马蹄形结节、斑块 　　图 4-0-39 舌尖部缺如，边缘呈弧形

讨论：本例表现为头发、眉毛弥漫性脱落，头皮枕部斑块、溃疡、结痂，舌尖缺如，结合梅毒血清学试验阳性和组织病理，符合二期梅毒（梅毒性脱发）和三期梅毒（梅毒树胶肿）。头发、眉毛脱落为二期梅毒损害，为暂时性。梅毒树胶肿见于三期梅毒，多见于面、舌、骨骼、内脏等，皮损数量少，破坏性大，出现溃疡、胶样分泌物及毁损性损害等临床特点，诊断为三期梅毒。故该病例诊断为二期、三期梅毒重叠，提示临床医生对于艾滋病合并梅毒患者，梅毒分期可不清晰，二、三期损害可同时存在，可能由于艾滋病患者免疫缺陷和免疫紊乱，导致梅毒螺旋体清除困难，导致不同分期梅毒损害重叠存在。

（李玉叶　杨灼兰）

第五章

寄生虫性皮肤病

寄生虫(parasite)是指必须依靠另一类体型较大的生物才能生存的低等生物。被寄生虫依靠的生物称为宿主,寄生虫从宿主体中摄取营养而赖以生存,这种生活方式称为寄生。

寄生虫感染的传播需具备传染源、传播途径和易感人群3个环节:①传染源可以是寄生虫的带虫者或患者,以及保虫宿主动物;②寄生虫通常经过食物、水、土壤、接触等途径,经口、呼吸道、皮肤或经媒介昆虫传播;③易感人群,所有未曾感染过的人群,对人体寄生虫一般是易感的。寄生虫病的流行,除寄生虫本身生活史各环节的生物因素外,还受自然及社会等因素的影响。

许多寄生虫可引起人的皮肤损害,原虫、昆虫、蠕虫较为常见。原虫多寄生于人体皮肤组织,蠕虫多寄生于消化道,在寄生过程中可引起不同的皮肤反应。有些昆虫叮咬皮肤,吸取血液,传播疾病,成为某些传染病的重要媒介;有些以毒刺、毒毛引起皮肤炎症。因机体反应的差异,临床表现也不相同。许多皮肤寄生虫病是全身性疾病的一部分,例如弓形虫病可表现为颅内占位性病变、脉络膜视网膜炎、肝炎、肺炎、心肌炎、多发性肌炎等,而皮损可为斑丘疹和瘀点瘀斑。

部分寄生虫感染是HIV感染者进入艾滋病期的标志之一,也是诊断艾滋病的重要线索。弓形虫脑病是HIV/AIDS患者中枢神经系统常见的机会性感染之一,约占10%~30%,且多数患者CD4$^+$T细胞计数<100cells/μl,如不及时针对性治疗,死亡率高。HIV/AIDS合并疥疮的皮肤表现常不典型,病情迁延不愈、进展迅速,可出现挪威疥。此外,HIV/AIDS合并皮肤阿米巴、皮肤利什曼及皮肤类圆线虫病等也可出现严重皮肤及内脏损害。对艾滋病合并寄生虫性皮肤黏膜损害的早期诊断和治疗,可避免病情进一步恶化和蔓延,降低患者内脏器官损害风险,对提高患者的生存质量和延长患者的生存时间具有重要的意义。

(邹燕　李玉叶)

第一节　疥　疮

疥疮(scabies)是由人型疥螨寄生在人体皮肤内引起的接触性传染性皮肤病。疥螨(itch mite)俗称疥虫,大体可分为动物疥螨和人型疥螨。生活史包括卵、幼虫(前幼虫、幼虫)、若虫、成虫4个发育阶段,由卵演变为成虫需7天~14天,成虫寿命2个月左右,离开人体还可以存活2天~4天。疥疮主要通过直接接触患者而传染,也可通过接触患者衣物间接传染。疥疮传染性强,蔓延迅速,易在家庭及集体中流行。疥螨在表皮内掘成隧道,可引起皮损和瘙痒。主要临床表现:①原发皮损为粟粒大小的丘疹;②好发于皮肤薄嫩部位,如手指缝、腕屈侧、乳房下、腋窝、下腹部、腹股沟、会阴部等,除儿童外,头和掌跖部位不易受累;③自觉剧痒,夜间尤甚;④疥疮结节:在阴囊、阴茎、阴唇、腹股沟等处可发生结节,有重要诊断价值;⑤隧道:隧道为长约 2~4mm,呈灰褐色短线状隆起,为疥虫钻行的痕迹,是疥疮特有皮损,有重要诊断价值。皮损处寻找到隧道或针挑法、刮片法镜下见疥虫或虫卵均有助于诊断(图 5-1-1)。治疗以硫磺软膏、三氯苯醚菊酯霜等局部驱虫药物为主,并注意衣物及被褥消毒,家庭共患同治。

HIV/AIDS 患者感染疥疮的临床表现与正常人群疥疮患者有明显区别,正常人群罕见的挪威疥在 HIV/AIDS 患者中较为常见。挪威疥 (norwegian scabies),又名"角化性疥疮",是一种由疥螨感染的特殊类型厚痂性或角化性疥疮。本病主要发生于身体虚弱、营养不良、长期服用糖皮质激素、免疫力低下等人群。挪威疥皮损泛发,可呈红皮病样,表面干燥、鳞屑、有特殊的臭

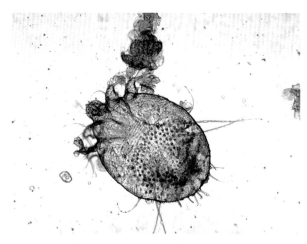

图 5-1-1　显微镜下疥虫成虫形态（40 倍）

味,毛发可干枯脱落、甲增厚变形、甲下、手掌角化过度,淋巴结可肿大。HIV/AIDS 并挪威疥患者多伴有 CD4[+]T 细胞计数明显降低,免疫缺陷明显,艾滋病病情进展迅速。挪威疥诊断需结合患者病史及皮损镜检见疥虫或虫卵。与正常人群疥疮相比,挪威疥治疗疗程需适当延长。

(邹燕　李玉叶)

病　例

病例1　以红皮病样挪威疥为诊断线索的艾滋病

患者,男性,48 岁,已婚。

主诉:全身弥漫性红斑、丘疹、鳞屑伴瘙痒 4 个月。

现病史:患者 4 个月前不明诱因双侧大腿出现红斑、丘疹、鳞屑,伴剧痒,夜间尤甚,后皮损累及全身。当地医院诊为"湿疹",经治疗无好转。

既往史:3 年前曾患"肺结核",已治愈。

个人史:有共用注射器静脉吸毒史。

体格检查:左颈部浅表淋巴结肿大,余无异常。

皮肤科专科检查:头面、躯干、四肢弥漫性红斑、丘疹,表面污浊鳞屑、结痂,皮损以手指缝、腹部、大腿内侧等皮肤薄嫩部位为重(图 5-1-2)。

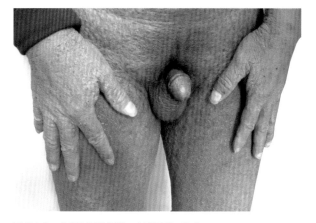

图 5-1-2　全身弥漫性红斑,表面丘疹、结痂

辅助检查:①HIV 抗体(+);②CD4$^+$T 细胞计数为 190cells/μl;③指缝痂皮镜检见虫卵及疥螨成虫。

诊断:①挪威疥;②艾滋病。

治疗:给予 10% 硫磺软膏涂擦全身,每日 2 次,3 天后皮损无明显好转,继续治疗 12 天后皮损完全消退,复查皮损疥虫阴性。

> **讨论:**本例患者皮损范围广,包括头面部全身均受累,表现为弥漫性红斑、鳞屑,皮损以指缝等柔嫩部位为重,夜间剧痒,高度提示疥疮可能,但皮损面积广泛、鳞屑结痂明显,与非 HIV/AIDS 疥疮患者临床表现差异较大,以鳞屑、角化为主,所以考虑挪威疥。鉴于挪威疥与免疫缺陷高度相关,结合患者既往有静脉吸毒史,予患者行 HIV 检查结果阳性。在临床工作中若遇到既往无过敏性疾病病史,起病突然、皮损广泛、呈红皮病样、瘙痒剧烈的病例,除考虑常见的变态反应性疾病、肿瘤疾病等外,还应考虑挪威疥可能。挪威疥皮损角化明显,常需去角质后再行疥虫检查。在治疗上,与寻常疥疮相比,挪威疥常需杀虫治疗与去角质治疗并重,需延长疗程,本例患者治疗 12 天后皮损完全消退。

(李玉叶　杨璐桧)

第二节　阴　虱　病

　　虱(louse)分为头虱、体虱和阴虱 3 种,分别寄生于人的头发、内衣、阴毛上,均以刺吸型口器刺入皮肤吸吮人血维持生命。虱在吸血时释放的有毒唾液、排放的粪便及虫体的机械刺激,引起宿主皮损及瘙痒。阴虱病(pediculosis pubis)是由寄生在人体的阴虱叮咬皮肤后引起的传染性皮肤病,主要通过性接触传播,也可通过间接接触传播。临床表现:①阴毛区毛囊口常可找到阴虱虫体,毛干处可找到铁锈色虱卵;②阴毛区皮肤被叮咬处可发生丘疹、抓痕、血痂;③瘙痒剧烈。实验室检查:放大镜或显微镜见阴虱虫体及虱卵(图 5-2-1)。治疗以剔除阴毛,外涂硫磺软膏、百步酊等驱虫药物为主,并注意衣物及被褥消毒,家庭共患同治。HIV/AIDS 患者合并阴虱病临床表现和治疗多与正常人群阴虱病患者相同。

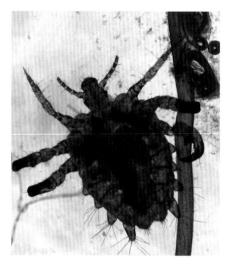

图 5-2-1　显微镜下阴虱成虫及虫卵形态(100 倍)

(李玉叶　杨灼兰)

病　例

病例 1　以阴虱病为首诊的艾滋病

患者,男性,42 岁,已婚。

主诉:阴阜区瘙痒 1 个月。

现病史：患者 1 个月前不明诱因阴阜区出现剧烈瘙痒，搔抓后局部皮肤出现抓痕、结痂。

既往史：无特殊。

个人史：多次不洁性行为史。

体格检查：无特殊。

皮肤科专科检查：阴毛毛干可见阴虱虫体及虫卵，其下皮肤抓痕、结痂（图 5-2-2，图 5-2-3）。

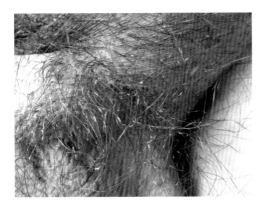

图 5-2-2　阴毛毛干可疑虫体和虫卵

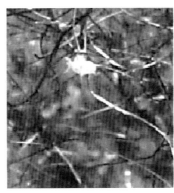

图 5-2-3　阴毛毛干可疑虫体

辅助检查：①HIV 抗体（+）；②CD4$^+$T 细胞计数为 365cells/μl；③镜检见阴毛毛干附着阴虱虫体和虱卵。

诊断：①阴虱病；②HIV 感染。

> **讨论**：本例患者首发症状为阴阜区瘙痒，查体发现阴毛毛干阴虱虫体及虱卵，明确阴虱病诊断。因本病常为性传播引起，与 HIV、梅毒等性病有相同的高危人群和传播途径，追问病史，患者曾有多次不洁性行为史，行 HIV 抗体检查阳性。本病例提示临床医生对阴虱病等通过性传播的寄生虫病需及时完善 HIV、梅毒等性病相关检查。

（杨璐桢　李玉叶）

第三节　其他寄生虫性皮肤病

鉴于 HIV/AIDS 患者并发其他寄生虫性皮肤病的资料有限，本节将仅对皮肤弓形虫病、皮肤阿米巴病、皮肤利什曼病和皮肤类圆线虫病作简要概述。

弓形虫病（toxoplasmosis）是由刚地弓形虫（*toxoplasma gondii*）所引起的一种寄生虫病，根据传播途径可分为先天性和获得性感染。先天性感染主要为母婴传播，获得性感染主要为粪 - 口传播。人类对弓形虫普遍易感，但由于人体对弓形虫先天免疫，正常人感染后多为隐性感染，当机体免疫功能下降时出现临床症状。HIV 感染者的 CD4$^+$T 细胞计数降至 100cells/μl 以下时，会明显增加机体感染弓形虫的风险，最终出现感染弓形虫的各种临床症状，表现为弓形虫脑病、肺炎、多发性肌炎及皮肤损害等。弓形虫脑病是 HIV/AIDS 患者常见的机会性感染之一，多表现为发热、头痛、呕吐、癫痫、偏瘫、意识障碍等，病情进展迅速，是

HIV/AIDS 患者死亡的主要原因之一。皮肤弓形虫病临床无特异性,常在出疹时伴有高热和全身不适。Topi 将活动期的皮肤弓形虫病分为 4 型:①慢性痒疹或皮下结节型;②多形性皮疹型:如多形红斑、慢性荨麻疹、瘙痒症等;③皮肌炎样综合症:有典型皮肌炎症状,但血清肌酶检查正常;④免疫抑制的病人患弓形虫病。血清弓形虫抗原、抗体及 DNA 检测有高度特异性和敏感性,有助于诊断。对无弓形虫感染的 HIV/AIDS 患者应重视检测其 CD4$^+$T 细胞计数,无弓形虫脑病病史但 CD4$^+$T 细胞计数 <100cells/μl,且弓形虫抗体 IgG 阳性的患者需给予复方磺胺甲噁唑预防性用药。对既往患过弓形虫脑病者需要长期使用乙胺嘧啶联合磺胺嘧啶预防,直至 CD4$^+$T 细胞增加到 200cells/μl 以上并持续 >3 个月。一旦 CD4$^+$T 细胞计数下降到 100cells/μl 以下,需重新开始预防用药。

皮肤阿米巴病(amebiasis cutis)又称皮肤变形虫病,是阿米巴原虫(amebae)侵犯皮肤所致,大多继发于阿米巴性痢疾,主要发生于肛门及会阴部,多表现为阿米巴溃疡、肉芽肿、脓肿等,有特殊臭味,自觉疼痛,慢性病程,溃疡中可检出阿米巴原虫。HIV/AIDS 患者病变皮肤有明显炎性反应,皮损质硬,呈紫红色高低不平的乳头瘤样结节或菜花状隆起,境界清楚。此外,皮损持续不愈的患者中 80% 常伴胃肠道损害,还可侵犯肝脏及胰腺。男男性行为者皮肤阿米巴病的发生与同性性行为密切相关,如肛交、口 - 肛门接触、口 - 生殖器接触。甲硝唑是目前治疗皮肤阿米巴病的首选药,并发细菌感染时可选用四环素等口服。

皮肤利什曼病(cutaneous leishmaniasis)又称皮肤黑热病,是由 Donovan 利什曼原虫(Donovan leishmania)引起的慢性皮肤黏膜病变。本病在地中海、非洲和南美洲较多见。皮肤利什曼病可累及颜面、阴茎、下肢等处,呈紫红色结节状损害,直径约 1.5cm,中央可有溃破,表面覆有痂皮,或呈扁平红斑性结节性损害,病变可单发或多发。肝脏与骨髓亦可受累,可危及生命。组织病理检查是诊断金标准,病原学检测明确病因。目前 HIV/AIDS 并皮肤利什曼病统计学资料尚缺乏,有报道 HIV 感染者可发生皮肤黏膜、鼻腔、口腔及内脏利什曼病。

皮肤类圆线虫病(cutaneous strongyloidiasis)是由粪类圆线虫(strongyloides stercoralis)感染所引起的疾病,主要流行于热带和亚热带地区。幼虫在皮肤和浅静脉中匍行可引起局部荨麻疹样皮疹,临床表现为红斑、风团,伴剧痒和刺痛感,甚至出现移行性线状风团。皮损内找到幼虫可以帮助确诊。目前 HIV/AIDS 并皮肤类圆线虫病统计学资料尚缺乏,有报道 HIV/AIDS 患者可出现播散性感染。

(邹燕)

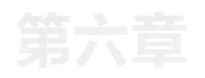

第六章

肿瘤性疾病

肿瘤(tumor)是多因素共同作用导致基因突变,诱发机体正常细胞的分裂和生长失控,从而促使异常细胞过度增殖形成的新生物。发病因素包括遗传、环境、感染、营养状况等。根据肿瘤的生物学特性及对机体的危害性分为良性肿瘤和恶性肿瘤。根据肿瘤的存在形式分为实体瘤和非实体瘤,实体瘤常有明确的肿块。恶性肿瘤临床表现分为局部和全身表现,据肿瘤的性质、受累器官、进展程度不同产生相应症状及体征。临床上局部表现多为肿块、疼痛、溃疡、出血、梗阻等;全身症状包括体重下降、发热、盗汗、乏力、贫血、恶病质等。肿瘤诊断的金标准为组织病理学检查,结合肿瘤标记物、二代基因测序技术、影像学等资料。依据疾病进程分期,分期对制定治疗策略和判断预后极为重要。治疗措施包括手术、化疗、放疗、靶向治疗、免疫治疗、内分泌治疗、最佳支持治疗等综合治疗。

HIV感染合并恶性肿瘤可分为艾滋病定义性肿瘤和非艾滋病定义性肿瘤。艾滋病定义性肿瘤包括:卡波西肉瘤、非霍奇金淋巴瘤及侵袭性宫颈癌。此外,HIV感染者发生的其他恶性肿瘤被视为非艾滋病定义性肿瘤,包括肺癌、肝癌、肛门癌、皮肤癌、结直肠癌、霍奇金淋巴瘤等非艾滋病定义性肿瘤中最常见的是肺癌和乳腺癌。

HIV攻击CD4$^+$T细胞,使细胞免疫严重缺陷,机体免疫监视功能降低,是恶性肿瘤发病的重要基础。HIV感染者感染致癌病毒的概率更高。多数HIV相关恶性肿瘤由致癌病毒引起,例如人疱疹病毒8型导致卡波西肉瘤,EB病毒与HIV相关淋巴瘤的发生关系密切,高危型人乳头瘤病毒引发口咽癌和宫颈癌,乙型肝炎病毒、丙型肝炎病毒与肝细胞癌相关等。HIV感染导致慢性抗原刺激、炎症反应及细胞因子紊乱,是恶性肿瘤发生的机制之一。自ART普及以来,不仅延长了HIV感染者的生存期,也使艾滋病定义性肿瘤的发病率显著下降,但非艾滋病定义性肿瘤的发病率却有所上升并日益成为HIV/AIDS患者死亡的重要原因。

HIV/AIDS合并恶性肿瘤患者的死亡率显著高于未感染HIV的恶性肿瘤患者,其原因包括诊断延迟、诊断时癌症分期较晚、合并症、HIV导致免疫抑制状态、治疗差异(部分HIV/AIDS合并肿瘤患者未接受抗肿瘤治疗)。

HIV/AIDS合并恶性肿瘤患者的治疗目标与非HIV感染者相同,需全面评估患者免疫功能状态、肿瘤生物学行为、分期及患者经济状况,制订个体化的治疗方案。多学科综合治疗是HIV感染者合并恶性肿瘤的最佳诊治方案,常涉及感染科、肿瘤科、放射治疗科、血液科、病理科、外科、营养科等。恶性肿瘤患者建议进行HIV筛查。在抗肿瘤治疗过程中应开始或继续抗病毒治疗,并避免ART中断。抗肿瘤治疗期间应对机会性感染进行预防。因 ART 药物与抗肿瘤药物间的相互作用可导致 ART 有效性下降,且抗肿瘤治疗可导致骨髓抑制,故 CD4$^+$T 细胞计数的减少并不一定反映 HIV 的控制情况,需密切监测 HIV 病毒载量和 CD4$^+$T 细胞计数。HIV 感染不应成为干预手术治疗决策的决定因素,对 HIV 感染者常见恶性肿瘤(如前列腺癌,结肠癌)的手术治疗是安全的。根据患者实际情况选择手术、术后辅助治疗、单纯放疗、序贯化放疗、同步放化疗等。

(赵培珠 闵海燕)

第一节 卡波西肉瘤

卡波西肉瘤(kaposi's sarcoma)又称多发性特发性出血性肉瘤,于 1872 年被匈牙利皮肤病学家 Moritz Kaposi 首次描述,是一种以多中心的血管成分和梭形细胞增殖为特征的恶性肿瘤。卡波西肉瘤发病有明显的地区和民族倾向,临床上分为经典型、非洲型、免疫抑制型和艾滋病相关型。经典型以地中海、东欧、中东最为常见,男性好发,尤其男男同性恋者;非洲型多见于赤道附近的非洲,与 HIV 感染无关;免疫抑制型多继发于免疫抑制治疗(器官移植等原因)后,又称为医源性或移植相关的卡波西肉瘤;艾滋病相关型属艾滋病定义性肿瘤,在亚洲、北美和西欧的发病率相对较低,非洲部分地区和地中海地区发病率较高,低 CD4$^+$T 细胞计数是患卡波西肉瘤的重要危险因素。卡波西肉瘤具体的发病机制尚不完全清楚,但与人疱疹病毒 8 型感染及机体免疫共同作用密切相关。

卡波西肉瘤经典型常表现为无痛的皮损,好发于下肢,进展缓慢;非洲型常比经典型恶性度高,伴内脏及淋巴结受累;免疫抑制型常侵袭累及内脏;艾滋病相关型更具侵袭性,可仅累及皮肤,也可有广泛皮肤及内脏损害。卡波西肉瘤皮损形态为蓝紫色斑片、斑块、结节,外观似瘀斑、瘢痕疙瘩样、海绵状血管瘤样,可发生于身体任何部位,下肢最常见。临床分为斑片期、斑块期和结节期,分别代表疾病处于早期、中期、晚期。但同一患者身上可同时出现不同期别损害。可累及口腔、鼻腔等黏膜。可伴淋巴水肿,内脏受累者可出现相应症状。

病理表现主要以梭形细胞增生、血管瘤样结构、红细胞外渗、含铁血黄素沉积以及慢性炎性细胞浸润为主。但在疾病的不同阶段,皮损的临床形态不同,组织病理学表现也存在一定差异。斑片期损害位于真皮,表现为胶原纤维增生,其间分布有规则的裂隙样结构和增生血管,裂隙处内皮细胞增大并突向管腔,形成隆突征,可见红细胞外渗;斑块期皮损病变可累及整个真皮甚至皮下组织,特点是弥漫的真皮血管增生及血管瘤样裂隙。血管周围梭形细胞密集增生成束状或涡纹状是本期的特征性表现,可见"透明样小体";结节期结节性损害则以梭形细胞增生为主(图 6-1-1,图 6-1-2,图 6-1-3)。

免疫组化标记物有 CD31、CD34、ERG、FⅧ-RAg、Fli-1、Lyve-1 和 D2-40 等,其中 CD31 和 ERG 被普遍认为是内皮细胞分化的最好标记物;FⅧ-RAg 是血管内皮及其起源的肿瘤特异性标记物,主要用于血管源性肿瘤和非血管源性肿瘤起源的鉴别。

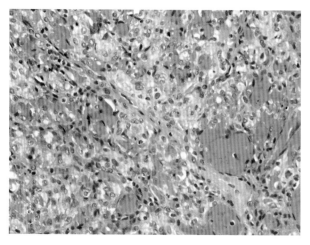

图 6-1-1 真皮浅层见大量梭形细胞呈束状,血管扩张充血伴间质红细胞溢出(HE×200)

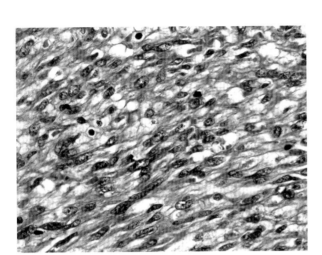

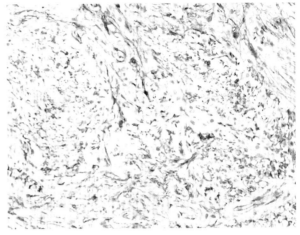

图 6-1-2　肿瘤由梭形细胞组成，可见裂隙状血管、红细胞外溢、梭形细胞异形性及核分裂象（HE×400）

图 6-1-3　梭形细胞 CD31 阳性（SP 法 ×200）

　　艾滋病相关型卡波西肉瘤分为 "低危组" 和 "高危组"，依据三个参数：①肿瘤范围（T）；②CD4+T 细胞计数（I）；③全身性疾病严重程度（S）。低危组表现为：局限于皮肤和 / 或淋巴结和 / 或较小口腔黏膜损伤、CD4+T 细胞计数 ≥ 200cells/μl、且无机会性感染和 / 或无 B 组症状（发热，盗汗，体重下降）。高危组包括：广泛的病变、CD4+T 细胞计数 <200cells/μl、存在机会性感染和 / 或 B 组症状。高危组患者生存率低于低危组，尤其是累及肺部者生存率更低。病变较局限患者可进行局部药物治疗、放射治疗。ART 是艾滋病相关卡波西肉瘤治疗的基础，能减轻炎症并改善对人疱疹病毒 8 型的免疫应答，可使肿瘤消退。病情快速进展或发生免疫重建炎症综合征时，ART 须与全身化疗联用。对 ART 无应答或病变广泛者全身化疗是最佳治疗，脂质体多柔比星为最常用的治疗药物。

（赵培珠　伦文辉　董天祥）

病　例

病例 1　以头面部血管瘤样损害为首发表现的艾滋病相关卡波西肉瘤

　　患者，男性，26 岁，未婚。

　　主诉：头面部暗红色结节、斑块 2 个月。

　　现病史：患者 2 个月来面部出现暗红色丘疹，无自觉症状。渐成结节、斑块，累及头皮、耳后。

　　既往史：无特殊。

　　个人史：不洁性行为史。

　　全身体格检查：无特殊。

　　皮肤科专科检查：头面部多发直径约 1cm~2cm 大小不等暗红色结节、斑块，上腭见类似皮损（图 6-1-4）。

　　辅助检查：①HIV 抗体（+）；②CD4+T 细胞计数为 93cells/μl；③皮肤组织病理示：真皮内见多数梭形细胞增生，核大异型，

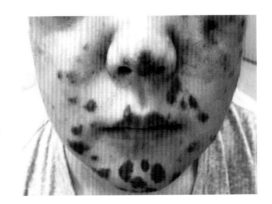

图 6-1-4　面部多发暗红色结节、斑块

部分梭形细胞可见管腔分化,间质有红细胞溢出;免疫组化:CD31(+),CD34(+),HHV-8(+),Vim(+)。

诊断:①艾滋病相关卡波西肉瘤;②艾滋病。

> **讨论:**本例患者皮损表现为头皮、颜面、口腔暗红色结节、斑块,皮疹色暗红,类似血管瘤样损害。血管瘤好发于儿童,而本例患者为青年男性,提示临床中遇到成人出现类似皮损且数目较多时,卡波西肉瘤为可能的诊断之一,需行组织病理检查明确诊断。卡波西肉瘤为艾滋病定义性肿瘤,提示此类患者需进行HIV相关筛查,以免漏诊。

(伦文辉　赵兴云)

病例 2　以上腭及颈部皮肤纤维瘤样损害为表现的艾滋病相关卡波西肉瘤

患者,男性,58岁,已婚。

主诉:上腭、颈部紫红色丘疹、斑块10天。

现病史:10天前不明诱因上腭及颈部出现丘疹、斑块,呈紫红色,有浸润,活动度差,伴食欲下降、腹泻、体重下降。

既往史:患者1个月前查HIV抗体阳性,CD4$^+$T细胞计数为96cells/μl。

个人史:不洁性行为史。

全身体格检查:无特殊。

皮肤科专科检查:颈部见多个直径为1cm~3cm大小不等的紫红色丘疹、斑块,质韧,表面光滑,不融合,边界清(图6-1-5),上腭见类似皮损。

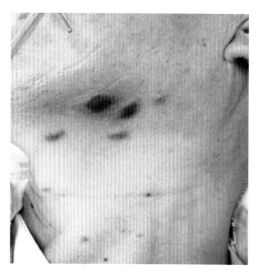

图6-1-5　颈部紫红色丘疹、斑块

辅助检查:①CD4$^+$T细胞计数为96cells/μl;②皮肤组织病理检查示:真皮内可见扩张、薄壁的血管腔、裂隙状血管及结节状梭形细胞增生。间质内可见红细胞溢出;免疫组化:CD34(+),Fil-1(+),Ki-67(+5%),Vim(+),SMA(-),S100(+),CD31(+),D2-40(+),HHV-8(+);③大便潜血:阳性;④大便培养:克柔念珠菌。

诊断:①艾滋病相关卡波西肉瘤;②艾滋病。

> **讨论:**本例患者以上腭及双侧颈部多发紫红色丘疹、斑块入院,皮损类似皮肤纤维瘤,但皮肤纤维瘤一般单发,多发罕见,好发于四肢。根据皮疹形态、口腔受累以及患者既往HIV抗体阳性史,初步考虑卡波西肉瘤。取组织活检可见梭形细胞及真皮内结节状血管内皮增生。根据瘤细胞增生不规则等特征除外血管球瘤等疾病。结合免疫组化,卡波西肉瘤诊断明确。患者入院后出现发热,腹泻,考虑伴有感染,但不除外卡波西肉瘤累及肠道。予药物化疗同时予抗感染治疗,但感染相关指标持续升高。大便培养出克柔念珠菌,考虑伴有肠道真菌感染,予抗真菌治疗,但患者一般情况差,出现电解质紊乱、呼吸衰竭最终死亡。提示临床遇到此类皮损的HIV感染患者,应警惕卡波西肉瘤,避免误诊漏诊;同时完善相关检查防治机会性感染,及时评估内脏受累情况,降低患者死亡率。

(汪晓丹　高艳青)

病例 3　以全身泛发紫红色瘢痕样皮损为首发表现的艾滋病相关卡波西肉瘤

患者,男性,48 岁,离异。

主诉:全身紫红色丘疹、斑块,伴发热 4 个月。

现病史:患者 4 个月前不明诱因躯干出现紫红色丘疹、斑块,伴发热,后皮疹逐渐增多,累及全身。发病以来体重下降约 8kg。

既往史:无特殊。

个人史:不洁性行为史。

全身体格检查:体温:37.8℃。双侧锁骨上、左侧腋窝、左侧腹股沟区多个肿大淋巴结。

皮肤科专科检查:全身见散在大小不等的浸润性紫红色丘疹、斑块(图 6-1-6)。

辅助检查:①HIV 抗体(+);②CD4$^+$T 细胞计数为 106cells/μl;③皮肤组织病理检查:真皮层可见大量梭形细胞增生和裂隙状血管,细胞轻度异型性,并见红细胞外渗;免疫组化:CD31(+)、CD34(+)、HHV-8(+);④PET-CT 示:左肺上叶肺门部肿物代谢活跃,双肺、双侧胸膜多发结节,纵隔及左侧肺门、双侧锁骨上、左侧腋窝、双侧臀部、左侧腹股沟区及大腿上段皮下肌间隙多发高代谢淋巴结。

诊断:①艾滋病相关卡波西肉瘤;②艾滋病。

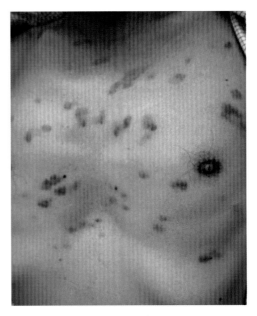

图 6-1-6　胸部紫红色丘疹、斑块

> **讨论**:本例患者皮疹表现为全身紫红色丘疹及斑块,类似瘢痕样损害,但无外伤或毛囊炎等皮肤受损病史,且分布不完全见于瘢痕常见部位(前胸部、四肢、肩背部)。根据皮疹形态不排除卡波西肉瘤,行组织病理学检查予以证实。患者既往有不洁性行为史,予行 HIV 检测确诊艾滋病。卡波西肉瘤为艾滋病定义性肿瘤,严重时可出现内脏器官损害。本例皮疹全身泛发,怀疑肿瘤侵及内脏,行 PET-CT 检查提示全身多脏器累及。结合本例提示卡波西肉瘤一旦确诊应进行全身系统性检查,来确定有无内脏侵犯。

(张明　高艳青)

病例 4　以面部紫蓝色斑块为首发表现的艾滋病相关卡波西肉瘤

患者,男性,34 岁,未婚。

主诉:面部紫蓝色丘疹、结节、斑块 2 个月余。

现病史:患者 2 个月前不明诱因鼻尖部出现紫蓝色丘疹,丘疹逐渐增大成斑块、结节,皮疹增多累及双侧面颊。患者自发病以来体重下降 3kg。

既往史:3 个月前外院诊断"梅毒",已行驱梅治疗。

个人史:不洁性行为史。

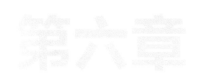

全身体格检查:无特殊。

皮肤科专科检查:鼻尖部见约 2cm×3cm 类圆形紫蓝色浸润性斑块(图 6-1-7),双面颊见类似皮损。

辅助检查:①HIV 抗体(+);②CD4⁺T 细胞计数为 43cells/μl,HIV 病毒载量为 137 679copies/ml;③皮肤组织病理检查示:真皮见毛细血管扩张,增生的梭形细胞排列成条索状,其间可见血管裂隙、红细胞外渗;免疫组化示:CD34(+),HHV-8(+);④RPR 阳性 1:8,TPPA 阳性。

诊断:①艾滋病相关卡波西肉瘤;②艾滋病。

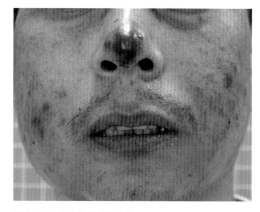

图 6-1-7　鼻尖部紫蓝色斑块

(李娟　高艳青)

病例 5　以鼻部和口腔紫蓝色斑块为表现的艾滋病相关卡波西肉瘤

患者,男性,48 岁,已婚。

主诉:鼻部、口腔紫蓝色斑块 2 个月。

现病史:患者 2 个月前不明诱因鼻尖、硬腭出现散在分布紫蓝色丘疹,皮疹渐增大成斑块。近 1 个月体重下降 10kg。

既往史:5 年前确诊"艾滋病",并行 ART,服药期间依从性差,3 年前已自行停药。

个人史:不洁性行为史。

全身体格检查:左上颈部数枚淋巴结肿大。

皮肤科专科检查:右侧耳前、鼻尖散在分布直径约 1cm~4cm 紫蓝色斑块,鼻尖部皮损向外扩散成卫星灶,上腭黏膜可见大片紫蓝色斑,中央糜烂(图 6-1-8,图 6-1-9)。

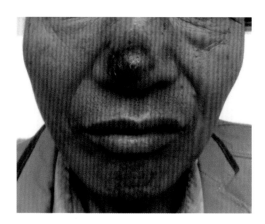

图 6-1-8　鼻尖部紫蓝色斑块

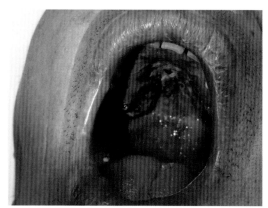

图 6-1-9　硬腭弓紫蓝色斑块,中央糜烂

辅助检查:①CD4⁺T 细胞计数为 51cells/μl;②皮肤组织病理检查示:真皮内见梭形细胞和血管增生,管腔大小不等、扩张、充血,部分血管呈裂隙状,血管周围见少许嗜酸性梭形细胞,血管周围可见淋巴细胞、浆细胞浸

润;免疫组化示:Vimentin(+),CD31(+),CD34(++),FVIII(+),HHV-8(+),Ki67(+10%),S-100(−),SMA(−),Desmin(−);③颈部B超示:左侧耳前、耳后多个实性稍低回声包块,性质待查;左侧颈部查见多个淋巴结,部分淋巴结肿大。

诊断:①艾滋病相关卡波西肉瘤;②艾滋病。

治疗:①化疗;②ART;③对症治疗。两年后随访,皮肤黏膜损害已全部消退(图6-1-10,图6-1-11)。

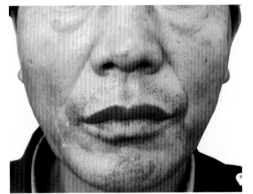

图6-1-10 鼻部皮损全部消退

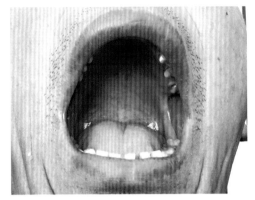

图6-1-11 口腔上腭黏膜损害全部消退

(张建波 周志星)

病例6 以面部多发紫蓝色丘疹、斑块为表现的艾滋病相关卡波西肉瘤

患者,男性,29岁,未婚。

主诉:面部多发紫蓝色丘疹、斑块4个月。

现病史:4个月前不明诱因鼻尖出现紫蓝色丘疹,渐增大成斑块,并增多。患者自发病来偶有低热,自觉乏力,体重下降约3kg。

既往史:2年前确诊"艾滋病",查CD4$^+$T细胞计数为56cells/μl,拒绝ART。2年前曾患"梅毒"。

个人史:不洁性行为史。

全身体格检查:体温:37.5℃。

皮肤科专科检查:颜面部见散在多发直径约1cm~6cm大小不等浸润性紫蓝色丘疹、斑块(图6-1-12)。

辅助检查:①CD4$^+$T细胞计数为4cells/μl,HIV病毒载量为40 161copies/ml;②皮肤组织病理检查:真皮内可见梭形细胞增生、大量不成熟血管腔及增生的血管内皮细胞,细胞轻度异型,红细胞外渗及含铁血黄素沉积;免疫组化:CD31(+),CD34(+)。

诊断:①艾滋病相关卡波西肉瘤;②艾滋病。

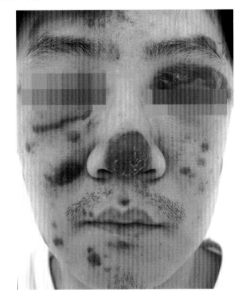

图6-1-12 面部紫蓝色丘疹、斑块

(张明 高艳青)

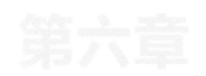

讨论:本组患者表现为头面部、口腔多发紫蓝色或紫红色斑块,以鼻尖为主。卡波西肉瘤是艾滋病的指征性疾病,在黄种人群中少见。临床中对出现头面部紫蓝色的斑块、结节的患者,应警惕卡波西肉瘤,及时行组织病理检查明确诊断。对艾滋病患者要警惕合并卡波西肉瘤,同时确诊卡波西肉瘤的患者亦要进行HIV相关筛查,特别是针对艾滋病患者ART疗效差或不能规范行ART者,要完善皮肤专科检查以免漏诊。病例5患者既往有艾滋病病史,后出现皮疹,一直规律地接受ART,随访2年后,患者皮疹完全消退。提示规范的ART不仅对艾滋病本身有效,对卡波西肉瘤亦有效。

(赵培珠 孙东杰)

病例7 以全身湿疹样皮损为首发表现的艾滋病相关卡波西肉瘤

患者,男性,20岁,未婚。

主诉:全身紫红色丘疹、斑块7个月。

现病史:患者7个月前不明诱因右侧腋下出现紫红斑、丘疹,后逐渐增多,形成斑块,并累及全身,伴轻度瘙痒。

既往史:无特殊。

个人史:不洁性行为史。

全身体格检查:右锁骨上、右腋窝触及多个肿大淋巴结。

皮肤科专科检查:全身见散在紫红色浸润性丘疹、斑块,不规则,边界清,部分皮损表面有糜烂(图 6-1-13,图 6-1-14)。

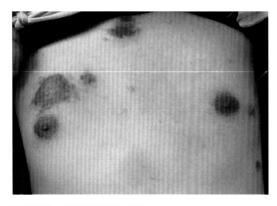

图 6-1-13 躯干紫红丘疹、斑块

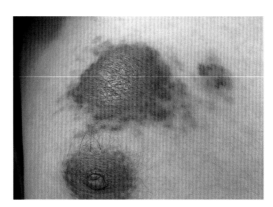

图 6-1-14 胸部紫红丘疹、斑块

辅助检查:①HIV 抗体(+);②CD4$^+$T 细胞计数为 81cells/μl;③病理检查:真皮浅层、深层可见大量梭形细胞,血管扩张,可见裂隙状血管,间质有红细胞渗出;免疫组化:CD31(+),CD34(+),SMA(+),Ki-67(+15%);④PET-CT:全身多发淋巴结肿大,面部、胸腹部局部皮肤增厚,以上病变倾向恶性。右肺底结节,良性可能。

诊断:①艾滋病相关卡波西肉瘤;②艾滋病。

讨论:本例患者表现为湿疹样皮损,呈多形性,如红斑、丘疹、渗出,且累及多个部位,极易误诊为湿疹,但不同于一般湿疹,患者皮疹无游走性,分布无明显对称性,触之有浸润感。临床中对于此类持续不退、具有湿疹样皮损的患者要警惕卡波西肉瘤。进行相关检查确诊为卡波西肉瘤,且患者有不洁性行为史,进一步行 HIV

相关筛查确诊艾滋病。提示临床医生:卡波西肉瘤是艾滋病患者最常见的机会性肿瘤之一,确诊卡波西肉瘤的患者应及时进行HIV相关筛查,以免漏诊。

（崔文颖　高艳青）

病例 8　以单侧躯体紫黑色结节、斑块为首发表现的艾滋病相关卡波西肉瘤

患者,男性,43岁,已婚。

主诉:左下眼睑、腋下、腹股沟紫黑色结节、斑块3个月。

现病史:患者3个月前不明诱因左下眼睑、腋下、腹股沟出现丘疹,无不适,皮损渐增大成结节、斑块。1个月前皮损局部持续性胀痛。

既往史:不洁性行为史。

个人史:无特殊。

全身体格检查:无特殊。

皮肤科专科检查:左下睑、腋下、腹股沟见多发直径约1cm~4cm大小不等紫黑色丘疹、结节、斑块(图6-1-15,图6-1-16,图6-1-17)。

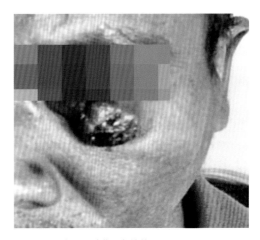

图6-1-15　左下眼睑紫黑色结节

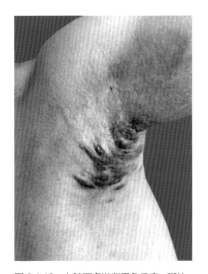

图6-1-16　左腋下多发紫黑色丘疹、斑块

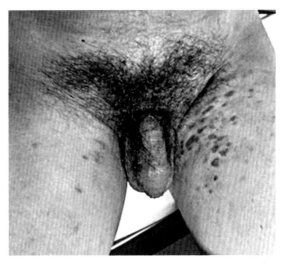

图6-1-17　腹股沟多发紫黑色丘疹、结节

辅助检查:①HIV抗体(+);②CD4⁺T细胞计数为111cells/μl;③左眼睑肿物病理检查示:真皮内梭形细胞增生,可见裂隙状血管和红细胞溢出;免疫组化示:CD34(+)、CD31(+)、Vimentin(+)、FⅧ-RAg(灶+)、HHV-8(+)。

诊断:①艾滋病相关卡波西肉瘤;②艾滋病。

（闵海燕）

病例9 以单侧肢体及口腔紫黑色结节为表现的艾滋病相关卡波西肉瘤

患者,男性,43岁,已婚。

主诉:左下肢、口腔紫黑色结节、斑块半年。

现病史:患者半年前无诱因左下肢、口腔出现散在米粒大小紫色丘疹、结节,颜色逐渐加深,无不适,后皮疹逐渐增多并融合成片,部分皮损表面光滑发亮,伴左下肢肿胀、疼痛,活动轻度受限。当地医院诊断"带状疱疹",抗病毒治疗半月,病情无好转。

既往史:6年前确诊"艾滋病",CD4$^+$T细胞计数为600cells/μl,行ART。

个人史:共用注射器静脉吸毒史。

全身体格检查:无特殊。

皮肤科专科检查:左下肢紫黑色斑块,其上多发结节,表面光亮,质地中等。口腔黏膜见多发紫黑色斑块、结节(图6-1-18,图6-1-19)。

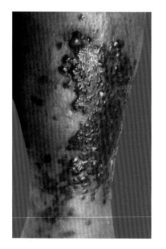 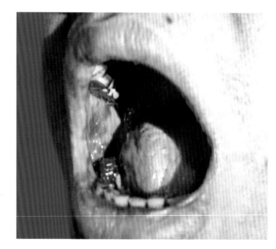

图6-1-18 左小腿紫黑色斑块、结节　　图6-1-19 口腔黏膜多发紫黑色斑块、结节

辅助检查:①CD4$^+$T细胞计数为641cells/μl;②左下肢皮损病理检查示:真皮内见交织状排列的梭形细胞,其间可见含有红细胞的裂隙样腔隙;免疫组化:CD31(+),CD34(+),HHV-8(+)。

诊断:①艾滋病相关卡波西肉瘤;②艾滋病。

(闵海燕 张云桂)

讨论:本组患者表现为单侧肢体弥漫性紫黑色结节,部分口腔黏膜累及,均无静脉曲张病史,部分患者既往有艾滋病病史。卡波西肉瘤是艾滋病定义性肿瘤,可以发生在艾滋病的各个阶段,典型皮损多见于面部、躯干、四肢、口腔,可局限或泛发。局限者表现为紫蓝色结节或斑块,提示临床中针对艾滋病患者出现单侧肢体的紫蓝色斑块、结节,应行组织病理检查明确诊断。值得注意的是卡波西肉瘤是一种中间型血管内皮瘤,严重时可累及内脏器官、淋巴结,此类患者应防止出血。

(赵培珠 刘彤云)

病例 10　以鼻腔、耳后多发紫蓝色结节为表现的艾滋病相关卡波西肉瘤

患者,男性,26 岁,未婚。

主诉: 鼻腔、耳后紫蓝色结节 4 个月。

现病史: 患者 4 个月前不明诱因右耳后出现紫蓝色丘疹,伴发热,于外院诊断为"①艾滋病;②卡波西肉瘤"。查 CD4$^+$T 细胞计数为 14cells/μl,接受 ART。后皮疹渐增大成结节,3 个月前皮疹累及咽部、鼻腔。

既往史: 1 年前确诊"艾滋病",未规律行 ART。

个人史: 不洁性行为史。

全身体格检查: 体温:38.4℃。颈部、双侧腋窝及双侧腹股沟浅表淋巴结可触及肿大。

皮肤科专科检查: 右耳后、鼻腔及咽部见多发紫蓝色结节(图 6-1-20,图 6-1-21)。

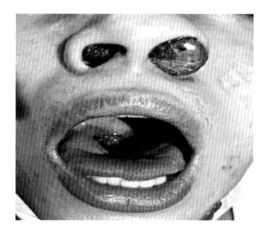

图 6-1-20　鼻腔、咽部紫蓝色结节

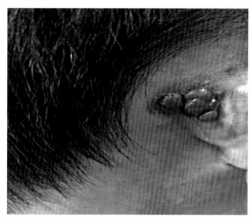

图 6-1-21　耳后紫蓝色结节

辅助检查: ①CD4$^+$T 细胞计数为 90cells/μl;②皮肤组织病理检查示:(耳后肿物)真皮内见大量梭形细胞增生呈束状,部分梭形细胞可见管腔分化,裂隙状血管形成,间质红细胞溢出;免疫组化示:CD31(+),CD34(+),HHV8(+),Ki-67(+10%),FⅧ-RAg(弱+),D2-40(+),SMA(+)。

诊断: ①艾滋病相关卡波西肉瘤;②艾滋病。

(赵兴云　伦文辉)

病例 11　以上腭紫红色丘疹为表现的艾滋病相关卡波西肉瘤

患者,男性,27 岁,未婚。

主诉: 上腭紫红色丘疹 6 个月。

现病史: 患者 6 个月前不明诱因口腔出现紫红色丘疹。

既往史: 2 个月前胸部 CT 示双肺多发团块,查 HIV 抗体阳性。

个人史: 共用注射器静脉吸毒史 5 年。

第六章

全身体格检查：双肺可闻及大量干湿性啰音。两侧腋窝触及多枚肿大淋巴结。

皮肤科专科检查：上腭见一直径约 0.6cm 紫红色丘疹（图 6-1-22）。

辅助检查：①CD4⁺T 细胞计数为 25cells/μl，HIV 病毒载量为 22 980copies/ml；②皮肤组织病理示：真皮层见大量梭形细胞呈束状增生，血管扩张充血，并见裂隙状血管及间质红细胞溢出；免疫组化：CD31（+），CD34（+），CD68（−），Ki-67（+15%），FⅧ-RAg（弱 +）；③胸部 CT 示：两肺支气管血管束增粗，双肺散在多发结节状及团片状密度增高影，磨玻璃影，双侧胸膜局部增厚，纵隔及两侧腋窝内见多发淋巴结影，符合卡波西肉瘤表现。

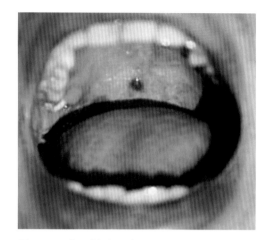

图 6-1-22　上腭紫红色丘疹

诊断：①艾滋病相关卡波西肉瘤；②艾滋病。

（赵兴云　伦文辉）

> **讨论**：本组患者均为典型的艾滋病相关卡波西肉瘤表现，皮疹累及颜面、躯干及口腔，范围广，提示艾滋病患者皮肤黏膜出现紫红色或紫蓝色丘疹、斑块、结节，要高度警惕卡波西肉瘤可能。及早应用抗病毒药物是治疗此病的关键。艾滋病相关卡波西肉瘤是一种系统性疾病，虽然主要发生在皮肤，事实上它可以累及任何内脏器官，以肺脏和胃肠道为常见。病例 11 患者因累及肺部，最后出现呼吸衰竭致死。

（伦文辉　刘彤云）

病例 12　以下颌孤立性红褐色结节为表现的艾滋病相关卡波西肉瘤

患者，男性，40 岁，未婚。

主诉：下颌红褐色结节 2 个月。

现病史：患者 2 个月前不明诱因下颌部出现米粒大小红褐色丘疹，有触痛，渐变大为结节，有轻压痛。曾诊为"瘢痕"，未治疗。后口腔出现红褐色斑块。

既往史：6 年前确诊"艾滋病"，当时 CD4⁺T 细胞为 800cells/μl，未行抗病毒治疗；半年前曾患"肺孢子菌肺炎"，接受 ART。

个人史：不洁性行为史，无固定性伴。

全身体格检查：右侧颈部可触及一约 1cm×2cm 淋巴结。

皮肤科专科检查：下颌见 1.5cm×1.5cm 红褐色结节，境界清楚，表面光滑，质地柔软（图 6-1-23）。口腔上腭及牙龈见红褐色斑块。

辅助检查：①CD4⁺T 细胞计数为 64cells/μl，HIV 病毒载量

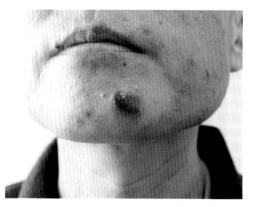

图 6-1-23　下颌部红褐色结节

为124 040copies/ml;②皮肤组织病理检查示:真皮内见大量裂隙状增生的薄壁血管腔,梭形细胞增生,部分细胞可见异型性,间有含铁血黄素沉积;免疫组化:CD31(+),CD34(+),HHV-8(+)。

诊断:①艾滋病相关卡波西肉瘤;②艾滋病。

> 讨论:本例患者表现为下颌孤立性红褐色结节,曾诊为瘢痕。与瘢痕质地较硬不同,本例患者皮损质地柔软,查体口腔黏膜可见红褐色斑块,结合皮疹特点、病理和HIV感染史,诊断艾滋病相关卡波西肉瘤,本病是艾滋病患者最常见的机会性肿瘤之一,患者皮疹多表现为多发红色、紫红色丘疹、结节、斑块。提示艾滋病患者皮肤出现紫红色丘疹、斑块、结节时,特别是发生在头面部,且累及口腔者,要高度怀疑卡波西肉瘤,及时完善皮肤组织病理检查明确诊断。

(翁文佳 高艳青)

病例13 以肛周结节、溃疡为首发表现的艾滋病相关卡波西肉瘤

患者,男性,30岁,未婚。

主诉:肛周斑块、结节、溃疡,伴疼痛1年半。

现病史:患者1年半前肛周出现数个花生大小紫红色丘疹,无自觉症状。后渐增大、融合成斑块、结节,并且骶尾部皮肤出现浸润性紫红斑。继之皮损扩大,表面糜烂、溃疡、出血。肛周结节渐增大成拳头大小肿物。曾诊断为"痔疮",多次诊治无效。

既往史:无特殊。

个人史:同性性行为史。

全身体格检查:无特殊。

皮肤科专科检查:肛周见一5cm×7cm紫红色结节,表面糜烂、出血,周围及骶尾部皮肤浸润、暗红,其上糜烂、溃疡(图6-1-24)。

辅助检查:①HIV抗体(+);②CD4$^+$T细胞计数为19cells/μl,HIV病毒载量为768 853copies/ml;③肛周肿物组织病理检查示:真皮内见大量梭形细胞和裂隙状血管增生,部分梭形细胞可见管腔分化,管腔内外可见红细胞;免疫组化示:CD31(+),CD34(+),HHV-8(+),Ki-67(+30%),CD68(+)。

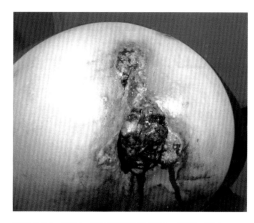

图6-1-24 肛周、骶尾部紫红色结节、溃疡、出血

诊断:①艾滋病相关卡波西肉瘤;②艾滋病。

> 讨论:本例患者表现为肛周紫红色肿块、溃疡。患者有同性性行为史,查HIV抗体阳性,CD4$^+$T细胞计数为19cells/μl,结合皮肤组织病理检查和免疫组化,诊断艾滋病相关卡波西肉瘤。本例患者皮损发生于肛周,是卡波西肉瘤的少发部位,加之患者同性肛交性行为,可能为导致肿瘤快速生长及溃疡的原因。本例患者为非典型的卡波西肉瘤皮损表现,需要与痔疮、坏疽性脓皮病及鳞状细胞癌相鉴别。

(赵兴云 伦文辉)

非洲 HIV/AIDS 病例展示

病例 1

患者,男性,29 岁,已婚。

病史:双下肢暗紫色斑块、结节 2 个月。

辅助检查:HIV 抗体(+)。

诊断:①艾滋病相关卡波西肉瘤;②艾滋病。(图 6-1-25,图 6-1-26)

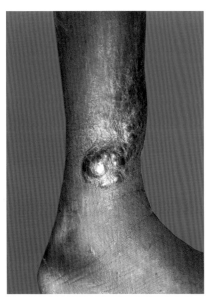

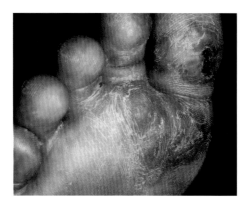

图 6-1-26　足跖前部暗紫色斑块、结节

（董天祥）

图 6-1-25　右小腿浸润性斑块、结节

病例 2

患者,男性,70 岁,丧偶。

病史:左下肢斑块、结节 5 年,肿胀、疼痛 3 个月。

辅助检查:①HIV 抗体(+);②CD4$^+$T 细胞计数为 341cells/μl。

诊断:①艾滋病相关卡波西肉瘤;②艾滋病。(图 6-1-27)

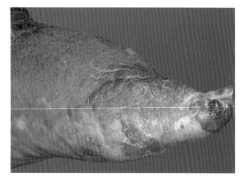

图 6-1-27　左足浸润性暗红色斑块、结节

（董天祥）

病例 3

患者,女性,25 岁,未婚。

病史:头面部丘疹、结节 1 年。

辅助检查:HIV 抗体(+)。

诊断:①艾滋病相关卡波西肉瘤;②艾滋病。(图 6-1-28)

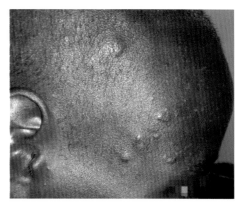

图 6-1-28　头面部暗红色丘疹、结节

（董天祥）

病例 4

患者,男性,51 岁,已婚。

病史:躯干、四肢多发性暗红色斑块、结节 3 个月。

辅助检查:①HIV 抗体(+);②CD4$^+$T 细胞计数为 405cells/μl。

诊断:①艾滋病相关卡波西肉瘤;②艾滋病。(图 6-1-29,图 6-1-30)

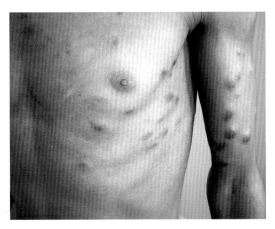 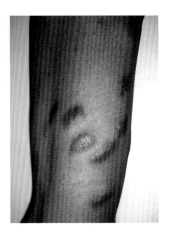

图 6-1-29　胸部、上臂暗红斑块、结节　　　　图 6-1-30　上臂暗红斑块、结节

（董天祥）

病例 5

患者,女性,36 岁,已婚。

病史:全身黑褐色丘疹、斑块 9 个月。

辅助检查:HIV 抗体(+)。

诊断:①艾滋病相关卡波西肉瘤;②艾滋病。(图 6-1-31,图 6-1-32)

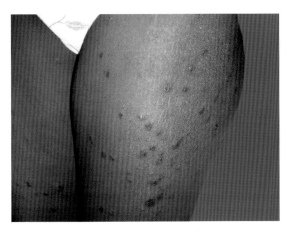 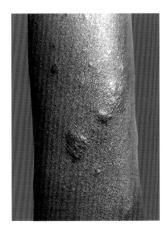

图 6-1-31　双大腿黑褐色丘疹、斑块　　　　图 6-1-32　前臂黑褐色丘疹、斑块

（董天祥）

病例 6

患者,女性,45 岁,已婚。

病史:面颈部斑块 2 年,消瘦 2 个月。

辅助检查:HIV 抗体(+)。

诊断:①艾滋病相关卡波西肉瘤;②艾滋病。(图 6-1-33)

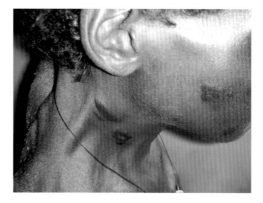

图 6-1-33　面颈部暗紫红斑块

(董天祥)

病例 7

患者,女性,21 岁,未婚。

病史:全身黑褐色结节、斑块 3 年;反复口角糜烂 2 年,口腔膜状白斑 5 个月。

辅助检查:①HIV 抗体(+);②CD4$^+$T 细胞计数为 206cells/μl。

诊断:①艾滋病相关卡波西肉瘤;②口腔念珠菌病;③单纯疱疹;④艾滋病。(图 6-1-34,图 6-1-35)

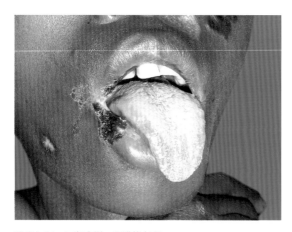

图 6-1-34　口角糜烂、舌膜状白斑

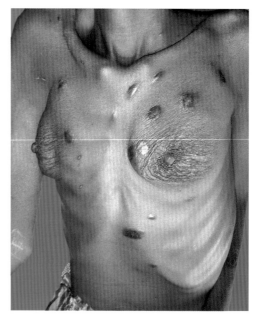

图 6-1-35　躯干黑褐色结节、斑块

(董天祥)

病例 8

患者,女性,54 岁,已婚。

病史:口腔、躯干紫红色斑块、结节 1 个月。

辅助检查：HIV 抗体（＋）。

诊断：①艾滋病相关卡波西肉瘤；②艾滋病。（图 6-1-36，图 6-1-37）

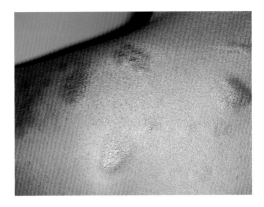

图 6-1-36　肩背暗紫色斑块

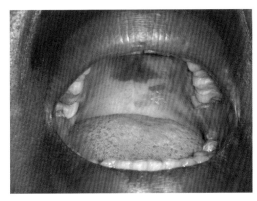

图 6-1-37　口腔紫红色斑

（董天祥）

病例 9

患者，女性，20 岁，未婚。

病史：口唇、四肢黑褐色结节、斑块 6 个月。

辅助检查：HIV 抗体（＋）。

诊断：①艾滋病相关卡波西肉瘤；②艾滋病。（图 6-1-38，图 6-1-39，图 6-1-40）

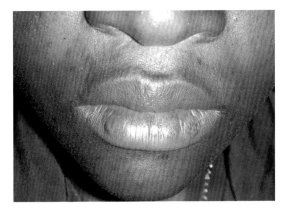

图 6-1-38　下唇黑褐色丘疹

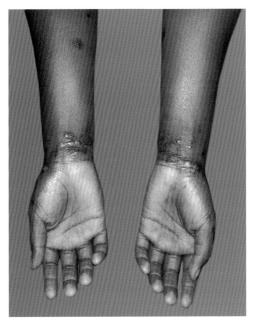

图 6-1-39　上肢黑褐色斑块、结节

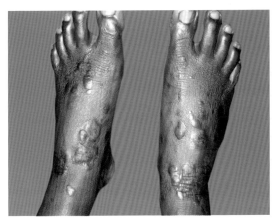

图 6-1-40　双足背黑褐色斑块、结节

（董天祥）

病例 10

患者,女性,51 岁,已婚。

病史:左足结节、溃疡伴痛 1 年。

辅助检查:①HIV 抗体(+);②CD4$^+$T 细胞计数为206cells/μl;③组织病理检查:真皮血管周围梭型细胞结节样浸润。

诊断:①艾滋病相关卡波西肉瘤;②艾滋病(图 6-1-41)。

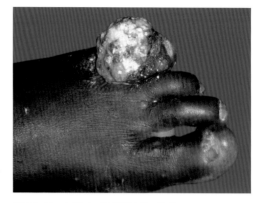

图 6-1-41 左第 4、5 趾间结节、溃疡

(董天祥)

病例 11

患者,女性,28 岁,已婚。

病史:左髋部斑块、结节 8 个月。

辅助检查:①HIV 抗体(+);②CD4$^+$T 细胞计数为225cells/μl。

诊断:①艾滋病相关卡波西肉瘤;②艾滋病。(图 6-1-42)

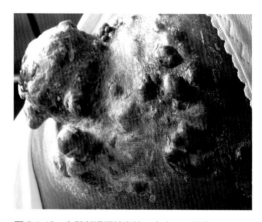

图 6-1-42 左髋部浸润性斑块,大小不一结节

(董天祥)

病例 12

患者,女性,26 岁,已婚。

病史:上腭暗紫色斑块 2 个月。

辅助检查:HIV 抗体(+)。

诊断:①艾滋病相关卡波西肉瘤;②艾滋病。(图 6-1-43)

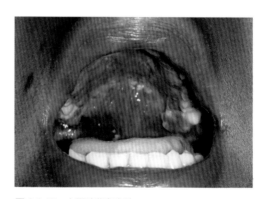

图 6-1-43 上腭暗紫色斑块

(董天祥)

病例 13

患者,男性,37 岁,已婚。

病史:左下肢结节、肿胀伴痛 9 个月。

辅助检查:HIV 抗体(+)。

诊断：①艾滋病相关卡波西肉瘤；②艾滋病。（图 6-1-44，图 6-1-45）

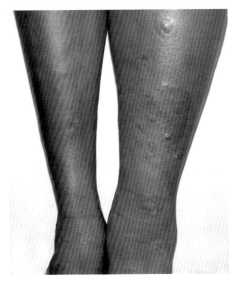

图 6-1-44　左小腿肿胀

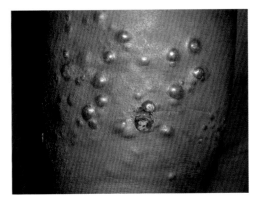

图 6-1-45　左下肢浸润性斑块、结节

（董天祥）

病例 14

患者，男性，36 岁，已婚。

病史：右足结节、肿胀伴痛 6 个月。

辅助检查：HIV 抗体（＋）。

诊断：①艾滋病相关卡波西肉瘤；②艾滋病。（图 6-1-46，图 6-1-47）

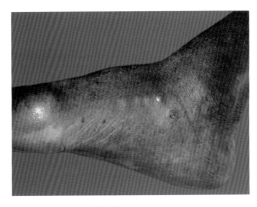

图 6-1-46　右足内侧肿胀

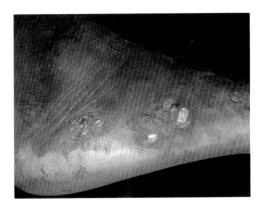

图 6-1-47　右足外侧结节

（董天祥）

病例 15

患者,男性,21 岁,未婚。

病史:左足肿胀、斑块、结节伴痛 2 个月。

辅助检查:①HIV 抗体(+);②CD4$^+$T 细胞计数为 306cells/μl。

诊断:①艾滋病相关卡波西肉瘤;②艾滋病。(图 6-1-48)

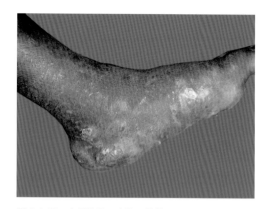

图 6-1-48　左足肿胀、斑块、结节

(董天祥)

病例 16

患者,女性,32 岁,已婚。

病史:双足肿胀伴痛 5 个月。

辅助检查:HIV 抗体(+),CD4$^+$T 细胞计数为 468cells/μl。

诊断:①艾滋病相关卡波西肉瘤;②艾滋病。(图 6-1-49,图 6-1-50)

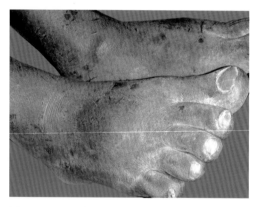

图 6-1-49　双足肿胀

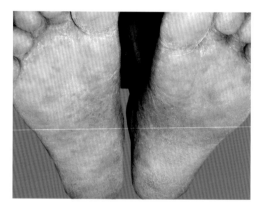

图 6-1-50　双足跖暗红色斑块

(董天祥)

病例 17

患者,女性,35 岁,已婚。

病史:双下肢肿胀、结节 1 年,疼痛 14 天。

辅助检查:HIV 抗体(+)。

诊断:①艾滋病相关卡波西肉瘤;②艾滋病。(图 6-1-51,图 6-1-52)

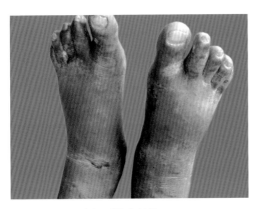

图 6-1-51　双足肿胀、紫红色结节

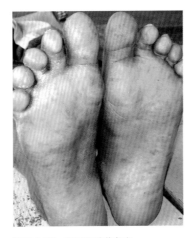

图 6-1-52　双足跖暗紫色斑

（董天祥）

病例 18

患者,女性,29 岁,已婚。

病史:左耳前结节 2 个月,上腭紫红色斑片 1 周。

辅助检查:①HIV 抗体(+);②CD4$^+$T 细胞计数为 306cells/μl。

诊断:①艾滋病相关卡波西肉瘤;②艾滋病。(图 6-1-53,图 6-1-54)

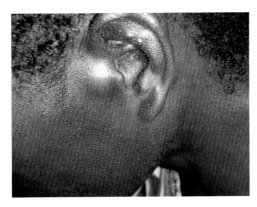

图 6-1-53　左耳前结节

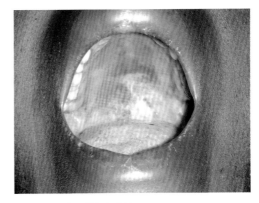

图 6-1-54　上腭紫红色斑片

（董天祥）

病例 19

患者,男性,53 岁,已婚。

病史:全身丘疹、结节 2 个月。

辅助检查:HIV 抗体(+)。

诊断:①艾滋病相关卡波西肉瘤;②艾滋病。(图 6-1-55,图 6-1-56)

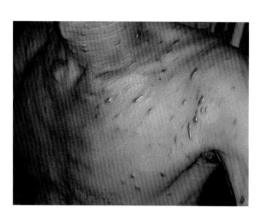

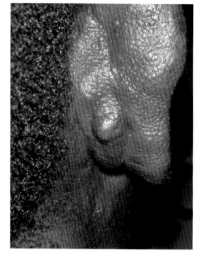

图 6-1-55　左侧颈胸部暗紫红色丘疹、结节

图 6-1-56　耳后暗紫红色结节

（董天祥）

病例 20

　　患者,男性,52 岁,已婚。

　　病史:左前臂浸润性斑块、结节 7 个月。

　　辅助检查:HIV 抗体(＋)。

　　诊断:①艾滋病相关卡波西肉瘤;②艾滋病。(图 6-1-57)

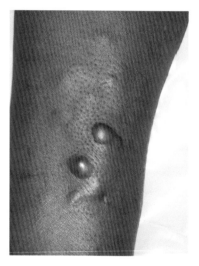

图 6-1-57　左前臂浸润性斑块、结节

（董天祥）

病例 21

　　患者,男性,28 岁,已婚。

　　病史:左足肿胀、结节 8 个月,糜烂 1 个月。

　　辅助检查:①HIV 抗体(＋);②CD4⁺T 细胞计数为 378cells/μl。

　　诊断:①艾滋病相关卡波西肉瘤;②艾滋病。(图 6-1-58)

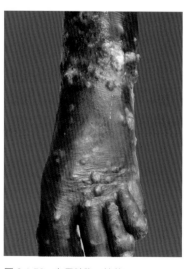

图 6-1-58　左足肿胀、结节

（梁作辉）

病例 22

　　患者,男性,16 岁,未婚。

　　病史:全身多发性结节 2 年,颜面肿胀 3 个月。

　　辅助检查:①HIV 抗体(+);②CD4$^+$T 细胞计数为 301cells/μl。

　　诊断:①艾滋病相关卡波西肉瘤;②艾滋病。(图 6-1-59,图 6-1-60)

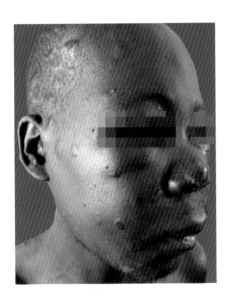

图 6-1-59　颜面肿胀、结节

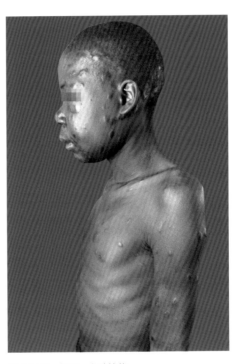

图 6-1-60　躯干、上肢结节

(梁作辉)

病例 23

　　患者,女性,27 岁,已婚。

　　病史:舌根部紫红色结节 4 个月。

　　辅助检查:①HIV 抗体(+);②CD4$^+$T 细胞计数为 153cells/μl。

　　诊断:①艾滋病相关卡波西肉瘤;②艾滋病。(图 6-1-61)

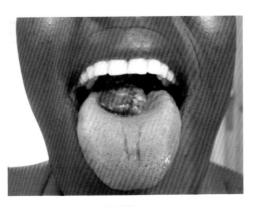

图 6-1-61　舌根部紫红色结节

(肖云)

病例 24

患者,女性,29 岁,已婚。

病史:头面部、口腔紫红色斑块、结节 2 个月。

辅助检查:①HIV 抗体(+);②CD4$^+$T 细胞计数为 102cells/μl。

诊断:①艾滋病相关卡波西肉瘤;②艾滋病。(图 6-1-62,图 6-1-63)

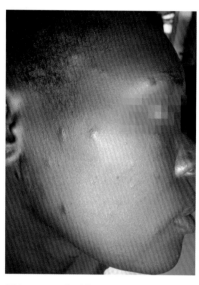
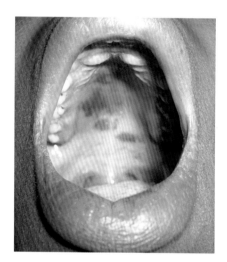

图 6-1-62　面部暗紫红色结节　　　　图 6-1-63　上腭暗紫红色斑

（肖云）

病例 25

患者,女性,34 岁,已婚。

病史:左下肢斑块、结节 2 年余,肿胀伴痛 3 个月。

辅助检查:①HIV 抗体(+);②CD4$^+$T 细胞计数为 361cells/μl。

诊断:①艾滋病相关卡波西肉瘤;②艾滋病。(图 6-1-64)

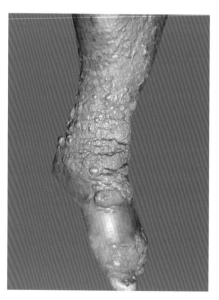

图 6-1-64　左下肢浸润性斑块、结节、肿胀

（肖云）

第二节　恶性淋巴瘤

　　恶性淋巴瘤(malignant lymphoma)是淋巴结和(或)结外淋巴组织的肿瘤,依据组织病理学有无镜像细胞分为霍奇金淋巴瘤和非霍奇金淋巴瘤。恶性淋巴瘤病因复杂,多数不明,感染、免疫等是发病重要因素。EB病毒、人T细胞白血病/淋巴瘤病毒-1、人疱疹病毒-8、丙型肝炎病毒及幽门螺杆菌等与本病的发生相关。HIV感染者免疫监视功能降低显著增加了淋巴瘤的发病率。非霍奇金淋巴瘤在HIV感染者中的发病风险显著高于普通人群,为艾滋病定义性肿瘤之一,其中七个亚型列为艾滋病相关性淋巴瘤,分别是:弥漫大B细胞淋巴瘤、伯基特淋巴瘤、外周T细胞淋巴瘤、免疫母细胞性淋巴瘤、原发性渗出性淋巴瘤、浆母细胞淋巴瘤、多型性B细胞淋巴瘤。艾滋病相关性淋巴瘤中以弥漫大B细胞淋巴瘤最常见,伯基特淋巴瘤次之(图6-2-1,图6-2-2,图6-2-3,图6-2-4,图6-2-5,图6-2-6)。西方国家NK/T细胞淋巴瘤较为罕见,我国发病率相对较高,HIV感染合并NK/T细胞淋巴瘤亦较西方国家多(图6-2-7,图6-2-8)。ART对艾滋病相关淋巴瘤的发生率有明显影响,有效ART显著降低了中枢神经系统淋巴瘤的发生率。

　　恶性淋巴瘤典型表现为无痛性进行性的淋巴结肿大。Ann Arbor分期适用于霍奇金淋巴瘤和原发淋巴结的非霍奇金淋巴瘤。Ⅰ期:单个区域淋巴结受侵(Ⅰ期);或1个淋巴结外器官受侵(ⅠE期)。Ⅱ期:横膈一侧两个或两个以上淋巴结区域受侵(Ⅱ期);或者1个淋巴结外器官受侵合并横膈同侧区域淋巴结受侵(ⅡE期)。Ⅲ期:横膈两侧的淋巴结区域受侵(Ⅲ期);合并局部结外器官受侵(ⅢE期);或合并脾受侵(ⅢS期);或结外器官和脾同时受侵(ⅢS+E期)。Ⅳ期:1个或多个结外器官(如骨髓、肝和肺等)广泛受侵,伴或不伴有淋巴结肿大。根据全身症状的有无,分为A、B组症状。A组症状:无全身症状。B组症状:有全身症状,发热、盗汗、体重减轻。

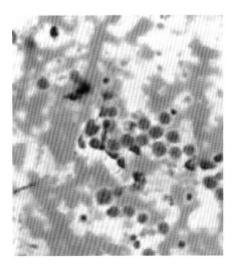

图6-2-1　Burkitt淋巴瘤:(颈部淋巴结)可见增生活跃的淋巴细胞,大部分为活化的母细胞(HE×400)

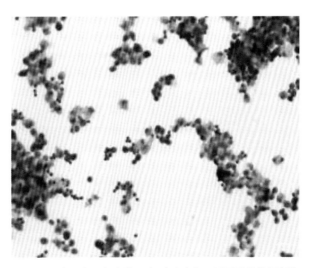

图6-2-2　弥漫大B细胞淋巴瘤:(腹水)可见异型的淋巴细胞(HE×40)

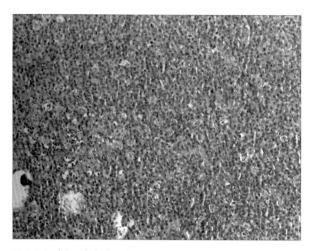

图 6-2-3 （左颈部）弥漫大 B 细胞淋巴瘤（生发中心来源）弥漫性淋巴细胞浸润（HE×100）

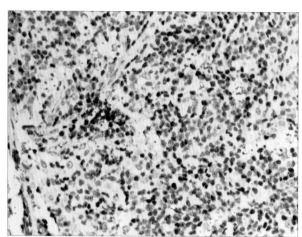

图 6-2-4 免疫组化 Bcl-6（＋）（SP 法 ×200）

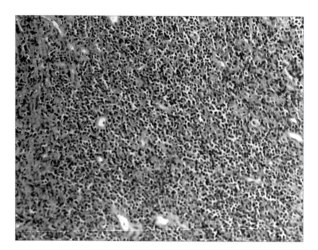

图 6-2-5 （右颈部）伯基特淋巴瘤弥漫性淋巴细胞浸润（HE×100）

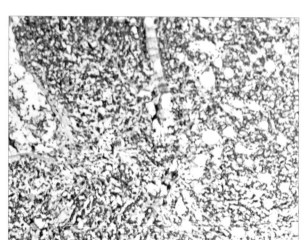

图 6-2-6 免疫组化 CD10（＋）（SP 法 ×100）

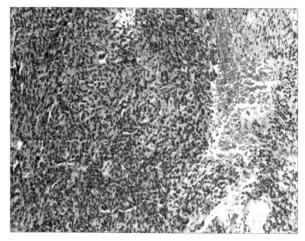

图 6-2-7 NK/T 细胞淋巴瘤，鼻型弥漫性单核样细胞浸润（HE×100）

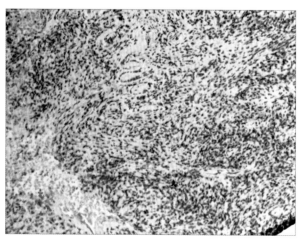

图 6-2-8 免疫组化 CD56（＋）（SP 法 ×100）

恶性淋巴瘤的病理诊断需综合应用形态学、免疫组化、分子生物学技术。确诊所需要的免疫组化标记物包括：CD45、CD20、CD3、CD5、CD8、CD10、Bcl-1、TdT、Bcl-2、Bcl-6、C-myc、Ki-67、CD138、kappa/lambda、HHV-8、CD30(PEL)、PAX-5、MUM-1 等；流式细胞术细胞表面标志包括：kappa/lambda、CD45、CD3、CD5、CD19、CD10、CD20 等；原位杂交 EBER，荧光原位杂交检测染色体有无异常；淋巴细胞抗原受体基因重排检测技术是对形态学检查和免疫组化方法的重要补充。

影像学检查如胸、腹、盆腔增强 CT 和 / 或 PET-CT 扫描(图 6-2-9)可了解病变累及情况。同时完成血常规、肝肾功能、乳酸脱氢酶、β2 微球蛋白、血沉、乙型丙型肝炎病毒检测，以及骨髓细胞学和骨髓活检。

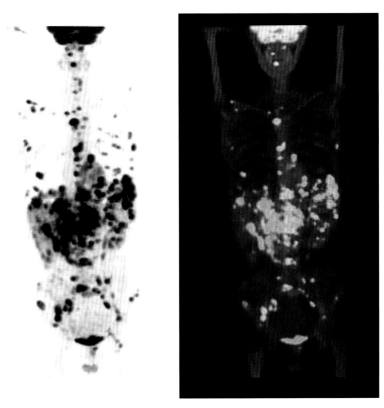

图 6-2-9　PET-CT 示全身多处侵犯的霍奇金淋巴瘤

恶性淋巴瘤是一组高度异质性疾病，不同的病理类型其临床表现、治疗反应性及预后均有差异。所有艾滋病相关淋巴瘤患者均应尽快行 ART，但需评估 ART 药物与淋巴瘤化疗药物间的相互作用及影响，并根据患者情况制定以化放疗为主的综合治疗手段。化疗是治疗恶性淋巴瘤的主要方法，弥漫大 B 细胞淋巴瘤的化疗方案包括 R-CHOP 方案和 R-EPOCH 方案，伯基特淋巴瘤推荐方案：HyperCVAD+R（利妥昔单抗）。对于初治高危的恶性淋巴瘤患者来说，制定治疗计划时，应选择含造血干细胞移植在内的治疗，争取更高的无事件生存。

（杨涤　赵培珠　闵海燕）

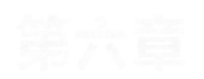

病　例

病例1　以颈部肿块为首发表现的艾滋病相关弥漫大 B 细胞淋巴瘤

患者,男性,57 岁,已婚。

主诉:左颈部肿块 2 个月。

现病史:患者 2 个月前不明诱因左颈部出现一暗红色结节,迅速增大,形成拳头大暗红色肿块。1 个月前同侧锁骨上、腋窝出现多个皮下结节。

既往史:无特殊。

个人史:不洁性行为史。

全身体格检查:体温:37.7℃。左锁骨上、左腋窝可触及数枚肿大淋巴结。

皮肤科专科检查:左颈部见约 8cm×13cm 暗红色肿块,质韧,活动度差(图 6-2-10)。

辅助检查:①HIV 抗体(+);②CD4$^+$T 细胞计数为 150cells/μl;③(颈部皮损)组织病理检查示:真皮内可见弥漫性大的异型淋巴细胞增生,肿瘤细胞形态多种多样,有数量不等的偏心马蹄形或肾形细胞核;免疫组化:肿瘤细胞 pan-CK、Syn、CD3、CD5 :均(-),CD10、CD20、Bcl-2、Bcl-6、PAX-5、MUM-1 :均(+),Ki-67(+70%);原位杂交 EBER(-);④组织化学染色:六铵银(-),抗酸(-);⑤气管镜:右主支气管占位性病变,右肺上叶前段下亚段支气管开口占位;⑥病理:(支气管黏膜)可见异型肿瘤细胞浸润;免疫组化:CK(-),AE1/AE3(-),CD20(+),符合弥漫大 B 细胞淋巴瘤。诊断弥漫大 B 细胞淋巴瘤,生发中心来源。

诊断:①弥漫大 B 细胞淋巴瘤Ⅳ期;②艾滋病。

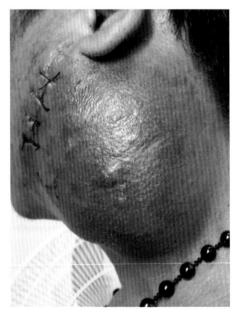

图 6-2-10　左颈部暗红色肿块

(杨涤　段月勋)

病例2　以颈部弥漫性肿块为首发表现的艾滋病相关弥漫大 B 细胞淋巴瘤

患者,男性,34 岁,未婚。

主诉:左颈部肿块伴肿痛 1 个月。

现病史:患者 1 个月前不明诱因左颈部出现斑块,无不适,后渐增大,表面出现溃疡、坏死、脓性分泌物、黄痂,伴胀痛、发热。发病以来体重下降 13kg。

既往史:无特殊。

个人史:共用注射器静脉吸毒史,自诉已戒断 3 年。

全身体格检查:体温:38.7℃。左颈部及双侧腋下触及数个肿大淋巴结,最大约 2cm×3cm。

皮肤科专科检查:左颈部见一直径约10cm的类圆形暗红色肿块,中央见少量脓痂,肿块周围红肿、触痛明显(图6-2-11)。

辅助检查:①HIV抗体(+);②CD4⁺T细胞计数为176cells/μl;③(颈部皮损)组织病理检查:肿瘤为弥漫分布的淋巴样细胞,细胞大小一致,细胞较大,细胞核不规则,胞质稀少、淡染;免疫组化:Syn(−),CD3(−),CD5(−),CD10(+),CD20(+),Bcl-6(+),PAX-5(+),MUM-1(+),Ki-67(+60%);原位杂交EBER(−)。病理诊断:考虑弥漫大B细胞淋巴瘤;④颈部超声检查示:双侧颈部多发肿大淋巴结,最大约1.6cm×2.6cm;⑤颅脑CT示:可见高密度团块样占位,伴颅骨膨出、破坏。

诊断:①弥漫大B细胞淋巴瘤Ⅳ期;②艾滋病。

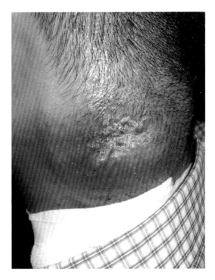

图6-2-11 左颈部暗红色肿块

(张建波 史利英)

病例3 以颈部弥漫性肿块为首发表现的艾滋病相关弥漫大B细胞淋巴瘤

患者,男性,56岁,已婚。

主诉:左颈部肿块3个月。

现病史:患者3个月前不明诱因左颈部出现斑块,无不适,渐增大至约5cm×10cm肿块,伴发热、乏力。

既往史:无特殊。

个人史:不洁性行为史。

全身体格检查:体温:38.5℃。左侧颈部可触及数个肿大淋巴结。

皮肤科专科检查:左颈部见一形态不规则肤色肿块,约5cm×10cm,质硬,活动度差(图6-2-12)。

辅助检查:①HIV抗体(+);②CD4⁺T细胞计数为110cells/μl;③组织病理检查示:真皮内可见弥漫性大小较一致的异形细胞;免疫组化:CD20(+),Bcl-2(+),Bcl-6(+),PAX-5(+),Ki67(+90%),CD10(+),CD43(+),CD56(+),CD3(−),CD5(−),CD2(−),CD34(−)。病理诊断:弥漫大B细胞淋巴瘤,生发中心来源。

诊断:①弥漫大B细胞淋巴瘤;②艾滋病。

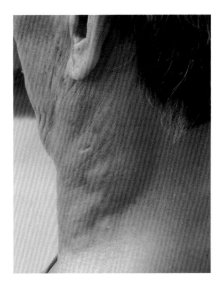

图6-2-12 左颈部肤色肿块

(王丽 李田舒)

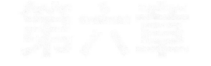

病例 4　以左颈肩部肿胀性肿块为首发表现的艾滋病相关弥漫大 B 细胞淋巴瘤

患者,女性,40 岁,已婚。

主诉:左颈肩部肿胀性肿块半年,伴发热 1 个月。

现病史:患者半年前不明诱因左颈部出现肿胀性斑块。后皮损扩大形成肿块,波及左肩部。近 1 个月来出现发热,体温在 38℃ ~39℃。

既往史:配偶 HIV 阳性。

个人史:无特殊。

全身体格检查:体温:38.7℃。左侧颈部、左腋下可触及数枚肿大淋巴结。

皮肤科专科检查:左颈肩部可见肿胀性暗红色肿块,质硬,活动度差,边界不清(图 6-2-13)。

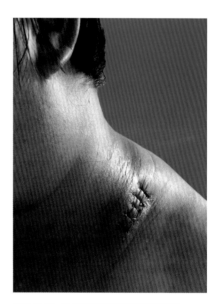

图 6-2-13　左颈肩部肿胀性暗红色肿块

辅助检查:①HIV 抗体(+);②CD4$^+$T 细胞计数为 49cells/μl;③组织病理检查示:由小到中等大的淋巴样细胞组成,瘤细胞比正常淋巴细胞稍大,核不规则,染色质较分散,核仁不明显,胞浆少,淡染,核分裂像易见;免疫组化:CD20(+),Bcl-2(+),Bcl-6(+),Ki67(+90%),CD10(+),CD43(+),PAX-5(+),CD3(−),CD5(−),CD2(−),CD34(−),TDT(−)。病理诊断:弥漫大 B 细胞淋巴瘤,生发中心来源。

诊断:①弥漫大 B 细胞淋巴瘤;②艾滋病。

(王丽　翟亚杰)

病例 5　以左颈部肿块为首发表现的艾滋病相关弥漫大 B 细胞淋巴瘤

患者,男性,28 岁,未婚。

主诉:左颈部肿块半年。

现病史:患者半年前无诱因左颈部出现一红色单发斑块,渐增大至拳头大小。

既往史:无特殊。

个人史:不洁性行为史。

全身体格检查:无特殊。

皮肤科专科检查:左侧颈部可见约6cm×10cm红色球形肿块,质硬,活动度差(图 6-2-14)。

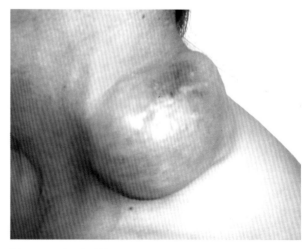

图 6-2-14　左颈部肿块

辅助检查:①HIV 抗体(+);②CD4$^+$T 细胞计数为52cells/μl;③组织病理检查示:淋巴结内见小管状结构

及弥漫性大的形态较一致的淋巴细胞；免疫组化：CD20(+)，Bcl-2(+)，Bcl-6(+)，Ki67(+90%)，CD10(+)，CD43(+)，PAX-5(−)，CD23(+)，CD3(−)，CD5(−)，CD2(−)，CD34(−)，TDT(−)。病理诊断：弥漫性大 B 细胞淋巴瘤，生发中心来源。

诊断：①弥漫大 B 细胞淋巴瘤；②艾滋病。

（王丽 翟亚杰）

病例 6 以颈部肿块为首发表现的艾滋病相关弥漫大 B 细胞淋巴瘤

患者，男性，40 岁，已婚。

主诉：右侧颈部肿块 3 个月。

现病史：患者 3 个月前不明诱因右颈部出现斑块，渐增大至手掌大小肿块，伴发热。

既往史：无特殊。

个人史：共用注射器静脉吸毒史。

全身体格检查：体温：37.7℃。右侧锁骨上可触及数枚肿大淋巴结，右颈部活动受限。

皮肤科专科检查：右侧颈部可见一肤色肿块，约 6cm×10cm，质硬，活动度差(图 6-2-15)。

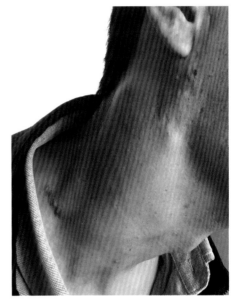

辅助检查：①HIV 抗体(+)；②CD4$^+$T 细胞计数为 180cells/μl；③组织病理检查示：肿瘤由中等大的淋巴样细胞组成，瘤细胞核不规则，染色质较分散，核仁不明显，胞浆少，淡染，核分裂象易见；免疫组化：CD20(+)，Bcl-2(+)，Bcl-6(+)，Ki67(+80%)，LCA(+)，CD79a(+)，CD10(+)，PAX-5(+)，CD19(+)，MUM(+)，CD3(−)，CD2(−)。病理诊断：弥漫大 B 细胞淋巴瘤，生发中心来源。

诊断：①弥漫大 B 细胞淋巴瘤；②艾滋病。

图 6-2-15 右颈部肤色肿块

（王丽 雷素云）

> **讨论**：本组患者皮损表现为单侧颈肩部肿块，皮损固定、质韧，活动度差，部分患者皮损同侧淋巴结肿大，免疫组化及组织病理等检查均确诊为弥漫大 B 细胞淋巴瘤。弥漫大 B 细胞淋巴瘤是非霍奇金淋巴瘤主要类型之一，非霍奇金淋巴瘤又是艾滋病定义性肿瘤，在艾滋病相关肿瘤中高发。我国艾滋病相关淋巴瘤中弥漫大 B 细胞淋巴瘤发病率较高，以浅表淋巴结进行性无痛性肿大为常见表现。本组病例均为弥漫大 B 细胞淋巴瘤。当出现头颈部淋巴瘤伴有发热、盗汗及体重下降等全身症状时，更应高度警惕合并 HIV 感染，常规查 HIV 抗体，特别是有高危性行为者。

（董天祥 赵培珠）

病例 7 以右腋下肿块为首发表现的艾滋病相关弥漫大 B 细胞淋巴瘤

患者，男性，50 岁，已婚。

主诉：右腋下肿块伴胀痛、发热 2 个月。

现病史：患者 2 个月前不明诱因右侧腋下出现一斑块，伴胀痛、发热。1 个月前渐增大至拳头大小肿块。发病以来体重下降 5kg。

既往史：无特殊。

个人史：不洁性行为史。

全身体格检查：体温：38.4℃。

皮肤科专科检查：右侧腋下可见一肤色肿块，约 5cm×7cm，质硬，活动度差（图 6-2-16）。

辅助检查：①HIV 抗体（+）；②CD4$^+$T 细胞计数为 53cells/μl；③组织病理检查示：镜下见弥漫分布的淋巴样细胞，细胞大小一致，细胞较大，细胞核不规则，胞质稀少、淡染；免疫组化：CD20(+)，Bcl-6(+)，Ki67(+80%)，LCA(+)，CD79a(+)，CD10(+)，PAX-5(+)，CD19(+)，MUM(+)，CD3(−)。病理诊断：弥漫大 B 细胞淋巴瘤。

诊断：①弥漫大 B 细胞淋巴瘤；②艾滋病。

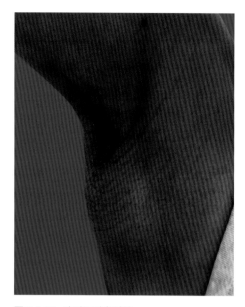

图 6-2-16　右腋下肤色肿块

> **讨论**：病例 7 患者以右腋下肿块为首发症状，皮损进展迅速，近 2 个月来体重下降明显，结合患者不洁性行为史，免疫学及组织病理检查证实艾滋病合并弥漫大 B 细胞淋巴瘤。与前述几例发生在颈部不同，本例患者皮损发生在腋部。弥漫大 B 细胞淋巴瘤在艾滋病患者中高发，属于艾滋病定义性肿瘤，出现颈及腋部的结节、斑块时，应考虑淋巴瘤，对淋巴瘤患者需进行常规 HIV 筛查。

（王丽　翟亚杰）

病例 8　以右下肢浸润性斑块为首发表现的艾滋病相关伯基特淋巴瘤

患者，男性，27 岁，未婚。

主诉：右下肢斑块伴发热 4 个月。

现病史：患者 4 个月前不明诱因右腹股沟区出现无痛性斑块，皮损逐渐增大累及大腿内侧，部分皮损表面破溃，上唇正中出现前突畸形，伴不规则发热，体温最高 38℃。发病以来体重下降 12kg。

既往史：无特殊。

个人史：不洁性行为史。

全身体格检查：体温：37.6℃。

皮肤科专科检查：右腹股沟及大腿内侧区见浸润性暗红色斑块，约 20cm×40cm，质硬，压痛，表面呈橘皮样改变，部分皮损表面糜烂、结痂，右下肢近端肿胀明显（图 6-2-17）。

辅助检查：①HIV 抗体（+）；②CD4$^+$T 细胞计数为 107cells/μl；③右腹股沟皮损组织病理检查示：镜下见中等大小形态较一致

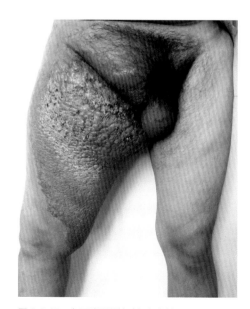

图 6-2-17　右下肢浸润性暗红色斑块

的淋巴细胞密集浸润;免疫组化示:CD20(+),PAX-5(+),CD10(+),CD99(−),TdT(−),Bcl-2(+),Bcl-6(−),MUM-1(−),MPO(−),Ki-67(+>90%);原位杂交 EBER(+);④骨髓细胞学检查:见分类不明细胞;⑤全身 PET-CT:全身多处淋巴瘤病灶。

诊断:①伯基特淋巴瘤Ⅳ期 B 组;②艾滋病。

治疗:R-Hyper-CAVD+MA 交替化疗,鞘内注射,自体造血干细胞移植。治疗后皮损消退达到完全缓解(图6-2-18)。现随访已满两年,仍持续缓解中。

> **讨论**:本例患者皮损表现为右下肢浸润性斑块,经皮肤组织病检及免疫组化确诊为伯基特淋巴瘤。伯基特淋巴瘤是非霍奇金淋巴瘤中比较常见的亚型,结外受累常见,头颈、腹部、骨髓和中枢神经系统等是最常受累部位。对于高危组伯基特淋巴瘤患者来说,制定治疗计划时,应选择含造血干细胞移植在内的治疗。伯基特淋巴瘤在 HIV 感染患者中的发病风险显著高于普通人群,为艾滋病相关性淋巴瘤之一。对于临床遇到类似皮损患者需警惕淋巴瘤并及时行组织病理学检查确诊,同时行 HIV 筛查以早期发现艾滋病。

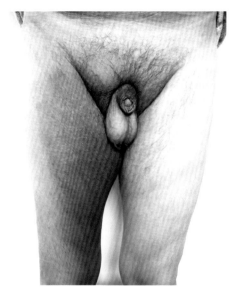

图 6-2-18   治疗后皮损消退

(闵海燕)

病例 9   以右腋下结节、肛周斑块及溃疡为表现的艾滋病相关伯基特淋巴瘤

患者,男性,34 岁,未婚。

主诉:右腋下结节 1 个月,肛周斑块、溃疡 20 余天。

现病史:患者 1 个月前不明诱因右腋下出现一结节,约板栗大小,无不适,后结节增多。20 余天前不明诱因出现双下肢麻木无力并进行性加重,肛周皮肤出现一拳头大小斑块,表面溃疡、结痂。发病以来,大小便失禁,体重下降约 15kg。

既往史:6 年前确诊"艾滋病",未接受 ART。

个人史:同性性行为史。

全身体格检查:脐平面以下感觉减退,痛觉消失。下肢肌力 0 级,双上肢肌力及肌张力正常。右侧腋下可触及数枚肿大淋巴结,最大约 2cm×3cm。

皮肤科专科检查:肛周可见一不规则斑块,约5cm×7cm,表面溃疡、结痂(图6-2-19)。

辅助检查:①HIV 抗体(+);②CD4$^+$T 细胞计数为 94cells/μl,HIV 病毒载量为 394 000copies/ml;③组织病

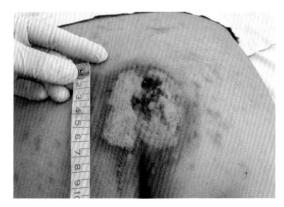

图 6-2-19   肛周斑块、溃疡

理检查(右侧腋下淋巴结)示:镜下可见中等大小形态较一致的淋巴细胞浸润,细胞核不规则,胞质稀少、淡染。免疫组化:肿瘤细胞 CD3、CD10、TDT、Bcl-2、Bcl-6、MUM-1:均(−),CD20(+),ki-67(+90%);原位杂交 EBER(+)。病理诊断:符合伯基特淋巴瘤;④全脊柱 MRI:颈胸椎体及斜坡信号改变,胸 9、10 椎水平脊髓可疑异常信号,腰、骶椎多个椎体异常信号,不除外艾滋病相关肿瘤病变可能,考虑感染与艾滋病相关肿瘤、转移瘤鉴别;⑤胸部 CT:右侧胸前积液,胸 7-12 椎前软组织增厚;右腋窝多发软组织结节影,右第 6 肋骨骨质破坏,感染性病变与肿瘤性病变鉴别,右肺门淋巴结肿大;⑥全身 PET-CT:淋巴瘤累及胸椎、腰椎、肛周皮肤。

诊断:①伯基特淋巴瘤Ⅳ期 B 组;②艾滋病。

> 讨论:病例 9 患者表现为腋下结节及肛周斑块、溃疡,经淋巴结活检确诊为伯基特淋巴瘤。此前已确诊艾滋病多年,未行 ART。对于 HIV 感染者,当出现颈、腋部无痛性淋巴结肿大时,需进一步进行局部取材活检,明确诊断。该患者病程短,累及中枢神经,全身多部位骨质破坏。对于合并皮损、CD4+T 细胞计数较低,全身多部位侵犯,尤其是伴有骨的侵犯,累及脊髓的患者应高度怀疑淋巴瘤,且非霍奇金淋巴瘤可能性大。ART 能显著减少艾滋病相关淋巴瘤的发生,同时对于艾滋病合并淋巴瘤患者,规范治疗后其生存率较前明显提高,因此对于确诊的 HIV 感染者,应及早行 ART,可以减少 HIV 相关肿瘤发生,提高患者的生存率。

(闫桢桢　高美霞)

病例 10　以舌斑块、溃疡为首发表现的艾滋病相关弥漫大 B 细胞淋巴瘤

患者,男性,50 岁,已婚。

主诉:舌面斑块、溃疡 2 个月。

现病史:患者 2 个月前不明诱因舌面正中出现黄豆大小斑块,渐增大,表面溃疡。偶有发热。

既往史:无特殊。

个人史:不洁性行为史。

全身体格检查:体温:37.8℃。左下颌、双侧腹股沟可触及数个肿大淋巴结。

皮肤科专科检查:舌面可见一斑块,约 3cm×4cm,中央见一纵向深溃疡(图 6-2-20)。

辅助检查:①HIV 抗体(+);②CD4+T 细胞计数为 7cells/μl;③口腔病变组织病理检查示:镜下见较一致淋巴细胞,核增大,可见三个核仁,核分裂象多见;免疫组化:CD3、CD5、CD10、Bcl-6:均(−),CD20、Bcl-2:(+),MUM-1(+),PAX-5(+),ki-67(+70%);原位杂交 EBER(−)。病理诊断:弥漫大 B 细胞淋巴瘤,非生发中心来源。

诊断:①弥漫大 B 细胞淋巴瘤;②艾滋病。

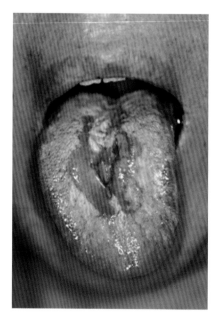

图 6-2-20　舌面斑块、溃疡

(杨涤)

病例 11　以口腔肿块为首发表现的艾滋病相关外周 T 细胞淋巴瘤

患者,男性,58 岁,已婚。

主诉:口腔肿块 1 个月。

现病史:患者 1 个月前不明诱因左上齿龈区出现一斑块,后迅速增大至鸡蛋大小肿块。发病以来体重下降约 5kg。

既往史:无特殊。

个人史:不洁性行为史。

全身体格检查:颈部、腋下、腹股沟可触及多个肿大淋巴结,最大者约 1cm×1.5cm,无触痛、活动可。

皮肤科专科检查:颜面部及上唇肿胀。左侧上齿第 2、3 牙周见约 2cm×4cm×5cm 不规则肿块(图 6-2-21)。

辅助检查:①HIV 抗体(+);②CD4$^+$T 细胞计数为 98cells/μl,HIV 病毒载量 419 406copies/ml;③皮损组织病理示:镜下见结节和弥漫性小单核样细胞浸润,考虑小细胞恶性肿瘤;免疫组化示:Vimentin(-),CK(-),LCA(++),CD20(-),CD3(++),CD79a(-),PAX-5(-),CD10(-),CD5(-),CD56(-);原位杂交 EBER(-);④CT:上颌骨偏左前方软组织密度占位性病灶(约 3.0cm×4.6cm×6.0cm),增强明显强化,考虑淋巴瘤,临近左侧上颌前壁、上牙槽骨质受侵破坏,双侧胸锁乳突肌内侧血管旁淋巴结肿大,转移可能;⑤超声示:左颌下实质性包块,双侧颈部大血管周围多发肿大淋巴结,双侧腋窝及腹股沟区多发淋巴结肿大,脾脏稍大。

诊断:①外周 T 细胞淋巴瘤Ⅲ期 B 组;②艾滋病。

治疗:化疗 4 周期后,口腔肿块消退(图 6-2-22)。

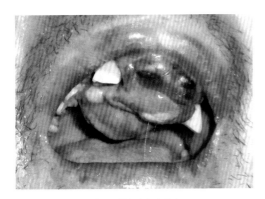 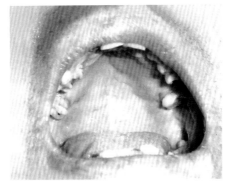

图 6-2-21　口腔不规则肿块(治疗前)　　图 6-2-22　口腔肿块消退(化疗 4 周期后)

(王丽　吕正超)

病例 12　以上腭斑块为首发表现的艾滋病相关弥漫大 B 细胞淋巴瘤

患者,女性,57 岁,已婚。

主诉:上腭斑块 5 个月。

现病史:患者 5 个月前不明诱因上腭出现一黄豆大小暗红色斑块,渐增大至鸽蛋大小。发病以来体重下降约 8kg。

既往史:无特殊。

个人史:不洁性行为史。

全身体格检查:右下颌触及多个肿大淋巴结。

皮肤科专科检查:上腭不规则暗红色斑块,约 3cm×4cm（图 6-2-23）。

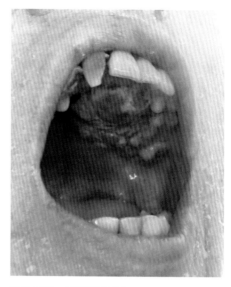

辅助检查:①HIV 抗体(+);②CD4$^+$T 细胞计数为 91cells/μl;③上腭皮损组织病理检查示:镜下见弥漫性大淋巴细胞浸润,免疫组化:CD20(+),Bcl-2(+),Bcl-6(+),Ki67(+70%),CD10(+),PAX-5(+),CD3(−),CD2(−),TDT(−);病理诊断:考虑弥漫大 B 细胞淋巴瘤,生发中心来源。

诊断:①弥漫大 B 细胞淋巴瘤;②艾滋病。

图 6-2-23 上腭暗红色斑块

（王丽）

讨论:本组患者表现为口腔或舌部斑块、结节,生长迅速,部分皮损表面溃疡,结合免疫学等检查确诊为艾滋病合并淋巴瘤。淋巴瘤为艾滋病的常见并发肿瘤,本组患者均为非霍奇金淋巴瘤(2 例为弥漫大 B 细胞淋巴瘤,1 例为外周 T 细胞淋巴瘤,非特指)。非霍奇金淋巴瘤为艾滋病定义性肿瘤之一,口腔亦为艾滋病合并非霍奇金淋巴瘤的常见受累部位,淋巴瘤患者除应行免疫组化及病检明确诊断外,还需进行 HIV 筛查。

（刘彤云　董天祥）

病例 13　以右颌面部肿胀性肿块为首发表现的艾滋病相关浆母细胞淋巴瘤

患者,男性,46 岁,已婚。

主诉:右颌面部肿胀性暗红色肿块 1 个月。

现病史:患者 1 个月前不明诱因右侧颌面部出现肿胀性暗红色斑块,无不适。后渐增大,边界不清,肿胀明显,伴剧烈疼痛。发病以来体重下降近 10kg。

既往史:无特殊。

个人史:不洁性行为史及共用注射器静脉吸毒史。

全身体格检查:体温:37.9℃。

皮肤科专科检查:右侧颌面部肿胀性暗红色肿块,约 10cm×16cm,局部呈橘皮样外观,质硬,边界不清,皮温高,张口受限（图 6-2-24）。

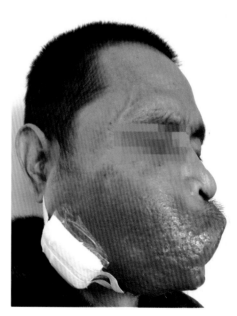

辅助检查:①HIV 抗体(+);②CD4$^+$T 细胞计数为 641cells/μl;③右颌面部组织病理检查示:肿瘤为弥漫分布的淋巴样细胞,细胞较大,细胞核不规则,胞质稀少、淡染,免疫组化示:肿瘤细胞 CD38(+),

图 6-2-24 右颌面部肿胀性暗红色肿块

CD138(+),CD3(−),CD5(−),CD79a(+),CD10(−),Bcl-2(+),Bcl-6(−),CD20(+),MUM-1(+),C-myc(+),Ki-67(+>80%);原位杂交 EBER(−)。

诊断:①浆母细胞淋巴瘤 Ⅳ期 B 组;②艾滋病。

治疗:化疗联合 ART。

> 讨论:浆母细胞淋巴瘤多发生在 HIV/AIDS 患者的口腔,是弥漫大 B 细胞淋巴瘤的一种罕见亚型,其发生可能与 EB 病毒感染、Myc 基因异位有关。常规化疗通常不能控制肿瘤的增长。本例患者使用了含来那度胺、硼替佐米等药物在内的强化疗,仍不能控制疾病进展,生存时间仅为 5 个月。提示其恶性程度高,预后差。

(闵海燕)

病例 14 以左侧颞部肿块为首发表现的艾滋病相关弥漫大 B 细胞淋巴瘤

患者,男性,40 岁,未婚。

主诉:左侧颞部肿块 2 个月。

现病史:患者 2 个月前不明诱因左侧颞部出现一结节,质硬,表面光滑,无不适。渐增大至鸡蛋大小肿块,伴胀痛。无发热、盗汗、体重减轻等全身症状。

既往史:无特殊。

个人史:同性性行为史。

全身体格检查:双侧颈部、腋窝触及数枚肿大淋巴结。

皮肤科专科检查:左侧颞部见一约 4cm×5.5cm 暗红色肿块,质硬,表面光滑(图 6-2-25)。

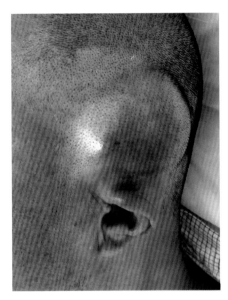

图 6-2-25 左侧颞部肿块(化疗前)

辅助检查:①HIV 抗体(+);②CD4⁺T 细胞为 45cells/μl;③组织病理检查示:镜下见弥漫分布的淋巴样细胞,细胞大小一致,中等大小,细胞核不规则,胞质稀少、淡染;免疫组化:AE1/AE3(−),Ki67(+80%),LCA(+),CD3(−),CD45RO(−),CD20(+),CD10 (−),PAX-5(+),CD56(−),Bcl-2(+),Bcl-6(−),MUM-1(+),病理诊断:弥漫大 B 细胞淋巴瘤,非生发中心来源;④PET-CT:符合淋巴瘤广泛累及:左颞部皮下、左耳后、双侧中上颈部、双侧腋窝及右侧背部皮下淋巴结/肿物,双肺、双侧胸膜、胃壁及第 6 胸椎受累,双侧扁桃腺、左室心尖、十二指肠降段淋巴瘤累及不除外。

诊断:①弥漫大 B 细胞淋巴瘤Ⅳ期 A 组;②艾滋病。

治疗:化疗后皮损消退(图 6-2-26)。

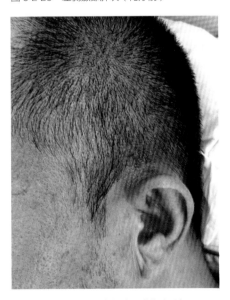

图 6-2-26 左侧颞部皮损消退(化疗后)

(高艳青 汪雯)

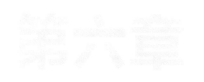

> 讨论:本组患者以头面部斑块、肿块为首发症状,多数伴体重下降、发热、盗汗等临床表现,淋巴瘤为可能诊断之一。头面部是结外淋巴瘤的好发部位,可伴有相邻部位和全身淋巴结的受累,完善组织病理检查明确诊断。头面部是淋巴瘤的好发部位,也是艾滋病相关淋巴瘤好发部位。对于头面部淋巴瘤患者,应常规行 HIV 筛查。

(孙东杰　刘彤云)

病例 15　以鼻部溃疡为首发表现的艾滋病相关 NK/T 细胞淋巴瘤

患者,男性,32 岁,未婚。

主诉: 鼻塞不适 8 个月,鼻面部溃疡 2 个月。

现病史: 患者 8 个月前不明诱因出现鼻塞不适,流脓涕。2 个月前鼻翼部出现花生大小结节,迅速软化、破溃,形成深溃疡,并破坏左侧鼻翼,左侧鼻部相继出现类似损害。病程中时有发热,体温最高 39℃,发病以来体重下降 6kg。

既往史: 无特殊。

个人史: 不洁性行为史。

全身体格检查: 体温:38.3℃。

皮肤科专科检查: 整个左侧鼻部肿胀,左侧鼻翼缺损,局部呈 1cm×2cm 类圆形深溃疡,左侧中部可见两个 1cm~2cm 溃疡,表面有黄色分泌物,明显异味(图 6-2-27)。

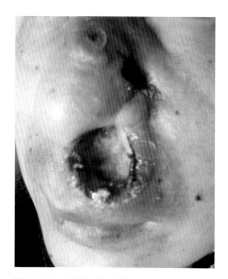

图 6-2-27　鼻部溃疡、缺损

辅助检查: ①HIV 抗体(+);②CD4$^+$T 细胞计数为 129cells/μl;③鼻部组织病理:镜下见真皮弥漫性单核样细胞浸润,部分围绕血管分布,间杂有淋巴细胞、组织细胞、中性粒细胞,并见少数核分裂象;免疫组化示:CD56(+),CD79a(−),Lys(+),Ki-67(+ 约 30%),GrB(+),CD4(+),CD8(−),CD3(−);原位杂交 EBER(+)。病理诊断:NK/T 细胞淋巴瘤(鼻型)。

诊断: ①NK/T 细胞淋巴瘤Ⅲ期 B 组;②艾滋病。

治疗: P-GND 化疗,鞘内注射,局部放疗。治疗后达到完全缓解(图 6-2-28)。现随访已满三年,仍持续缓解中。

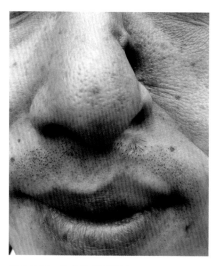

图 6-2-28　综合治疗后情况

(闵海燕)

病例 16   以鼻部斑块、溃疡为首发表现的艾滋病相关 NK/T 细胞淋巴瘤

患者,男性,17 岁,未婚。

主诉:左侧鼻部斑块、溃疡 6 个月。

现病史:患者 6 个月前感冒后出现左侧鼻腔斑块,渐增大至鸽蛋大小,斑块及鼻腔外侧壁皮肤出现溃疡、脓性渗出,伴发热。

既往史:无特殊。

个人史:不洁性行为史。

全身体格检查:体温:38.2℃。

皮肤科专科检查:左侧鼻部大部缺如,呈不规则溃疡,表面黑褐色结痂,有脓液渗出(见图 6-2-29)。

辅助检查:①HIV 抗体(+);②CD4⁺T 细胞计数为 340cells/μl;
③组织病理检查示:排列紧密的管腔样结构,上皮排列不整、具有异型性和多形性。间质炎性细胞浸润严重,并见散在或者结节状异型细胞;免疫组化:CD45RO(肿瘤细胞弥漫 +),CD56(肿瘤细胞弥漫 +),GranzymeB(肿瘤细胞弥漫 +),AE1/AE3(−),CD20(−),CD3(−),CD21(−),Ki67(+90%),CD10(−),Bcl-6(部分 +),Bcl-2(部分 +),MUM-1(−),HMB45(−);原位杂交 EBER(+)。病理诊断:结外 NK/T 细胞淋巴瘤,鼻型。

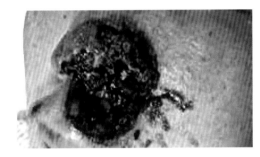

图 6-2-29 左侧鼻部溃疡、结痂

　　诊断:①NK/T 细胞淋巴瘤Ⅱ期 B 组;②艾滋病。

(杨涤　伦文辉)

> **讨论**:两例患者均为青年男性(病例 19 为未成年),均以鼻部斑块、溃疡为首发表现,具有 NK/T 细胞淋巴瘤的典型表现。NK/T 细胞淋巴瘤占恶性淋巴瘤的 3%~9%,结外 NK/T 细胞淋巴瘤(鼻型)多来源于自然杀伤细胞,好发于我国及东南亚地区,中青年常见,男性多于女性,以鼻腔等面中部溃疡、坏死为突出表现,几乎均与 EB 病毒感染有关。本例患者 EBER 阳性,提示 EB 病毒感染,EB 病毒可以引起传染性单核细胞增多症,使 CD4⁺ 和 CD8⁺T 细胞的活性增强,增加对 HIV 的易感性。对于 NK/T 淋巴瘤患者,应常规筛查 HIV。

(赵培珠　闫海燕)

病例 17   以右下肢近端肿胀性结节、肿块为首发表现的艾滋病相关弥漫大 B 细胞淋巴瘤

患者,男性,41 岁,离异。

主诉:右下肢近端肿块 6 个月。

现病史:患者 6 个月前不明诱因右侧腹股沟区出现一鸡蛋大小浸润性斑块,无不适,后渐增大形成约 15cm×20cm 肿块,伴右下肢明显肿胀。

既往史:有单采浆史。

个人史:无特殊。

全身体格检查:无特殊。

皮肤科专科检查:右下肢肿胀,右侧腹股沟及右大腿根部内侧见约15cm×20cm暗红色肿块,局部皮温高(图6-2-30,图6-2-31)。

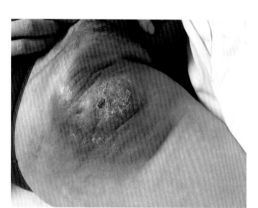

图6-2-30 右大腿肿块

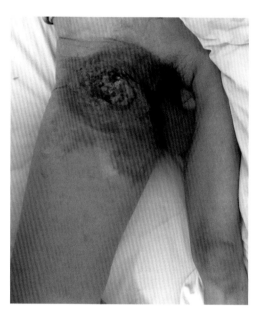

图6-2-31 右下肢肿胀、大腿肿块

辅助检查:①HIV抗体(+);②CD4$^+$T细胞计数为411cells/μl;③皮损组织病理检查:可见弥漫的大小一致淋巴样细胞,细胞体积比正常小淋巴细胞大2倍以上,核仁明显;免疫组化:AE1/AE3(-),P53(+),Ki67(+95%),CD3(散在+),CD20(+),CD79a(+),CD21(-),Bcl-2(-),Bcl-6(+),MUM-1(灶+),CD10(+),Vimentin(-),考虑弥漫大B细胞淋巴瘤,生发中心内来源;

诊断:①弥漫大B细胞淋巴瘤Ⅲ期;②艾滋病。

> **讨论**:该患者表现为右下肢近端肿胀性肿块,皮损进展迅速。经HIV检测及免疫学等相关检查确诊为艾滋病合并弥漫大B细胞淋巴瘤。弥漫大B细胞淋巴瘤为常见的艾滋病相关性淋巴瘤,除头面部为好发部位以外,亦可发生于下肢其他部位。对于肢体淋巴瘤患者,应常规筛查HIV。

(翁文佳　高美霞)

第三节　宫　颈　癌

宫颈癌(cervical cancer)是发生在子宫颈的恶性肿瘤,是女性生殖系统最常见的恶性肿瘤,2015年我国宫颈癌估计新发病例9.89万例,死亡人数3.05万例。

宫颈癌由宫颈上皮细胞发展而来,好发于30~50岁人群。发病危险因素包括:HPV感染、HIV感染、吸烟、多性伴、初次性生活年龄过早、多产女性、长期服用避孕药等。其中高危型HPV感染为主要危险因素,HPV16、

18 型最多见。HPV 持续感染,正常宫颈上皮细胞转化为低度鳞状上皮内病变,继而转变为高度鳞状上皮内病变—即宫颈癌前病变,最终病变细胞突破宫颈基底层,发展成为侵袭性宫颈癌。通常说的宫颈癌指侵袭性宫颈癌。宫颈癌病理类型分为:鳞状细胞癌、腺癌、腺鳞癌、透明细胞癌等,鳞状细胞癌占绝大多数(图 6-3-1)。

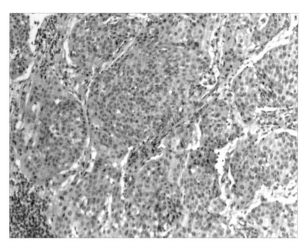

图 6-3-1 (宫颈)中分化鳞状细胞癌 镜下见圆形或类圆形的上皮细胞团块,间质内见淋巴细胞浸润。(HE×100)

临床上主要表现为阴道出血和白带增多。早期常无明显症状,与慢性宫颈炎无明显区别。阴道出血早期为接触性出血,晚期为不规则阴道流血,出血量可因癌灶大小、病理类型、被侵及损伤的血管大小而不同。早期宫颈腺体受刺激而分泌功能亢进,产生浆液性或黏液性白带,晚期继发感染及癌组织坏死时,白带呈血性、脓性,可伴恶臭。根据肿瘤病灶侵犯压迫的部位引发相应表现。淋巴结转移为最常见的转移方式,少数可发生血行转移。根据病史、症状、体征、妇科检查、辅助检查及宫颈活组织病理检查可确诊。醋酸着色与碘着色直接肉眼观察宫颈颜色变化以判断宫颈病变,在醋酸着色区及碘不着色区行活检,可提高诊断率(图 6-3-2,图 6-3-3)。宫颈涂片细胞学检查是目前发现早期宫颈癌的主要检查手段,在宫颈癌筛查中普遍应用。宫颈活组织病理检查是确诊宫颈癌的金标准。超声、CT、MRI 等影像学检查可了解肿瘤的部位、大小、侵犯范围、有无转移等。

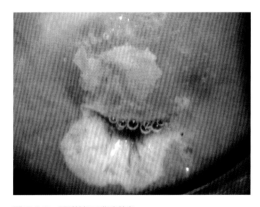

图 6-3-2 阴道镜下醋酸着色

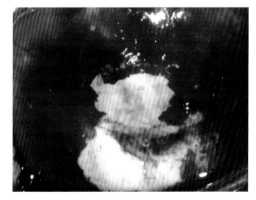

图 6-3-3 阴道镜下宫颈碘着色

目前临床上多采用国际妇产科联盟分期:Ⅰ期肿瘤严格局限于宫颈(扩展至宫体将被忽略);Ⅱ期肿瘤浸润超出宫颈,但未达盆壁或未达阴道下 1/3,(ⅡA 期:无明显宫旁浸润,ⅡB 期:有明显宫旁浸润);Ⅲ期肿瘤侵及盆壁和(或)侵及阴道下 1/3 和(或)引起肾盂积水或无功能肾;Ⅳ期肿瘤播散超出真骨盆或(活检证实)侵犯膀胱或直肠黏膜。

根据患者的临床分期、年龄、一般状况、有无基础疾病等制定个体化治疗方案。Ⅰ期~ⅡA 期治疗以广泛性子宫切除＋盆腔淋巴结清扫手术为主,此期患者单纯根治性放射治疗与单纯根治性手术疗效相当。ⅡB 期~Ⅳ期:

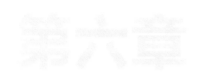

同步放化疗（放射治疗同步以铂类为基础的化疗）是局部晚期宫颈癌的标准治疗，与单纯放疗相比，在提高生存率方面有着显著优势。

艾滋病合并宫颈癌在女性艾滋病合并肿瘤患者中居首位。HIV 感染的宫颈癌患者平均年龄比其他宫颈癌患者小 10 岁，且就诊时多已发展到晚期。有 HIV 感染的宫颈癌治疗效果更差。HIV 感染者宫颈癌治疗方式主要为手术、放射治疗和化疗，酌情采取单一治疗手段或联合治疗。手术是早期患者的标准治疗手段。无手术条件的早期宫颈癌，可行单纯放射治疗；局部晚期宫颈癌同步放化疗是标准治疗，放疗方式为体外放疗联合腔内近距离放疗。HIV 感染的宫颈癌患者应及早行 ART。

高危型人乳头瘤病毒 16、18 型持续感染是宫颈癌最主要的发病因素，可通过宫颈癌筛查，对癌前病变积极治疗，以降低宫颈癌的发病率及死亡率。

当前国际上普遍认为：通过综合预防如 HPV 疫苗的常规接种、宫颈癌筛查以及早诊早治，几乎完全可以预防其发生发展。目前临床上使用的二价、四价和九价 HPV 疫苗均可预防高危型人乳头瘤病毒感染，不同疫苗的接种年龄及使用范围各有不同。虽然目前尚无针对 HIV 感染人群的特定 HPV 疫苗，但研究显示现有临床上应用的 HPV 疫苗在 HIV 感染人群中使用是安全的、可耐受的、并能产生免疫应答。

（赵培珠　伦文辉）

病　　例

病例1　艾滋病合并宫颈癌

患者，女性，47 岁，已婚。

主诉：接触性阴道出血 6 个月。

现病史：患者 6 个月前同房后阴道少量接触性出血，近 3 个月出血量增多，行液基薄层细胞检测和高危型 HPV 检查，示高级鳞状上皮内病变，HPV16 型阳性。

既往史：患者 1 年前查 HIV 抗体阳性。

个人史：无特殊。

全身体格检查：无特殊。

妇科专科检查：阴道黏膜淡红色，白带黄白色，腥臭味。宫颈可见 2cm×2cm 菜花样改变（图 6-3-4，图 6-3-5，图 6-3-6）。

三合诊检查：子宫颈增大质地脆硬，接触性出血。

辅助检查：①HIV 抗体（+）；②CD4$^+$T 细胞计数为 145cells/μl；③宫颈脱落细胞检查：高级鳞状上皮内病变；④HPV 高危型检查：16 型（+）；⑤宫颈活检病理：宫颈鳞状细胞癌；⑥盆腔超声提示：宫颈可探及数个无回声区，较大者 3mm×4mm，双侧附件未探及异常。

诊断：①宫颈鳞状细胞癌 IB1 期；②艾滋病。

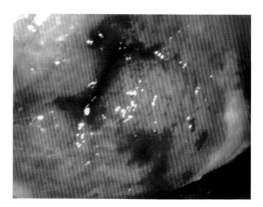

图 6-3-4　阴道镜下宫颈菜花样改变

治疗:行宫颈癌根治术,术后病理:宫颈角化型浸润性鳞状细胞癌,切缘均未见癌组织,淋巴结均未见转移。近期随访阴道残端液基薄层细胞检测、HPV 检查均未见异常,盆腔超声检查亦未见异常。

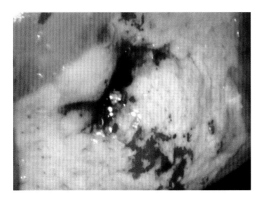

图 6-3-5　阴道镜下宫颈醋酸着色

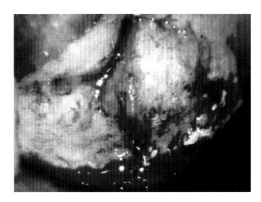

图 6-3-6　阴道镜下宫颈碘着色

(刘军　伦文辉)

病例 2　艾滋病合并宫颈癌

患者,女性,52 岁,已婚。

主诉:接触性阴道出血 4 个月。

现病史:患者 4 个月前不明诱因出现接触性阴道出血,出血量小,点滴状,淋漓不尽,色鲜红,可自行停止。起病后体重减轻 2kg。

既往史:7 年前行 HIV 抗体检测阳性,已行抗病毒治疗。

个人史:不洁性行为史。

全身体格检查:无特殊。

妇科专科检查:外阴呈老年性改变,阴道内褐色稀薄分泌物,有明显异味。未见明显宫颈组织,阴道中上段受侵犯,前壁较明显,为溃疡型改变,组织脆烂,接触性出血,子宫增大,活动差,双侧宫旁有压痛。

辅助检查:①HIV 抗体(+);②CD4$^+$T 细胞计数为 542cells/μl,CD8$^+$T 细胞计数为 1915cells/μl;③增强 CT 示:子宫、宫颈、阴道占位可能,并侵犯周围组织;④宫颈活检病理:乳头状鳞状细胞癌;⑤B 超检查示:宫颈增大见多个强回声光点;子宫增大,宫体前壁下段肌瘤;⑥阴道镜检查(图 6-3-7,图 6-3-8)示:宫颈癌待排,累及阴道后穹窿。

诊断:①宫颈癌 ⅡA 期;②艾滋病。

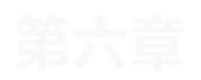
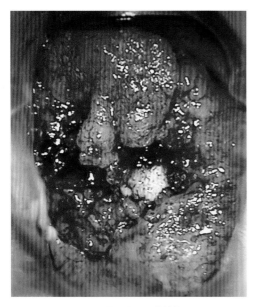

图 6-3-7　阴道镜下见整个宫颈呈菜花状

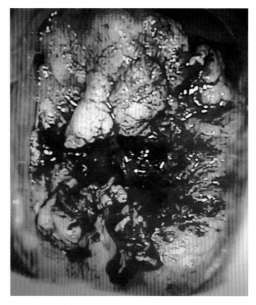

图 6-3-8　涂醋酸后皮损变白，见大量异形血管，触之易出血

（段月勋　王琼辉）

病例 3　艾滋病合并宫颈癌

患者，女性，54 岁，已婚。

主诉：接触性阴道出血 5 个月。

现病史：患者 5 个月前不明诱因出现接触性阴道不规则流血，色深红，量少，伴臭味。

既往史：5 年前确诊"艾滋病"，并接受 ART。配偶 HIV 阳性。

个人史：无特殊。

全身体格检查：无特殊。

妇科专科检查：外阴视诊毛发稀疏，已婚已产型，大小阴唇无红肿、破溃，阴道畅，宫颈口见约 5cm×5cm×6cm 包块，呈菜花状改变，质脆，接触性出血，活动差，宫旁压痛，双附件区增厚、压痛，未及明显包块。

辅助检查：①HIV 抗体（+）；②CD4⁺T 细胞计数为 212cells/μl；③盆腔 CT：子宫颈占位，考虑恶性病变，盆腔多发肿大淋巴结，考虑转移；④B 超示：宫颈低回声占位，盆腔多发肿大淋巴结；⑤宫颈活检病理：宫颈中分化鳞状细胞癌。（图 6-3-9，图 6-3-10）

诊断：①宫颈癌Ⅱ B 期；②艾滋病。

治疗：同步放化疗。

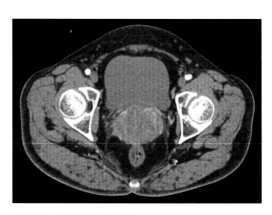

图 6-3-9　宫颈癌放射治疗前

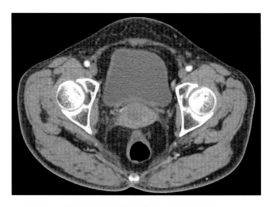

图 6-3-10　宫颈癌体外照射结束时，肿瘤明显缩小

（赵培珠　邓雯）

讨论：本组患者以阴道接触性出血为首发表现，既往均曾查出 HIV 抗体阳性，因此首先考虑 HIV/AIDS 合并宫颈癌。妇科专科检查可见宫颈赘生物病变，宫颈取材活检为鳞状细胞癌。病例 1、2 患者均为早期宫颈癌（病例 1 患者 HPV 高危 16 型阳性），行宫颈癌根治术，近期复查无肿瘤复发征象。病例 3 为 ⅡB 期宫颈癌，无手术指征，治疗上选择同步放化疗。病例 3 患者外照射结束时（剂量 50.4Gy），宫颈肿瘤较前明显缩小，但患者出现明显骨髓抑制，血红蛋白由治疗前的 110g/L 降至 56g/L。暂停近距离腔内照射，输血治疗后血红蛋白恢复至正常；同时，患者的 CD4$^+$T 细胞计数由治疗前的 212cells/μl 降至 55cells/μl。宫颈癌为艾滋病定义性肿瘤之一。目前我国 HIV/AIDS 发病率上升，其合并宫颈癌的机率也随之增加。HPV 持续感染是宫颈癌最主要的发病因素，在宫颈癌患者中，大多通过性活动传播，与 HIV 有共同的传播途径。因免疫缺陷，HIV/AIDS 合并宫颈癌患者普遍侵袭性强，发展迅速，复发率较高，治疗效果更差，故对 HIV 感染者宫颈癌的预防、筛查、早诊、早治至关重要。对于采取同步放化疗的患者，应特别警惕放化疗产生的骨髓抑制。宫颈癌患者应常规筛查 HIV、HPV。

（赵培珠　刘彤云）

第四节　基底细胞癌

基底细胞癌（basal cell carcinoma）是皮肤癌中常见的低度恶性肿瘤，发生在表皮基底细胞，占皮肤癌的 70%~80%。与日光、电离辐射、紫外线、放射线等有关。本病主要发生于 50 岁以上者，青年少见。男女发病率没有差异。

基底细胞癌大多数为单一皮损，多发罕见，生长缓慢，极少转移，多发生于面部等曝光部位（头颈部约占 80% 以上）。面部皮损多在腔口周围，如眶周及鼻周等。皮损为褐色或黑色浅表性斑片或斑块，边缘珍珠状隆起，也可为红褐色丘疹，易误诊为黑色素瘤。皮疹易破溃。需与鳞状细胞癌、黑色素瘤、鲍温病、脂溢性角化症和日光性角化症等鉴别。确诊依赖病变部位取材活检。

基底细胞癌的主要组织病理学特征是肿瘤团块由基底样细胞组成，界限清楚。周边细胞排列成栅栏状。瘤体与周围组织间有裂隙，瘤体周围由间质组织包绕，多数肿瘤团块与表皮相连（图 6-4-1，图 6-4-2）。

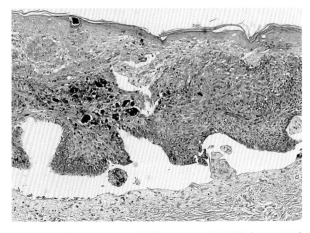

图 6-4-1　瘤体周围细胞呈栅栏状排列，周围见收缩裂隙（HE×100）

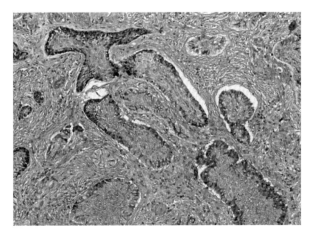

图 6-4-2　真皮内见肿瘤团，外缘细胞呈栅栏状排列，周围见收缩裂隙（HE×200）

治疗应遵循个体化原则,分为手术治疗和非手术治疗,手术为首选治疗方法,切除范围取决于肿瘤大小、浸润深度;非手术治疗包括光动力、冷冻、激光、放射治疗、药物等。

(赵培珠　刘彤云)

病　例

病例 1　艾滋病合并基底细胞癌

患者,女性,84 岁,已婚。

主诉:鼻背部斑块、溃疡 2 年余。

现病史:患者 2 年前不明诱因鼻背部出现一黑色丘疹,后渐增大,搔抓后溃疡、出血、结痂,迁延不愈。

既往史:配偶 HIV 阳性。患者查出 HIV 感染 13 年,已行 ART。

个人史:无特殊。

全身体格检查:无特殊。

皮肤科专科检查:鼻背部见一 2.9cm×3.6cm 黑褐色斑块,中央溃疡、结痂,边缘外翻形成珍珠样堤状隆起(图 6-4-3)。

辅助检查:①HIV 抗体(+);②CD4$^+$T 细胞计数为 203cells/μl;③皮损组织病理检查:肿瘤团块由基底样细胞组成,瘤块界限清楚,周边细胞呈栅栏状排列。瘤体与周围组织间可见收缩间隙,周围间质增生。病理诊断:符合基底细胞癌。

诊断:①鼻背部基底细胞癌;②HIV 感染。

(陶思铮)

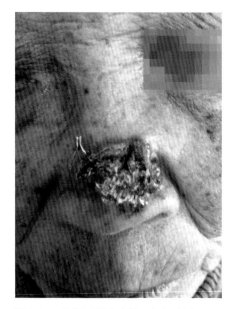

图 6-4-3　鼻背部黑褐色斑块、溃疡、结痂

病例 2　以多发基底细胞癌为诊断线索的艾滋病

患者,男性 ,72 岁,已婚。

主诉:左侧头皮、鼻翼丘疹、斑块 2 年。

现病史:患者 2 年前不明诱因左耳后头皮出现黄豆大小丘疹。后渐增大成斑块,搔抓后出现溃疡,左鼻翼也出现同样皮损。

既往史:无特殊。

个人史:不洁性行为史。

全身体格检查:无特殊。

皮肤科专科检查:左耳后头皮可见一约 7cm×10cm 黑褐色斑块,中央溃疡、黑色结痂(图 6-4-4),左鼻翼多发褐色丘疹(6-4-5)。

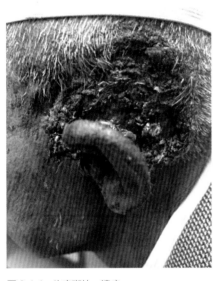

图 6-4-4 头皮斑块、溃疡

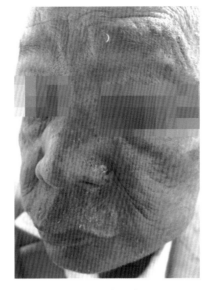

图 6-4-5 左鼻翼黑褐色丘疹

辅助检查:①HIV 抗体(+);②CD4$^+$T 细胞计数为 102cells/μl;③耳后及鼻翼皮损组织病理检查示:真皮内见多数基底样细胞组成的肿瘤团块,瘤块外缘细胞呈栅栏状排列,肿瘤团块与周围组织间可见收缩裂隙。病理诊断:基底细胞癌。

诊断:①头、面部基底细胞癌;②艾滋病。

(董华 李玉叶)

病例 3 艾滋病合并基底细胞癌

患者,女性,64 岁,已婚。

主诉:面部斑块、溃疡 2 年。

现病史:患者 2 年前不明诱因右鼻唇沟出现蚕豆大小黑褐色斑块。皮损逐渐向周围扩展,形成溃疡,累及右颊、右鼻及右上唇。

既往史:配偶 HIV 阳性。

个人史:无特殊。

全身体格检查:无特殊。

皮肤科专科检查:右侧面颊部、鼻部及上唇皮肤见约7cm×11cm不规则溃疡,边缘黑褐色结痂(图 6-4-6)。

辅助检查:①HIV 抗体(+);②CD4$^+$ T 细胞计数为 105cells/μl;③组织病理检查示:真皮内见多数大小形态不一的基底样细胞瘤块,瘤块外缘细胞呈栅栏状排列,周围可见收缩裂隙间质胶原及成纤维细胞增生,病理诊断:基底细胞癌,侵袭型(图 6-4-6)。

诊断:①面部基底细胞癌;②艾滋病。

(李玉叶 董华)

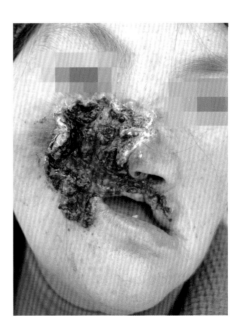

图 6-4-6 面部溃疡

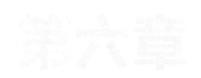

> 讨论:本组为老年患者,均以头面部皮损为首发表现,病情进展迅速。病例1患者既往有13年HIV病史。病例2患者有不洁性行为史,病例3患者配偶HIV阳性,两例患者查HIV抗体阳性。本组患者CD4⁺T细胞计数提示免疫功能中重度抑制。基底细胞癌常单发于曝光部位(头颈部约占80%以上),进展缓慢,但本组患者病程进展迅速,提示HIV感染后基底细胞癌的侵袭性增强。这可能与HIV感染导致免疫缺陷、免疫监视功能下降,肿瘤持续存在并破坏局部组织有关。目前有关HIV合并基底细胞癌的具体机制不详,有待进一步研究。

(李玉叶　孙东杰)

病例 4　艾滋病合并左侧鼻唇沟基底细胞癌

患者,女性,49岁,已婚。

主诉:左侧鼻翼结节8年,溃疡2年。

现病史:患者8年前不明诱因左侧鼻唇沟出现一米粒大小红褐色丘疹,渐增大形成结节。2年前结节破溃,形成溃疡,并向周围扩大,未觉不适。

既往史:患者18年前查HIV抗体阳性,6年前查CD4⁺T细胞305cells/μl,开始ART。

个人史:无特殊。

全身体格检查:无特殊。

皮肤科专科检查:左侧鼻唇沟、左颊见一3cm×3cm溃疡,边缘堤状隆起,黑色厚痂;左鼻翼部分缺损(图6-4-7)。去除痂皮后露出红色溃疡面,边缘珍珠样隆起(图6-4-8)。

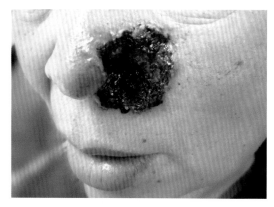

图6-4-7　左鼻唇沟溃疡、结痂

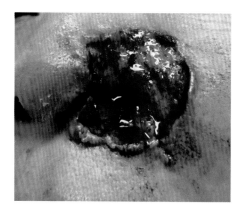

图6-4-8　去除痂皮溃疡、边缘珍珠样隆起

辅助检查:①HIV抗体(+);②CD4⁺T细胞计数为235cells/μl;③皮损组织病理检查:肿瘤团块由基底样细胞组成,瘤块界限清楚,周边细胞呈栅栏状排列。瘤体与周围组织间可见收缩间隙,周围间质增生。病理诊断:符合基底细胞癌。

诊断:①左鼻翼侵袭型基底细胞癌;②HIV感染。

讨论：本病例为中年女性，HIV 阳性，已行 ART，鼻面部发生皮损，病程长，溃疡面积较大，不规则，可见典型的珍珠样堤状边缘，考虑基底细胞癌可能性大。皮损组织病理诊断证明为基底细胞癌，具有特征性，可以根据组织学分型指导治疗。

（伦文辉　庞艳华）

第五节　鳞状细胞癌

鳞状细胞癌（squamous cell carcinoma）是常见的皮肤恶性肿瘤之一，其发生率在表皮肿瘤中居第二位，具有侵袭和破坏性生长的特点。病因多样，长期紫外线照射是鳞状细胞癌发病机理中最基本的致病因素，发病部位常见于头面、手背等曝光部位。也可继发于烧伤创面溃疡等慢性病变。鳞状细胞癌多为单发结节状、无痛性、红色或肤色丘疹或斑块，可变为质硬结节、溃疡，也可为菜花样。临床上主要与日光性角化症、鲍恩病、脂溢性角化症、角化棘皮瘤等鉴别。

鳞状细胞癌的组织病理为异型细胞累及真皮，高分化鳞状细胞癌可出现角珠，假上皮瘤样增生；中分化鳞状细胞癌细胞核/质比更高；低分化鳞状细胞癌呈梭形或未分化。（图 6-5-1、6-5-2、6-5-3）。

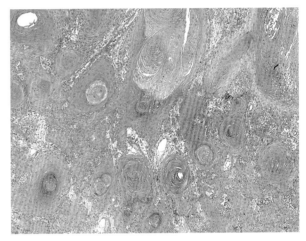

图 6-5-1　高分化鳞状细胞癌：真皮层见异型细胞，多处角珠（HE×40）

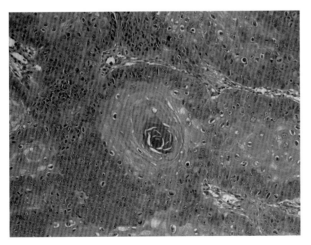

图 6-5-2　高分化鳞状细胞癌：异型细胞，大小形态不一，中央见角化珠（HE×200）

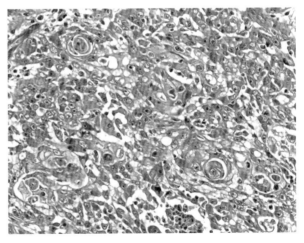

图 6-5-3　中分化鳞状细胞：真皮层见大量异型细胞，鳞状涡及核分裂象（HE×200）

在免疫正常人群，基底细胞癌比鳞状细胞癌常见，而 HIV 感染者鳞状细胞癌发生率显著增加，有效 ART 可使鳞状细胞癌发生率显著降低。HIV 感染者皮肤鳞状细胞癌具有更强侵袭、转移及复发性，治疗仍首选手术切除，一般切除范围比基底细胞癌更大，需评估是否有淋巴结受累。

生殖器皮肤癌包括肛门、外阴和阴茎部位的皮肤癌,90%是鳞状细胞癌,HIV感染者患生殖器皮肤鳞状细胞癌的风险增加。生殖器皮肤鳞状细胞癌通常与HPV感染相关,在HIV阳性患者中更常见,复发和转移扩散的风险也显著增加,易发生腹股沟淋巴结转移。阴茎鳞状细胞癌最常见的表现为外生性斑块及溃疡,外阴鳞状细胞癌可生长在外阴任何部位,大阴唇最多见,其次为小阴唇、阴蒂周围等。无论肿瘤发生部位,均应及早进行ART,在此基础上首选手术治疗,可联合放化疗。

(赵培珠 陶思铮)

病 例

病例1　艾滋病合并外阴鳞状细胞癌

患者,女性,32岁,已婚。

主诉:外阴斑块、溃疡1年。

病史:患者诉1年前不明诱因左侧外阴出现一蚕豆大小红色斑块。皮损逐渐扩大,累及双侧外阴,并形成溃疡及容易出血,自觉疼痛。

既往史:7年前确诊"艾滋病",CD4$^+$T细胞计数为56cells/μl,规律行ART。3年前曾患"尖锐湿疣"。配偶和儿子HIV抗体均为阳性。

个人史:无特殊。

全身体格检查:左侧腹股沟触及2枚肿大淋巴结,其中1枚破溃。

皮肤科专科检查:以左外阴为中心的双侧大阴唇见形状不规则红色斑块,外阴皮损中央为深在溃疡(图6-5-4)。

辅助检查:①CD4$^+$T细胞计数为287cells/μl;②组织病理检查示:异型鳞状细胞向真皮内浸润性生长,真皮内可见大小不等的鳞状细胞瘤块,局部可见鳞状涡,核分裂象易见。病理诊断:符合中分化鳞状细胞癌。

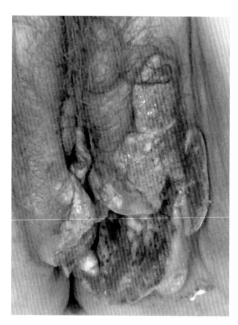

图6-5-4　外阴红色斑块、溃疡

诊断:①外阴中分化鳞状细胞癌;②HIV感染。

(张云桂)

病例2　以阴茎鳞状细胞癌为首诊的艾滋病

患者,男性,62岁,已婚。

主诉:阴茎结节、溃疡、结痂伴痛1年。

现病史:患者1年前不明诱因阴茎冠状沟出现一米粒大丘疹,无不适。皮损迅速扩大,形成凹凸不平的结节,并向周围扩展,累及整个阴茎,表面出现糜烂、溃疡。

既往史:5年前有"尖锐湿疣"病史。

个人史:不洁性行为史。

全身体格检查:无特殊。

皮肤科专科检查:阴茎整体已被肿瘤组织侵袭,未见明显阴茎结构,病变呈菜花状,表面糜烂、溃疡(图6-5-5)。

辅助检查:①HIV抗体(+);②CD4$^+$T细胞计数为103cells/μl;③组织病理检查示:真皮内见大量异型细胞构成的瘤块,大小不一,见角化珠。考虑鳞状细胞癌。

诊断:①阴茎鳞状细胞癌;②艾滋病。

治疗:阴茎全切+尿流改道术。手术治疗后见图(图6-5-6)。

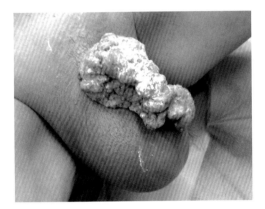

图6-5-5 阴茎整体被菜花状肿瘤组织侵袭

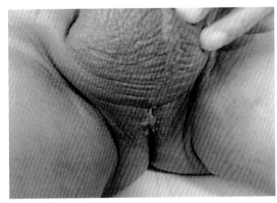

图6-5-6 阴茎全切后

（段月勋 黄石珍）

病例3 艾滋病合并阴茎鳞状细胞癌

患者,男性,46岁,已婚。

主诉:阴茎结节、溃疡伴痛2个月。

现病史:患者2个月前不明诱因阴茎背侧中段出现豌豆大丘疹,无不适。皮损迅速增大,形成累及阴茎大部的菜花样结节及溃疡,伴恶臭及剧痛。

既往史:2年前确诊HIV感染,已行ART。

个人史:不洁性行为史。

全身检查:双侧腹股沟可触及数枚黄豆大小淋巴结。

皮肤科专科检查:阴茎整体被肿瘤组织侵袭,未见明显阴茎结构,见一约5cm×8cm斑块、溃疡,溃疡内附脓苔,恶臭明显(图6-5-7)。

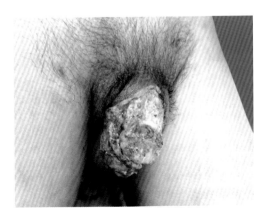

图6-5-7 阴茎结节、溃疡

辅助检查:①HIV 抗体(+);②CD4$^+$T 细胞计数为 347cells/μl;③皮损组织病理检查示:真皮内可见大小不等的鳞状细胞瘤块,部分与表皮相连,局部可见鳞状涡和角珠,核分裂象易见。病理诊断:高-中分化鳞状细胞癌;④术后病理示:肿瘤侵及海绵体,双侧腹股沟淋巴结未见肿瘤转移。

诊断:①阴茎鳞状细胞癌;② HIV 感染。

治疗:阴茎癌根治术(阴茎全切+双侧腹股沟淋巴结清扫+尿流改道术)。手术治疗后见图(图 6-5-8,图 6-5-9)。

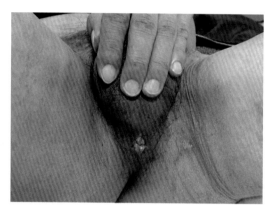

图 6-5-8　手术治疗后皮损消失

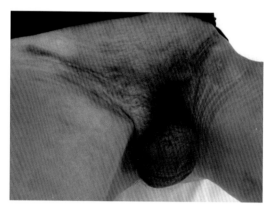

图 6-5-9　手术治疗后皮损消失

(段月勋　黄石珍)

> **讨论:**病例 1 患者表现为外阴斑块、溃疡,病理检查提示高-中分化鳞状细胞癌,既往有艾滋病病史。病例 2、病例 3 患者为中老年男性,皮损为阴茎结节、破溃,考虑恶性皮肤肿瘤,皮肤病理检查:鳞状细胞癌。两例患者均有不洁性行为史,应考虑艾滋病合并皮肤肿瘤可能。HIV 感染者患生殖器皮肤癌的风险增加,其中 90% 是鳞状细胞癌。病例 1、2 患者有尖锐湿疣病史,研究表明肛门、生殖器的鳞状细胞癌与 HPV 感染相关,在 HIV 阳性患者中更常见。在这些患者中,鳞状细胞癌复发和转移扩散的风险显著增加。因此,生殖器的鳞状细胞癌需要检查是否合并 HPV 感染。

(赵培珠　孙东杰)

病例4　以唇部鳞状细胞癌为首诊的艾滋病

患者,男性,67 岁,已婚。

主诉:下唇部斑块、溃疡 3 年。

现病史:患者 3 年前不明诱因下唇部出现蚕豆大小斑块。6 个月前斑块迅速增大中央出现溃疡,剧痛。患者发病以来体重下降 10kg。

既往史:无特殊。

个人史:不洁性行为史。

全身体格检查:无特殊。

皮肤科专科检查下唇见一 4cm×8cm 暗红色斑块,中央见深在性溃疡,火山口样,可见牙龈(图 6-5-10)。

辅助检查:①HIV 抗体(+);②CD4$^+$T 细胞计数为 70cells/μl;③组织病理检查示:鳞状细胞向深部生长,突破基底膜带,侵入真皮层,呈大小不一的不规则团块,细胞异型,可见鳞状涡和角珠,核分裂易见。病理诊断:符合中高分化鳞状细胞癌。

诊断:①唇部中高分化鳞状细胞癌;②艾滋病。

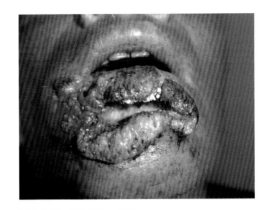

图 6-5-10 下唇斑块、溃疡

(李玉叶 董华)

病例 5 以快速进展的鳞状细胞癌为诊断线索的艾滋病

患者,男性,48 岁,已婚。

主诉:左侧颜面部肿物、溃疡 3 年。

现病史:患者 3 年前不明诱因左下睑下方出现一黄豆大小暗红色结节,近 6 个月来迅速增大并累及整个左侧眼眶、左前额、左面颊的 15cm×16cm 菜花样肿物,易出血。发病以来体重下降约 10kg。

既往史:无特殊。

个人史:共用注射器静脉吸毒史。

全身体格检查:无特殊。

皮肤科专科检查:以左眶为中心的 15cm×16cm 暗红色菜花状肿物,其上溃疡、结痂。左眼结构已破坏(图 6-5-11)。

辅助检查:①HIV 抗体(+);②CD4$^+$T 细胞计数为 102cells/μl;③病理检查示:鳞状细胞癌。

诊断:①左颜面部鳞状细胞癌;②艾滋病。

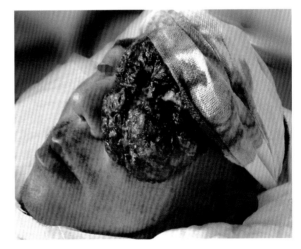

图 6-5-11 左眶周菜花样肿物、溃疡

(段月勋 黄石珍)

讨论:本组患者皮损增长迅速、侵袭性生长,皮损特征高度提示恶性肿瘤,组织病理检查证实鳞状细胞癌。皮肤鳞状细胞癌多继发于慢性创伤、慢性炎症等,本组患者无前驱病变,且皮损进展迅速、侵袭破坏能力强。上述病例提示无前驱病变、快速进展的鳞状细胞癌也需筛查 HIV;艾滋病本身的免疫功能缺陷、免疫监视缺失可能与本组患者病变发展快、侵袭性强密切相关;艾滋病相关鳞状细胞癌更具有侵袭性和转移性,应密切关注是否转移。

(李玉叶 董天祥)

病例6 以快速进展的顶枕部鳞状细胞癌为诊断线索的艾滋病

患者,男性,62岁,已婚。

主诉:头部外伤后斑块3年。

现病史:患者3年前头部外伤后出现一蚕豆大小斑块,曾诊为"瘢痕疙瘩",半年前皮损迅速增大,继之破溃。

既往史:无特殊。

个人史:不洁性行为史。

全身体格检查:无特殊。

皮肤科专科检查:顶枕部头皮见一约8cm×15cm肿物,其上结痂。肿物前方呈一弧形深在性溃疡(图6-5-12)。

辅助检查:①HIV抗体(+);②CD4$^+$T细胞计数为34cells/μl;③病理检查:癌组织向真皮内生长,可见异型鳞状细胞,形态大小不一。病理诊断:低分化鳞状细胞癌。

诊断:①顶枕部低分化鳞状细胞癌;②艾滋病。

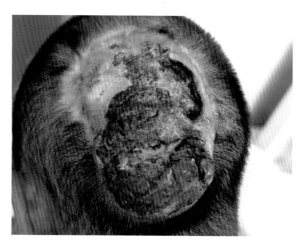

图6-5-12 顶枕部肿物、溃疡

> **讨论:**病例6患者为老年男性,皮损发生于外伤瘢痕形成处,生长迅速,溃疡几乎覆盖整个后枕部,组织病理检查证实为鳞状细胞癌。查HIV抗体阳性,CD4$^+$T细胞计数为34cells/μl,确诊为艾滋病合并鳞状细胞癌。非HIV/AIDS患者的鳞状细胞癌常继发于外伤后瘢痕所致长期不愈的溃疡,病程进展缓慢。本例患者由外伤到鳞癌发展迅速,且肿瘤侵袭性强,可能与AIDS患者免疫功能缺陷、免疫监视缺失有关。HIV/AIDS患者如发生外伤后增生性瘢痕或迁延不愈溃疡,应密切监测和关注皮损是否发生恶性转化。

(李玉叶 杨润祥)

病例7 以快速进展的左颊黏膜鳞状细胞癌为诊断线索的艾滋病

患者,男性,52岁,已婚。

主诉:左颊黏膜肿物8个月。

现病史:患者8个月前不明诱因口腔颊黏膜出现一花生大小暗红色斑块,近1个月迅速增大至鸡蛋大小肿物,反复发热,最高体温38.5℃。发病以来体重下降约10kg。

既往史:无特殊。

个人史:共用注射器静脉吸毒史。

全身体格检查:体温:37.8℃。左侧颈部及颌下淋巴结触及肿大。

皮肤科专科检查:左侧口腔颊黏膜见一3cm×5cm暗红色肿物(图6-5-13)。

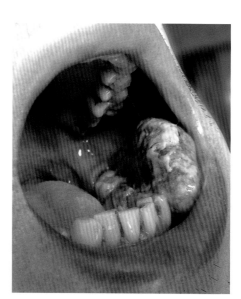

图6-5-13 左颊黏膜暗红色肿物

　　辅助检查：①HIV 抗体(+)；②CD4$^+$T 细胞计数为 45cells/μl；③病理检查示：真皮内可见异形鳞状细胞增生，形成条索状或大小不一的不规则瘤块，部分与表皮相连，局部可见鳞状涡，核分裂象易见。病理诊断：中分化鳞状细胞癌。

　　诊断：①左颊黏膜中分化鳞状细胞癌；②艾滋病。

> **讨论**：病例 7 患者表现为口腔颊黏膜暗红色肿物，反复发热，左侧颈部及颌下淋巴结可触及肿大，应考虑恶性肿瘤可能，行组织病理检查提示鳞状细胞癌。患者有静脉吸毒史，属 HIV 高危因素，查 HIV 抗体阳性，明确诊断为艾滋病合并鳞状细胞癌。鳞状细胞癌多有炎症、溃疡、嚼食槟榔等诱因，本例患者无上述病史，短期发生，进展迅速，说明鳞癌与 HIV 感染有关。

（段月勋　黄石珍）

第六节　其他肿瘤

　　HIV/AIDS 患者因机体免疫监视功能降低，各种恶性肿瘤发病率显著增加，除了 HIV 相关肿瘤发生率显著增加外，临床上也可遇到如皮肤纤维肉瘤、恶性多形性腺瘤等罕见肿瘤，其发病是否与 HIV 感染直接相关目前尚不清楚。

（赵培珠）

病　例

病例1　HIV 感染合并隆突性皮肤纤维肉瘤

　　患者，男性，55 岁，已婚。

　　主诉：左肩部结节 10 余年。

　　现病史：患者 10 余年前不明诱因左肩部出现一花生大小淡紫色结节，手术切除后复发并渐增大至 4cm×5cm。

　　既往史：无特殊。

　　个人史：不洁性行为史。

　　全身体格检查：无特殊。

　　皮肤科专科检查：左肩部见一球形暗紫色结节，约 4cm×5cm（图 6-6-1）。

　　辅助检查：①HIV 抗体(+)；②CD4$^+$ T 细胞计数为 400cells/μl；③组织病理检查示：真皮及皮下组织见梭形细胞及胶原增生，瘤细胞呈席纹状、车辐状排列；免疫组化示：CD34(+)，Vimentin(+)，SMA(-)，S-100(-)。

　　诊断：①左肩部隆突性皮肤纤维肉瘤；②HIV 感染。

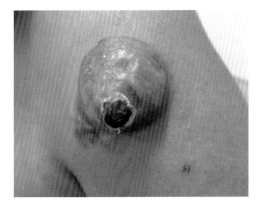

图 6-6-1　左肩部一球形暗紫色结节

讨论:病例1皮损为左肩部单发的球形结节,组织病理学证实为隆突性皮肤纤维肉瘤。隆突性皮肤纤维肉瘤是一种纤维组织细胞源性肿瘤,为少见的低度恶性皮肤肿瘤。该病以中青年男性较多见,好发于躯干、四肢近端和颈项部。本病皮损生长较缓慢,初期为触诊坚韧的斑块,可突出皮面,形成结节,呈分叶状/串珠状分布,也可表现为瘢痕样斑或萎缩红斑,缓慢增大时可破溃。早期通过患者临床表现与组织病理学检查,可与皮肤纤维瘤、肌纤维瘤、纤维肉瘤和平滑肌肉瘤等鉴别。该病与HIV感染关系不明。HIV/AIDS患者免疫功能低下、免疫监视功能缺失可能与本病发生有关,与HIV阴性者相比皮损生长较快。

(高艳青　高美霞)

病例2　艾滋病合并成人型纤维肉瘤

患者,男性,58岁,已婚。

主诉:右髋部紫红色肿物2年。

现病史:患者2年前不明诱因右髋部出现一鸽蛋大小紫红色球形结节,半年后迅速增大至15cm×18cm肿物,表面时有渗血,伴痛。发病以来体重下降10kg。

既往史:配偶HIV阳性。

个人史:不洁性行为史。

全身体格检查:无特殊。

皮肤科专科检查:右侧髋部见一15cm×18cm暗红色球形肿物,表面光滑,血管扩张。(图6-6-2)。

辅助检查: ①HIV抗体(+);②CD4$^+$T细胞计数为63cells/μl;③组织病理检查示:

右髋部成人型纤维肉瘤。

诊断:①右髋部成人型纤维肉瘤;②艾滋病。

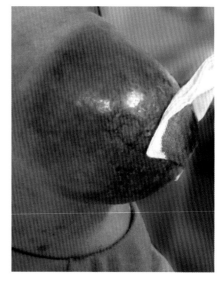

图6-6-2　右侧髋部暗红色球形肿物

讨论:病例2患者为中老年男性,皮损表现为右髋部暗红色球形结节,考虑恶性肿瘤,组织病理检查证实皮肤纤维肉瘤。临床上需与隆突性皮肤纤维肉瘤、平滑肌肉瘤、恶性纤维组织细胞瘤相鉴别。结合高危性行为史,查HIV抗体阳性。皮肤纤维肉瘤与HIV感染的关系目前尚不明确。

(段月勋　黄石珍)

病例3　艾滋病合并恶性多形性腺瘤

患者,男性,39岁,已婚。

主诉:左下颌肿物7年余。

现病史:患者7年前不明诱因左下颌出现花生大结节,无自觉症状。3月前结节迅速增大至拳头大小,颈部活动受限。

既往史:7年前确诊"艾滋病",行ART。

个人史:不洁性行为史。

全身体格检查:体温:37.7℃。

皮肤科专科检查:左颈部见一5cm×8cm肿物,质硬,压痛明显,颈部活动受限(图6-6-3)。

辅助检查:①HIV抗体(+);②CD4$^+$T细胞350cells/μl;③组织病理检查:(左侧颌下腺包块)考虑癌在多形性腺瘤中,癌成分为中-高分化鳞状细胞癌及非特异性腺癌;④B超:左侧颌下腺区实质性占位,局部与左侧腮腺深叶分界不清,左侧颈部异常实质回声,考虑淋巴结肿大;⑤CT示:左颌下腺长椭圆形肿块,约3.9cm×3.8cm×7.1cm,密度不均,增强后环形强化,肿块边界尚清,推压周围结构移位。

诊断:①癌在多形性腺瘤中;②艾滋病。

治疗:手术切除联合术后放疗,肿瘤消退(图6-6-4)。

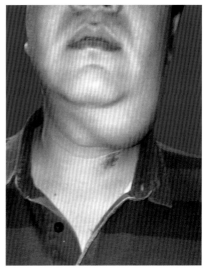 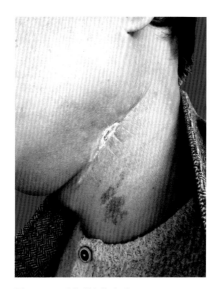

图6-6-3　左下颌肿物　　　　图6-6-4　手术联合放疗后

（赵培珠　段月勋）

> **讨论**:癌在多形性腺瘤中属于恶性多形性腺瘤中的一种类型,相对少见,约占涎腺恶性肿瘤的5%~15%,通常认为是恶性程度较高的涎腺肿瘤,易发生淋巴结转移。组织学上良性与恶性的比例不同,有时需多处取材,才能发现良性成分。典型临床表现为长期存在的肿块数月内迅速增大。

病例3患者包块缓慢无痛性生长数年,近期包块迅速增大,临床表现符合癌在多形性腺瘤中,组织病理检查诊断癌在多形性腺瘤中,癌的成分为中-高分化鳞状细胞癌及非特异性腺癌。术后3月余复发,因包块较大,再次手术后仍有肿瘤残留,辅以术后放射治疗,肿瘤消退。随着ART的广泛应用,HIV/AIDS患者的生存期明显延长,其患恶性肿瘤的几率明显增高。对HIV/AIDS患者,如果体表发现不明原因的肿物,需尽早行组织病理检查以早期明确诊断,若确诊为合并恶性肿瘤者,应根据患者病情采取不同的治疗措施。

（赵培珠　孙东杰）

第七章

炎症性皮肤病

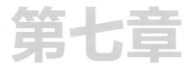

HIV 感染导致机体免疫缺陷除发生机会性感染和肿瘤外,在艾滋病病程的各阶段都可能出现与之相关的非感染性炎症性疾病。炎症性皮肤病是 HIV/AIDS 患者皮肤黏膜损害中最常见的表现,包括丘疹鳞屑性皮肤病及变态反应性皮肤病。前者包括 HIV 相关性痒疹、脂溢性皮炎、嗜酸性毛囊炎、银屑病等,后者包括光线性皮肤病、药物性皮炎、特应性皮炎等。HIV/AIDS 患者各种炎症性皮肤病的发病率较一般人群显著增高,治疗也更困难。

HIV/AIDS 患者炎症性皮肤病发病率显著增高的原因尚不完全清楚。皮肤作为机体最大的免疫器官,包括朗格汉斯细胞、CD4$^+$T 细胞、CD8$^+$T 细胞、血管内皮细胞、肥大细胞、巨噬细胞、角质形成细胞等免疫细胞及细胞因子(IL-1、IL-6、IL-8、IL-10、TNF-α 等)、免疫球蛋白、补体、神经肽等免疫分子,参与启动或调节皮肤相关的免疫反应。

一方面,HIV 感染后,T 淋巴细胞、朗格汉斯细胞、巨噬细胞等免疫细胞表面的 CD4 分子成为 HIV 的靶位。机体通过针对 HIV 蛋白产生各种特异性抗体、特异性 CD4$^+$T 细胞免疫反应和杀伤性 T 细胞直接或间接分泌各种细胞因子(如 TNF-α、干扰素等),在抑制病毒复制的同时,引起机体免疫炎症反应,可能导致 HIV/AIDS 患者易罹患多种炎症性皮肤病。

另一方面,HIV 虽然破坏 CD4$^+$T 细胞,但 CD8$^+$T 细胞表达的 CD69、CD38 和 HLA-DR 等免疫激活标志物水平异常升高,呈异常免疫激活状态;HIV 感染还可改变 CD4$^+$T 细胞、朗格汉斯细胞、巨噬细胞等的功能,最终可能导致免疫功能紊乱而出现各种炎症性皮肤病。

对于已启动 ART 患者,免疫重建综合征可导致炎症性皮肤病发生。有报道嗜酸性毛囊炎可发生于 ART 后 3~6 个月,故认为可能是免疫重建综合征的一部分。亦有报道艾滋病患者行 ART 后引起免疫重建综合征诱发银屑病。

HIV 相关性痒疹是 HIV/AIDS 患者最常见的炎症性皮肤病,发病率约12%~46%。皮损表现为红色或肤色的丘疹、结节,好发于四肢、躯干,尤其是四肢伸侧,半数病人累及面部,病程慢性,瘙痒剧烈。接受 ART 的患者如出现 HIV 相关性痒疹或复发,提示 CD4$^+$T 细胞计数下降、抗病毒治疗失败。

脂溢性皮炎是好发于皮脂腺丰富部位的一种慢性丘疹鳞屑性皮肤病,如头、面、前胸、腋窝等部位。脂溢性皮炎在普通人群中的发病率是1%~3%,在青年人中是 3%~5%,而 HIV/AIDS 患者高达 40%~83%,且皮损更为广泛、严重,胸部、腹股沟皱褶处亦可受累,瘙痒更为剧烈。脂溢性皮炎发病机制尚不清楚,可能与糠秕马拉色菌感染、遗传、代谢、营养不良、神经因素等有关。脂溢性皮炎可出现在 HIV 感染的各个阶段,尤其是早期阶段,是 HIV/AIDS 患者最常见和首发的临床表现。随着 CD4$^+$T 细胞计数下降而加重,有效的 ART 可使皮损好转。

光线性皮肤病是皮肤对光线异常反应的一组皮肤病,主要发生于曝光部位的皮肤,春夏季节加重。在 HIV/AIDS 患者中发病率高,且主要对 UVB 敏感,皮损较普通人群更多形,病情更严重,易慢性迁延呈苔藓样变,治疗更困难。

银屑病是一种常见的慢性炎症性皮肤病,以鳞屑性的红斑、丘疹、斑块,反复发作为特征。发病与遗传、免疫、感染、神经精神因素有关。在 HIV/AIDS 患者中银屑病的总发病率并没有增加,但 HIV 感染所致的免疫紊乱可加重病情,更易由寻常型银屑病转变为重型银屑病,且同一患者可同时出现多种类型银屑病。HIV 合并银屑病对局部治疗不敏感,ART 可缓解病情,少数患者仅行 ART 后银屑病可好转,但也有报道 ART 后 CD4$^+$T 细胞上升病情反而恶化。治疗上应避免使用免疫抑制剂如甲氨蝶呤和环孢素 A。

嗜酸性毛囊炎是一种特发性、慢性、瘙痒性皮肤病,以无菌性丘疹、脓疱为主要特征。多见于头皮、面颈部等皮脂溢出区,也可见于上肢、躯干等部位。本病绝大多数与 HIV 感染相关,9% 的 HIV 感染者罹患,可能与 HIV 感染者对正常寄居的糠秕马拉色菌或其他微生物的超敏反应有关,常是 HIV/AIDS 患者首发表现。嗜酸性毛囊炎对常规治疗效果不佳,规律 ART 可降低发病率。

其他少见炎症性皮肤病如嗜酸性粒细胞增多性皮炎、黏蛋白病、Stevens-Johnson 综合征在 HIV/AIDS 患者中也有报道,但是否与 HIV 感染相关目前尚不清楚。

总之,HIV 感染者炎症性皮肤病与普通人群相比,皮损不典型、分布范围广、持续时间长、自觉症状重、对常规治疗不敏感等,甚至同一患者同时患多种皮肤病。因此许多炎症性皮肤病可以作为诊断 HIV 感染的重要线索及反映患者免疫抑制状态的观察指标。

(董天祥)

第一节　HIV 相关性痒疹

HIV 相关性痒疹(pruritic papular eruption associated with HIV)是 HIV/AIDS 患者最常见的慢性炎症性皮肤病,发病率与地域、社会经济发展水平相关,发病率占 12%~46%,如撒哈拉以南非洲地区发病率普遍较高。对我国河南、山西两省 2164 例 HIV/AIDS 患者皮肤调查表明本病的发病率为 53.2%,北京地坛医院 690 例 HIV/AIDS 患者的发病率为 10%。

目前 HIV 相关性痒疹的发病机制尚不完全清楚,多数患者在明显免疫缺陷时发病,通常在 CD4$^+$T 细胞计数 <100cells/μl 的情况下发病。但有文献报道,在 ART 15 个月以上的患者痒疹的发生与初始治疗时 HIV 病毒载量相关,而与 CD4$^+$T 细胞计数无关。HIV 相关性痒疹除 CD4$^+$T 细胞计数明显下降外,大部分患者外周血嗜酸性粒细胞计数及 IgE 升高,提示本病的发生可能与免疫失衡、紊乱等相关。

HIV 相关性痒疹的典型皮损为瘙痒剧烈、坚实、孤立的非毛囊性丘疹、结节。与普通患者痒疹相比,HIV 相关性痒疹皮损分布更广泛,短时间内可泛发全身,甚至可累及面部。由于病程慢性,瘙痒剧烈,搔抓后形成表皮剥脱、坚实的结节及明显的色素沉着,甚至出现继发感染。HIV 相关性痒疹组织病理缺乏特异性改变,主要特点是皮肤角化不全,轻度肥厚和棘细胞层水肿,真皮稀疏混杂细胞浸润,浅层及

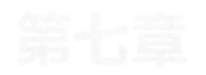
深层血管周围单核细胞、嗜酸性粒细胞浸润,红细胞外渗等。同时外周血嗜酸性粒细胞增多,IgE 水平升高。

　　HIV 相关性痒疹治疗以局部皮质类固醇激素联合抗组胺药等为主,但多数患者疗效欠佳。目前,沙利度胺通过降低血嗜酸性粒细胞及 TNF-α 水平对本病起到较好且独特的疗效。ART 对 HIV 相关性痒疹具有显著疗效,如果中断 ART 数周,消退的痒疹又可再次出现,甚至把 ART 6 个月后仍出现痒疹新发、复发或加重等作为 ART 失败的一个指标,有效的 ART 可使相关皮损在 2 个月左右缓解。

　　HIV 相关性痒疹是 HIV/AIDS 患者常见首发表现和重要诊断线索,也是评估免疫状态重要指标,其对 HIV 感染的阳性预测值达 82%~87%。对于皮损面积广泛,瘙痒剧烈,常规治疗抵抗的患者,应警惕 HIV 感染。同时,HIV 相关性痒疹也是判断艾滋病患者 ART 疗效的观察指标之一。如果患者在 ART 过程中出现了较为严重的瘙痒性丘疹或结节,且持续存在,往往预示抗病毒治疗失败。

(伦文辉　魏春波)

病　例

病例1　以瘙痒性丘疹、结节为诊断线索的艾滋病

　　患者,男性,34 岁,已婚。

　　主诉:躯干、四肢丘疹、结节伴瘙痒 1 年。

　　现病史:患者 1 年前不明诱因躯干、四肢出现大量红色丘疹,瘙痒剧烈,搔抓后形成花生至蚕豆大小褐色结节。外院诊断为"痒疹",给予多种"抗组胺"药口服及外用"糖皮质激素"软膏治疗无好转。

　　既往史:无特殊。

　　个人史:不洁性行为史。

　　全身体格检查:无特殊。

　　皮肤科专科检查:躯干、四肢可见密集而不融合的黄豆至花生大小褐色结节,以双下肢伸侧为重,对称分布(图 7-1-1)。

　　辅助检查:①HIV 抗体(+);②CD4⁺T 细胞计数为 80cells/μl;③皮肤组织病理:表皮轻度角化过度,皮突延长,真皮层纤维组织增生,血管周围淋巴细胞浸润。

　　诊断:①HIV 相关性痒疹;②艾滋病。

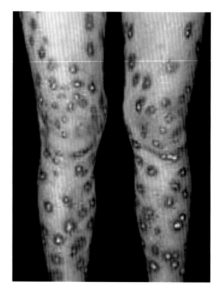

图 7-1-1　下肢多发结节

(吴焱　伦文辉)

病例 2　以瘙痒性丘疹、结节为诊断线索的艾滋病

患者，男性，52 岁，已婚。

主诉：躯干、四肢丘疹、结节伴瘙痒 5 个月。

现病史：患者 5 个月前不明诱因躯干、四肢出现散在米粒至花生大小丘疹，伴剧痒。后皮疹逐渐增多，搔抓后部分增大形成结节，表面结痂。反复多次就诊，给予口服"抗组胺"药效果不佳。

既往史：无特殊。

个人史：有偿献血史。

全身体格检查：无特殊。

皮肤科专科检查：躯干、四肢皮肤见黄豆大小暗红色丘疹、结节，部分表面结痂(图 7-1-2)。

辅助检查：①HIV 抗体(+)；②CD4⁺T 细胞计数为 74cells/μl。

诊断：①HIV 相关性痒疹；②艾滋病。

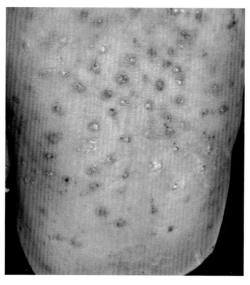

图 7-1-2　背部丘疹、结节、结痂

（宋映雪　高艳青）

病例 3　以瘙痒性丘疹、结节为诊断线索的艾滋病

患者，男性，32 岁，未婚。

主诉：躯干、四肢泛发丘疹、结节伴瘙痒 1 年。

现病史：患者 1 年前不明诱因躯干、四肢出现密集分布的米粒至蚕豆大小暗红色丘疹、结节，四肢伸侧为重，对称分布，瘙痒剧烈，曾诊断"痒疹"，多次治疗效果不佳。

既往史：2 年前曾患"带状疱疹"。

个人史：不洁性行为史。

全身体格检查：无特殊。

皮肤科专科检查：躯干、四肢可见密集分布的米粒至蚕豆大小暗红色丘疹、结节，四肢伸侧为重，对称分布，部分皮损表面可见抓痕、结痂(图 7-1-3,图 7-1-4)。

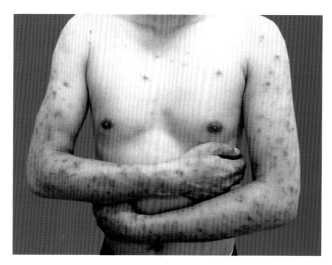

图 7-1-3　上肢、胸部丘疹、结节

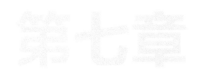

辅助检查:①HIV 抗体(+);②CD4$^+$T 细胞计数为 88cells/μl。

诊断:①HIV 相关性痒疹;②艾滋病。

(黎奇 余江云)

> 讨论:以上 3 例患者均以瘙痒性丘疹、结节为首发表现进而确诊的艾滋病。3 例患者 CD4$^+$T 细胞计数均 <100cells/μl,皮损泛发,以肢体伸侧为重,瘙痒剧烈,对常规抗组胺治疗疗效不佳。HIV 相关性痒疹可作为 HIV 感染早期重要诊断线索。临床上对于皮损面积广泛,瘙痒剧烈,常规治疗抵抗的痒疹性皮损,需高度警惕 HIV 相关性痒疹,泛发的皮损也提示患者处于免疫抑制状态。

(孙东杰 董天祥)

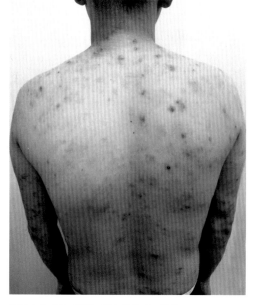

图 7-1-4 颈、背部、双上肢丘疹、结节

病例 4 以红斑、丘疹、结节为诊断线索的艾滋病

患者,男性,38 岁,已婚。

主诉:全身红斑、丘疹、结节伴瘙痒 6 个月。

现病史:患者 6 个月前不明诱因臀部、下肢出现米粒至蚕豆大红斑、丘疹,自觉瘙痒。搔抓后部分皮损形成结节。曾诊断为"湿疹"、"过敏性皮炎",予"抗过敏、止痒"等治疗疗效不佳,皮损逐渐增多并蔓延至躯干、上肢,部分皮损表面糜烂、结痂。

既往史:无特殊。

个人史:不洁性行为史。

全身体格检查:无特殊。

皮肤科专科检查:躯干、四肢皮肤散在黄豆至蚕豆大小红斑及米粒至花生大小丘疹、结节,部分皮损表面结痂,以肢体伸侧为重(图 7-1-5)。

辅助检查:①HIV 抗体(+);②CD4$^+$T 细胞计数为 86cells/μl。

诊断:①HIV 相关性痒疹;②艾滋病。

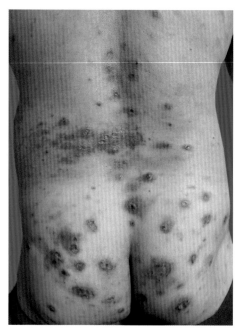

图 7-1-5 腰背部及臀部红斑、丘疹、结节

(翟志芳 杨希川 王春又)

病例 5　以湿疹样皮损为诊断线索的艾滋病

患者,男性,43 岁,已婚。

主诉:躯干、四肢丘疹、丘疱疹、渗出伴瘙痒 2 年余。

现病史:患者 2 年前不明诱因腰背部皮肤出现丘疹、丘疱疹,瘙痒明显。皮损逐渐蔓延至腹部、四肢等,尤以胸腹部及小腿外侧为重,搔抓后有少许渗液、结痂、色素沉着斑。多次就诊,诊断为"湿疹",口服"氯雷他定"等多种抗组胺药治疗无好转。

既往史:无特殊。

个人史:不洁性行为史。

全身体格检查:无特殊。

皮肤科专科检查:躯干及四肢散在绿豆至黄豆大小红色丘疹、部分表皮抓破、结痂、色素沉着斑(图 7-1-6,图 7-1-7)。

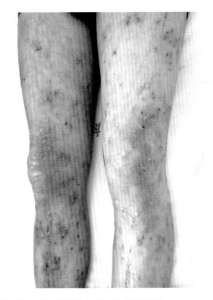

图 7-1-6　双下肢红色丘疹、色素沉着斑

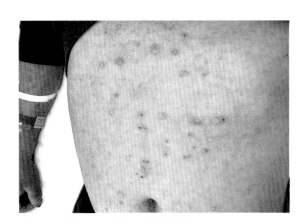

图 7-1-7　腹部丘疹、结痂、色素沉着斑

辅助检查:①HIV 抗体(+);②CD4$^+$T 细胞计数为 47cells/μl。

诊断:①HIV 相关性痒疹;②艾滋病。

(陶鹏飞　张云桂)

病例 6　以泛发性丘疹为诊断线索的艾滋病

患者,男性,50 岁,已婚。

主诉:躯干、双上肢丘疹伴瘙痒 1 个月。

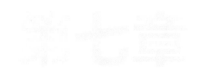

现病史:患者 1 个月前不明诱因躯干、双上肢出现密集的米粒至绿豆大小丘疹,剧烈瘙痒,口服"西替利嗪"片及外搽"地奈德乳膏"无好转。

既往史:无特殊。

个人史:不洁性行为史。

全身体格检查:无特殊。

皮肤科专科情况:躯干、双上肢密集分布米粒大小丘疹,部分抓破、结痂(图 7-1-8)。

辅助检查:①HIV 抗体(+);②CD4$^+$T 细胞计数为 100cells/μl;③皮损病理组织检查:表皮缺如,部分真皮浅层血管周围炎细胞浸润。

诊断:①HIV 相关性痒疹;②艾滋病。

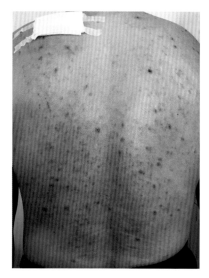

图 7-1-8　背部丘疹

(周志星　张建波)

讨论:以上 3 例患者痒疹皮损表现不典型,主要以红斑、泛发性小丘疹和(或)丘疱疹为主,可有渗液,形似湿疹,故容易误诊为"湿疹",且 CD4$^+$T 细胞计数均低于 100cells/μl。但患者均瘙痒明显,以湿疹治疗无好转,有高危行为,HIV 抗体阳性。故对于有高危行为的湿疹样皮损表现的患者,应警惕 HIV 感染。

(李玉叶　孙东杰)

病例 7　以泛发性结节为表现的艾滋病患者 ART 失败案例

患者,男性,33 岁,已婚。

主诉:全身结节伴瘙痒 2 个月。

现病史:患者 2 个月前不明诱因双下肢出现暗红色结节,伴剧烈瘙痒,继之皮损迅速蔓延至全身,多种"抗组胺药"及外用"糖皮质激素"药膏均无效。

既往史:1 年前确诊艾滋病,CD4$^+$T 细胞计数为 54cells/μl,并行 ART。

个人史:不洁性行为史。

全身体格检查:无特殊。

皮肤科专科检查:全身泛发孤立性暗红色结节,以躯干、四肢伸侧为重(图 7-1-9)。

辅助检查:CD4$^+$T 细胞计数为 34cells/μl。

诊断:①HIV 相关性痒疹;②艾滋病。

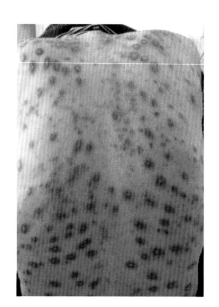

图 7-1-9　背部泛发性结节

讨论:艾滋病患者广泛的痒疹皮损预示 CD4$^+$T 细胞计数低及免疫抑制状态。本例患者 1 年前确诊艾滋病时 CD4$^+$T 细胞计数为 54cells/μl,行 ART 10 月后出现全身泛发的瘙痒性结节。目前 CD4$^+$T 细胞计数为 34cells/μl。根据笔者研究发现,一般情况下有效 ART 后 1 年内 CD4$^+$T 细胞计数可平均上升 138cells/μl,

而本例患者行 ART 后 CD4$^+$T 细胞计数不升反降并出现痒疹,提示 ART 失败,痒疹出现可能与 CD4$^+$T 细胞计数低有关。对 ART 期间出现痒疹的患者需检测 CD4$^+$T 细胞计数及 HIV 病毒载量并及时调整治疗方案。

(李玉叶　王红兵)

非洲 HIV/AIDS 病例展示

病例 1

患者,女性,35 岁,已婚。

病史:全身丘疹、结节伴瘙痒 7 个月。

辅助检查:①HIV 抗体(+);②CD4$^+$T 细胞计数为 8cells/μl。

诊断:①HIV 相关性痒疹;②艾滋病。(图 7-1-10,图 7-1-11,图 7-1-12,图 7-1-13)

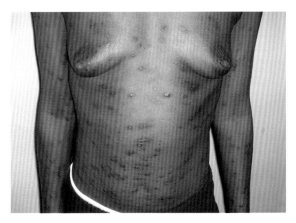

图 7-1-10　胸腹、双上肢屈侧丘疹、结节

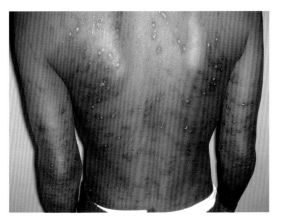

图 7-1-11　腰背、双上肢伸侧丘疹、结节

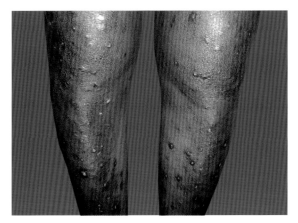

图 7-1-12　双下肢伸侧丘疹、结节

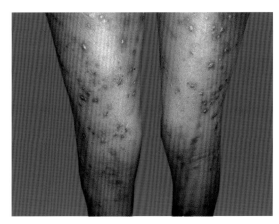

图 7-1-13　双下肢屈侧丘疹、结节

(董天祥)

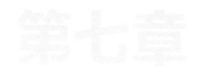
病例 2

患者,女性,27 岁,已婚。

病史:全身丘疹伴瘙痒 7 个月,以肢体伸侧为重。

辅助检查:HIV 抗体(+)。

诊断:①HIV 相关性痒疹;②HIV 感染。(图 7-1-14,图 7-1-15)

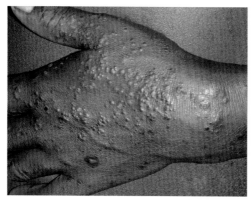

图 7-1-14　左手背密集丘疹

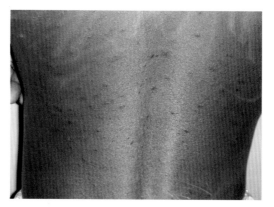

图 7-1-15　腰背部丘疹

(董天祥)

病例 3

患者,男性,29 岁,未婚。

病史:全身丘疹、结节伴瘙痒 2 个月。

辅助检查:HIV 抗体(+)。

诊断:①HIV 相关性痒疹;②HIV 感染。(图 7-1-16,图 7-1-17)

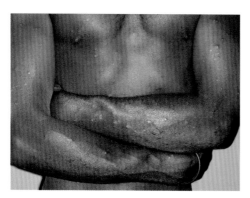

图 7-1-16　双前臂丘疹、结节

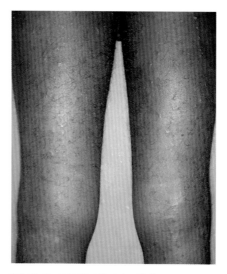

图 7-1-17　双下肢密集丘疹、结节

(董天祥)

病例 4

患者,男性,42 岁,已婚。

病史:全身丘疹、结节伴瘙痒 3 个月。

辅助检查:HIV 抗体(+)。

诊断:①HIV 相关性痒疹;②HIV 感染。(图 7-1-18,图 7-1-19)

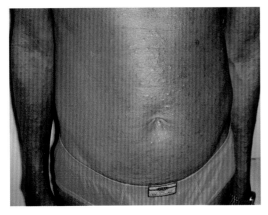

图 7-1-18　胸腹、双上肢屈侧密集丘疹、结节

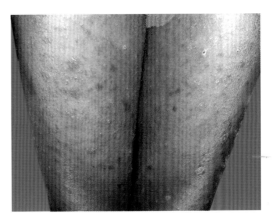

图 7-1-19　双大腿密集丘疹、结节

(董天祥)

病例 5

患者,男性,46 岁,已婚。

病史:背部、双上肢丘疹、结节、斑块伴瘙痒 6 个月。

辅助检查:HIV 抗体(+)。

诊断:①HIV 相关性痒疹;②HIV 感染。(图 7-1-20)

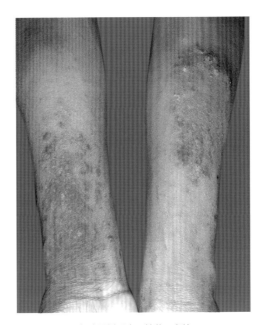

图 7-1-20　双上肢屈侧丘疹、结节、斑块

(董天祥)

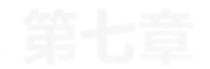

病例 6

患者,男性,38 岁,已婚。

病史:四肢丘疹、结节伴瘙痒 2 个月。

辅助检查:①HIV 抗体(+);②CD4$^+$T 细胞计数为 139cells/μl。

诊断:①HIV 相关性痒疹;②艾滋病。(图 7-1-21,图 7-1-22)

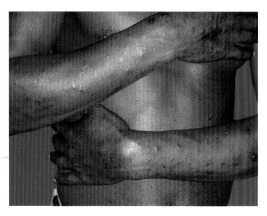

图 7-1-21　胸腹、双上肢丘疹、结节

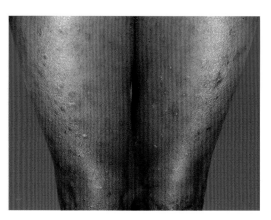

图 7-1-22　双大腿丘疹、结节

(董天祥)

病例 7

患者,女性,31 岁,已婚。

病史:躯干、四肢丘疹、结节伴瘙痒 11 个月。

辅助检查:①HIV 抗体(+);②CD4$^+$T 细胞计数为 214cells/μl。

诊断:①HIV 相关性痒疹;②HIV 感染。(图 7-1-23)

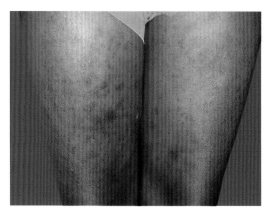

图 7-1-23　双大腿伸侧密集丘疹

(董天祥)

病例 8

患者,女性,40 岁,已婚。

病史:全身丘疹、结节、色素沉着伴瘙痒 1 年。

辅助检查:①HIV 抗体(+);②CD4$^+$T 细胞计数为 391cells/μl。

诊断:①HIV 相关性痒疹;②HIV 感染。(图 7-1-24,图 7-1-25)

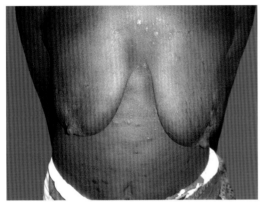 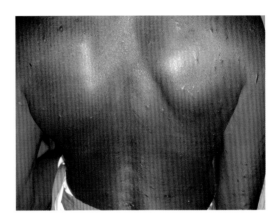

图 7-1-24　胸腹部丘疹、结节　　　　　图 7-1-25　背部丘疹、结节、色素沉着

(董天祥)

病例 9

患者,男性,42 岁,已婚。

病史:胸部、双上肢丘疹、结节伴瘙痒 3 个月。

辅助检查:①HIV 抗体(+);②CD4$^+$T 细胞计数为 148cells/μl。

诊断:①HIV 相关性痒疹;②艾滋病。(图 7-1-26)

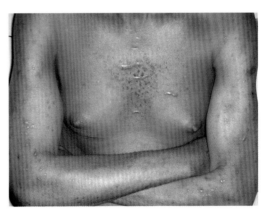

图 7-1-26　胸部、双上肢丘疹、结节

(董天祥)

病例 10

患者,男性,23 岁,未婚。

病史:四肢、臀部丘疹、结节、渗出、结痂伴瘙痒 2 个月。

辅助检查:①HIV 抗体(+);②CD4$^+$T 细胞计数为 178cells/μl。

诊断:①HIV 相关性痒疹;②艾滋病。(图 7-1-27,图 7-1-28,图 7-1-29)

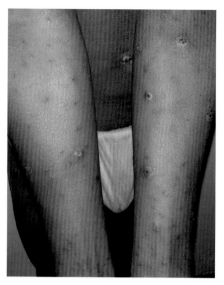

图 7-1-27 双上肢丘疹、结节、结痂

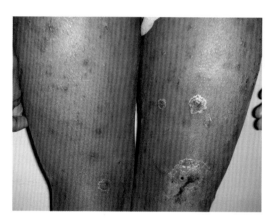

图 7-1-28 双大腿伸侧丘疹、结节、渗血、结痂

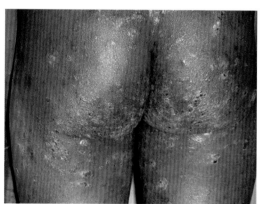

图 7-1-29 臀部丘疹、结节、脓疱、糜烂

(董天祥)

病例 11

患者,男性,28 岁,已婚。

病史:腰腹部、臀部、腹股沟区丘疹、脓疱、结痂伴瘙痒 1 个月。

辅助检查:①HIV 抗体(+);②CD4$^+$T 细胞计数为 441cells/μl。

诊断:①HIV 相关性痒疹合并感染;②HIV 感染。(图 7-1-30,图 7-1-31,图 7-1-32)

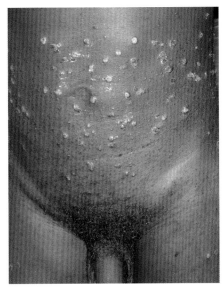

图 7-1-30　腹部丘疹、脓疱

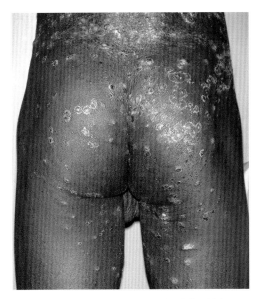

图 7-1-31　腰臀部、大腿丘疹、脓疱、结节、结痂

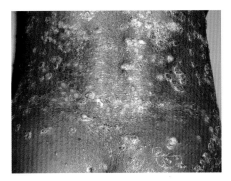

图 7-1-32　腰部丘疹、脓疱、脓痂

（董天祥）

病例 12

患者,男性,35 岁,已婚。

病史:全身丘疹、结节伴瘙痒 3 周。

辅助检查:①HIV 抗体（+）;②CD4$^+$T 细胞计数为 52cells/μl。

诊断:①HIV 相关性痒疹;②艾滋病。（图 7-1-33,图 7-1-34,图 7-1-35,图 7-1-36）

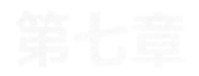
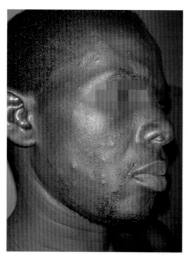

图 7-1-33　颜面丘疹

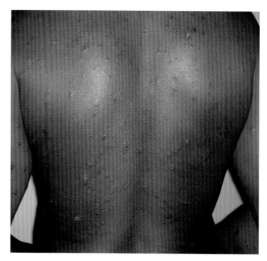

图 7-1-34　背部丘疹、结节

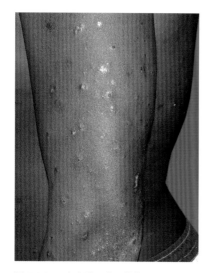

图 7-1-35　左上肢丘疹、结节

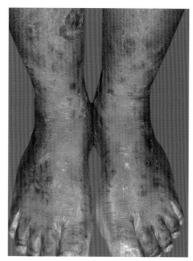

图 7-1-36　双小腿、双足丘疹、结节

（董天祥）

病例 13

患者,女性,36 岁,已婚。

病史:双下肢丘疹、结节伴瘙痒 1 年。

辅助检查:①HIV 抗体(+);②CD4$^+$T 细胞计数为 129cells/μl。

诊断:①HIV 相关性痒疹;②艾滋病。(图 7-1-37,图 7-1-38)

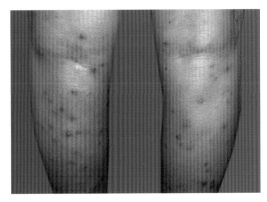

图 7-1-37　双下肢屈侧丘疹、结节

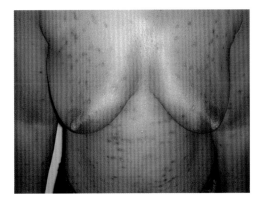

图 7-1-38　胸腹部丘疹、结节

（董天祥）

病例 14

患者,女性,32 岁,已婚。

病史:躯干、四肢丘疹伴瘙痒 2 个月。

辅助检查:①HIV 抗体(+);②CD4$^+$T 细胞计数为 549cells/μl。

诊断:①HIV 相关性痒疹;②HIV 感染。(图 7-1-39,图 7-1-40)

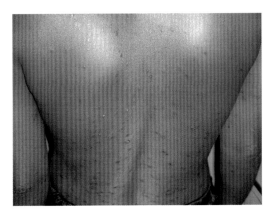

图 7-1-39　腰背部丘疹、结节

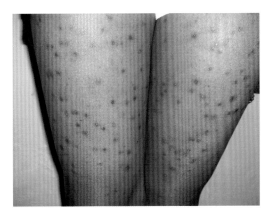

图 7-1-40　双大腿丘疹、结节

（董天祥）

病例 15

患者,男性,35 岁,已婚。

病史:全身丘疹、结节伴瘙痒 8 个月。

辅助检查:①HIV(+);②CD4$^+$T 细胞计数为 124cells/μl。

诊断:①HIV 相关性痒疹;②艾滋病。(图 7-1-41,图 7-1-42)

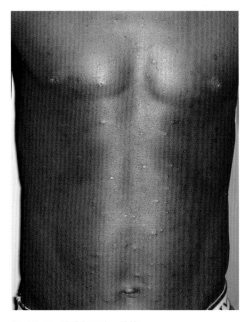

图 7-1-41　胸腹部丘疹、结节

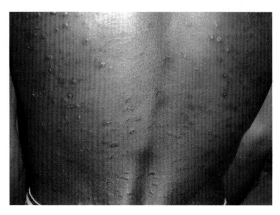

图 7-1-42　背部丘疹、结节

（董天祥）

病例 16

患者,女性,39 岁,已婚。

病史:四肢丘疹伴瘙痒 2 个月。

辅助检查:HIV 抗体(＋)。

诊断:①HIV 相关性痒疹;②HIV 感染。(图 7-1-43,图 7-1-44)

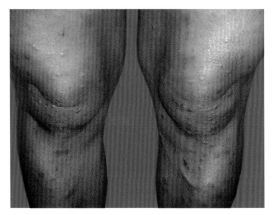

图 7-1-43　双下肢伸侧丘疹

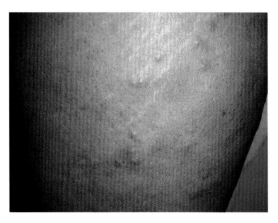

图 7-1-44　左大腿丘疹

（董天祥）

病例 17

患者,女性,21 岁,未婚。

病史:全身泛发丘疹、鳞屑伴瘙痒 2 年。

辅助检查:①HIV 抗体(+);②CD4$^+$T 细胞计数为 74cells/μl。

诊断:①HIV 相关性痒疹;②艾滋病。(图 7-1-45,图 7-1-46)

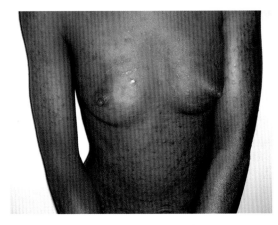

图 7-1-45　双上肢、胸腹部密集丘疹、结节

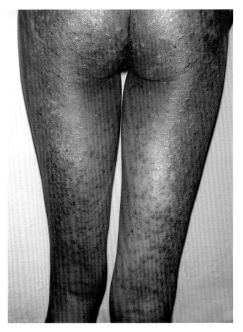

图 7-1-46　臀部、双下肢屈侧密集丘疹、结节、色素沉着

(董天祥)

病例 18

患者,男性,25 岁,未婚。

病史:躯干及双上肢反复丘疹伴瘙痒 1 年。

辅助检查:①HIV 抗体(+);②CD4$^+$T 细胞计数为 321cells/μl。

诊断:①HIV 相关性痒疹;②HIV 感染。(图 7-1-47)

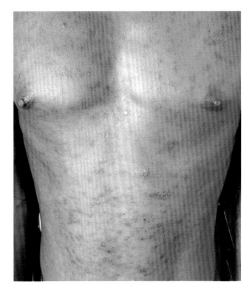

图 7-1-47　胸腹部丘疹、结节

(梁作辉)

病例 19

患者,女性,29 岁,未婚。

病史:躯干、双下肢丘疹、结节、溃疡伴瘙痒 3 年。

辅助检查:①HIV 抗体(＋);②CD4$^+$T 细胞计数为 67ells/μl。

诊断:①HIV 相关性痒疹;②艾滋病。(图 7-1-48,图 7-1-49)

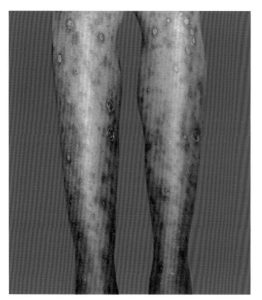 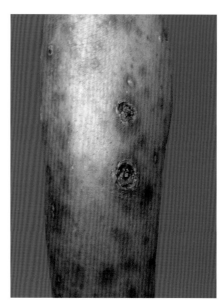

图 7-1-48　双下肢伸侧丘疹、结节、溃疡、色素沉着　　图 7-1-49　右小腿溃疡

(肖云)

病例 20

患者,女性,48 岁,已婚。

病史:胸腹部、四肢深褐色丘疹、结节伴瘙痒 2 年。

辅助检查:HIV 抗体(＋)。

诊断:①HIV 相关性痒疹;②HIV 感染。(图 7-1-50,图 7-1-51)

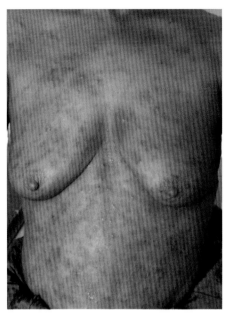

图 7-1-50　胸腹部丘疹、结节、色素沉着

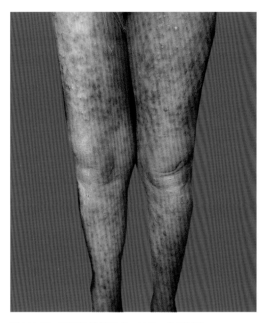

图 7-1-51　双下肢伸侧丘疹、结节、色素沉着

（肖云）

第二节　脂溢性皮炎

　　脂溢性皮炎(seborrheic dermatitis)是一种在皮脂溢出基础上出现的浅表性、慢性复发性炎症性皮肤病,好发于皮脂腺丰富的部位。脂溢性皮炎发病机制尚不清楚,主要与糠秕马拉色菌感染有关,还与遗传、代谢、营养不良、神经因素等有关。脂溢性皮炎在普通人群发病率为 2% ~4%,青年人多见,而在 HIV/AIDS 患者中显著增高,高达 40% ~83% 的患者罹患脂溢性皮炎,可能与 HIV 感染后免疫力低下,糠秕马拉色菌定植增加有关。

　　非 HIV 感染的脂溢性皮炎患者,典型皮损为油腻性红斑、鳞屑,主要分布在头皮、眉间、耳、鼻唇沟和口周,而在 HIV/AIDS 患者,皮损常泛发,可累及胸背、腋窝和腹股沟等部位,除典型皮损外,尚可出现丘疹、肥厚性斑块、糜烂、渗出、继发感染等多形表现,更易出现红皮症,且瘙痒剧烈。在临床上遇到皮损分布广泛、干燥脱屑、瘙痒明显,且对常规治疗不敏感的脂溢性皮炎患者,应怀疑 HIV 感染的可能,及时行 HIV 抗体筛查。

　　治疗主要以控油、止痒、抑制糠秕马拉色菌为主,可外用皮质类固醇激素、抗真菌药,但长期外用皮质类固醇激素会诱发激素依赖性皮炎,故目前多使用具有抗炎作用的钙调神经磷酸酶抑制剂,如他克莫司、吡美莫司等外用制剂。此外,ART 可迅速改善症状,是艾滋病合并脂溢性皮炎的治疗基础。规范 ART 可降低脂溢性皮炎发生率以及改善症状。

（张德发）

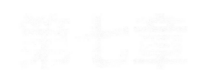

病　例

病例 1　以脂溢性皮炎为诊断线索的 HIV 感染

患者,男性,43 岁,已婚。

主诉:头、面、颈部红斑、鳞屑伴瘙痒 6 个月。

现病史:患者 6 个月前不明诱因头、面、颈部皮肤出现片状红斑、鳞屑,伴剧烈瘙痒,曾多次就诊,诊断为"湿疹"、"脂溢性皮炎",外搽"地奈德"与"保湿霜"等治疗无好转。

既往史:无特殊。

个人史:不洁性行为史。

全身体格检查:无特殊。

皮肤科专科检查:头、面、颈部弥漫红斑,上覆细薄鳞屑,皮肤干燥(图 7-2-1)。

辅助检查:①HIV 抗体(+);②CD4⁺T 细胞计数为 360cells/µl。

诊断:①脂溢性皮炎;②HIV 感染。

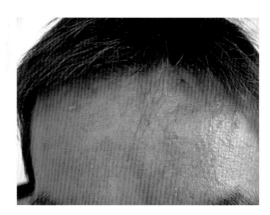

图 7-2-1　额部红斑、鳞屑

（李玉叶　涂颖）

病例 2　以脂溢性皮炎为诊断线索的艾滋病

患者,男性,44 岁,已婚。

主诉:面颈部红斑、鳞屑伴瘙痒 3 个月。

现病史:患者于 3 个月前不明诱因颜面、颈部出现片状红斑、鳞屑,表面干燥,自觉瘙痒。多次按"过敏性皮炎"口服"抗组胺药"治疗无效。

既往史:无特殊。

个人史:不洁性行为史。

全身体格检查:无特殊。

皮肤科专科检查:颜面、颈部可见弥漫性红斑,上覆细薄鳞屑,以面中部明显(图 7-2-2)。

辅助检查:①HIV 抗体(+);②CD4⁺T 细胞计数为 160cells/µl。

诊断:①脂溢性皮炎;②艾滋病。

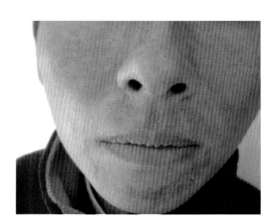

图 7-2-2　颜面部红斑、鳞屑

（李玉叶　王红兵）

病例 3　以脂溢性皮炎为诊断线索的艾滋病

患者,男性,38 岁,已婚。

主诉:口周、鼻唇沟红斑、鳞屑伴瘙痒 8 天。

现病史:患者 8 天前不明诱因口唇、鼻唇沟、下颌皮肤突然出现片状红斑、鳞屑,自觉瘙痒。

既往史:无特殊。

个人史:不洁性行为史。

全身体格检查:无特殊。

皮肤科专科检查:口唇、口周、下颌、鼻沟区红斑、鳞屑,皮肤干燥(图 7-2-3)。

辅助检查:①HIV 抗体(+);②CD4$^+$T 细胞计数 100cells/μl。

诊断:①脂溢性皮炎;②艾滋病。

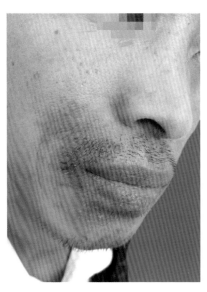

图 7-2-3　口唇、口周红斑、鳞屑

(董天祥)

> **讨论:**以上患者均以颜面和(或)颈部等部位红斑,黏着性鳞屑为表现的脂溢性皮炎,病程 8 天至 6 月,因脂溢性皮炎就诊进而确诊"HIV 感染"或"艾滋病"。脂溢性皮炎在 HIV 感染病程中的任何阶段均可发生,往往是艾滋病首发临床表现,常发生于头、面、胸、背等,严重者可泛发于全身呈红皮病样表现,对常规治疗疗效差。临床上对皮损分布广泛、干燥性、鳞屑性红斑及对常规治疗不敏感的脂溢性皮炎患者,应警惕 HIV 感染可能。

(孙东杰)

非洲 HIV/AIDS 病例展示

病例 1

患者,男性,60 岁,已婚。

病史:全身油腻性斑片伴瘙痒 1 年。

辅助检查:①HIV 抗体(+);②CD4$^+$T 细胞计数为 379cells/μl。

诊断:①脂溢性皮炎;②HIV 感染。(图 7-2-4,图 7-2-5)

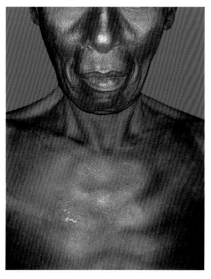

图 7-2-4　面部、胸部油腻性斑片

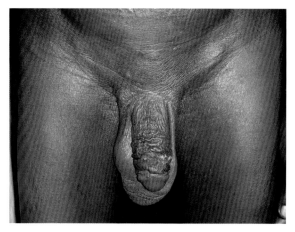

图 7-2-5　腹股沟区、外生殖器、双大腿内侧油腻性斑片

（董天祥）

病例 2

患者，男性，37 岁，未婚。

病史：颜面、躯干、上肢油腻性斑片伴瘙痒 4 个月。

辅助检查：①HIV 抗体（＋）；②CD4$^+$T 细胞计数为 162ells/μl。

诊断：①脂溢性皮炎；②艾滋病。（图 7-2-6，图 7-2-7）

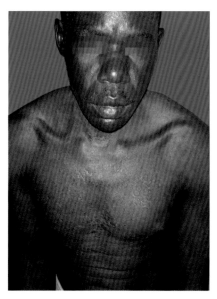

图 7-2-6　颜面、颈部、胸腹油腻性斑片

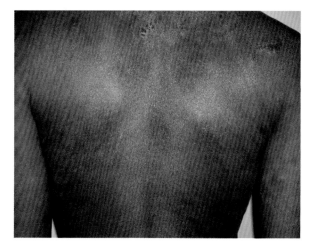

图 7-2-7　背部色素沉着斑片

（董天祥）

病例 3

患者,女性,32 岁,已婚。

病史:全身丘疹、斑片伴瘙痒 1 年。

辅助检查:①HIV 抗体(+);②CD4⁺T 细胞计数为 56ells/µl。

诊断:①脂溢性皮炎;②艾滋病。(图 7-2-8,图 7-2-9)

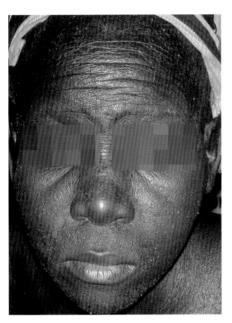

图 7-2-8 颜面丘疹、油腻性色素沉着斑片

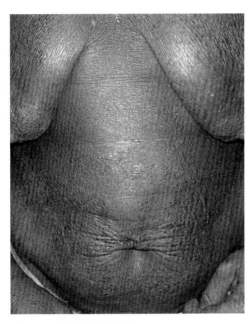

图 7-2-9 胸腹部油腻性斑片

(董天祥)

病例 4

患者,男性,29 岁,未婚。

病史:颜面、外生殖器斑片、糜烂、色素脱失斑伴瘙痒 4 个月。

辅助检查:①HIV 抗体(+);②CD4⁺T 细胞计数为 115cells/µl。

诊断:①脂溢性皮炎;②艾滋病;③炎症后色素减退。(图 7-2-10,图 7-2-11)

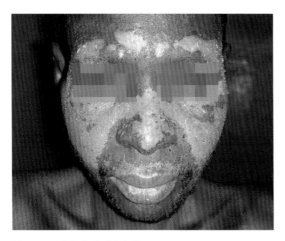

图 7-2-10　颜面色素脱失斑片

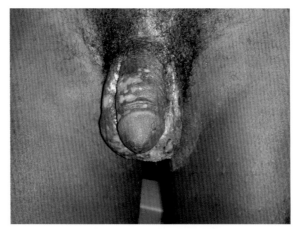

图 7-2-11　外生殖器油腻性斑片、糜烂、色素脱失

（董天祥）

病例 5

患者，女性，38 岁，已婚。

病史：头皮、耳廓斑片、鳞屑伴瘙痒 7 个月。

辅助检查：①HIV 抗体（+）；②CD4$^+$T 细胞计数为 376cells/μl。

诊断：①脂溢性皮炎；② HIV 感染。（图 7-2-12，图 7-2-13）

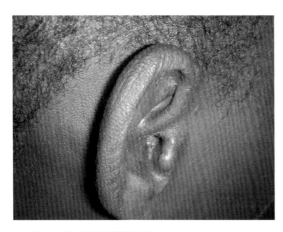

图 7-2-12　右耳内油腻性暗红斑

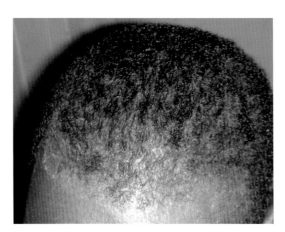

图 7-2-13　头皮鳞屑性斑片

（董天祥）

第三节　光线性皮肤病

光线性皮肤病(photodermatoses)是皮肤受光线(主要是紫外线等)照射引起的一组急慢性炎症性皮肤病,主要位于曝光部位,以多形性日光疹、慢性光化性皮炎、光化性痒疹多见。HIV 感染者光线性皮肤病的发生率高于普通患者,病情更重。约 5% 的 HIV 感染者可发生光线性皮肤病,特别是多形日光疹和慢性光化性皮炎与艾滋病显著相关。

多形性日光疹是最常见的一种光线性皮肤病,常见于中青年女性。具有明显的季节性,尤其好发于春夏季。皮损发生于颜面、颈部、胸前 V 形区、手臂等曝光部位。皮损具有多形性,包括红斑、丘疹、斑块、丘疱疹、糜烂、渗出等,但对某一患者而言皮损形态相对单一,90% 的患者光敏试验对 UVB 敏感。

慢性光化性皮炎常见于中老年男性,发病机制尚不完全清楚,目前认为是一种迟发型超敏反应。典型皮损为水肿性、鳞屑性、肥厚性斑片、斑块,有融合倾向,主要发生于曝光部位,少数患者非曝光部位亦可累及,严重病例可进展为红皮病,皮损反复发作逐渐加重。65% 的患者对 UVA、UVB 和可见光敏感。

HIV/AIDS 患者免疫功能缺陷和紊乱可能是诱发本病的原因之一,通常发生于 CD4$^+$T 细胞计数 <200cells/μl 时。笔者对云南省 33 例 HIV/AIDS 合并光线性皮肤病患者研究发现:光线性皮肤病病情严重程度与艾滋病病程呈正相关。此外,某些药物如甲氧苄啶、非甾体抗炎药及 ART 药物具有一定光敏性,亦可能是 HIV/AIDS 患者易发生光线性皮肤病的原因。

光线性皮肤病可以是 HIV/AIDS 患者的首发表现,皮损除曝光部位外,非曝光部位也很常见,甚至累及全身,且皮损重、进展迅速。如遇皮损泛发,累及非曝光部位,单一皮损迅速进展、瘙痒剧烈的患者,需警惕 HIV 感染。HIV/AIDS 合并光线性皮肤治疗在 ART 基础上以防晒、外用皮质类固醇激素、口服羟氯喹及沙利度胺等为主。

(李云会　李玉叶)

病　例

病例 1　以面颈部红斑、鳞屑首诊的艾滋病

患者,男性,38 岁,已婚。

主诉:面颈部红斑、丘疹、鳞屑伴瘙痒 4 个月。

现病史:患者 4 个月前面颈部出现散在淡红斑及粟粒至绿豆大小红色丘疹,偶有轻度瘙痒,自购外用药物(具体不详)治疗可暂时好转,但日晒后加重,并反复发作。4 天前,患者外出日晒后皮疹加重,面部出现弥漫红斑,鳞屑,散在粟粒大小丘疹,伴明显瘙痒。患者发病前否认光敏性药物、食物接触史,自发病以来体重下降 3kg。

既往史:无特殊。

个人史:不洁性行为史。

全身体格检查:无特殊。

皮肤科专科检查:面部可见弥漫分布的暗红斑,鳞屑,其间散在粟粒大小丘疹。额部红斑上可见皲裂和淡黄色痂壳,非曝光部位未见皮损(图 7-3-1,图 7-3-2)。

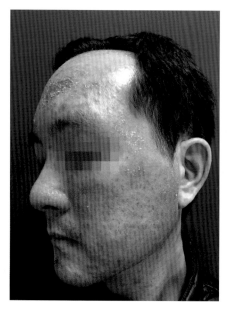

图 7-3-1　面颈部红斑、丘疹、鳞屑

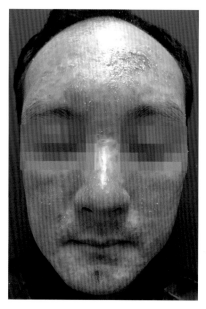

图 7-3-2　颜面部红斑、丘疹、鳞屑

　　辅助检查：①HIV 抗体(+)；②CD4$^+$T 细胞计数为 41cells/μl；③光敏试验：UVA 和 UVB 均阳性。

　　诊断：①多形性日光疹；②艾滋病。

（张东梅　翟志芳）

病例 2　以快速进展的多形性日光疹为诊断线索的 HIV 感染

　　患者，男性，38 岁，已婚。

　　主诉：面颈部红斑、丘疹、斑块、糜烂、鳞屑伴瘙痒 3 个月。

　　现病史：患者 3 个月前颈部散在水肿性红斑、丘疹，自觉瘙痒。皮损日晒加重，逐渐扩大，波及整个颈部、双侧面颊及耳后，瘙痒加剧。搔抓后出现糜烂、渗出、结痂。曾诊断"湿疹"口服"抗组胺药"治疗后无明显好转。

　　既往史：无特殊。

　　个人史：共用注射器静脉吸毒史。

　　全身体格检查：无特殊。

　　皮肤科专科检查：面颈部、耳部皮肤见弥漫的水肿性暗红斑片、丘疹、糜烂、渗出、结痂，其上散在片状鳞屑，部分苔藓样变。皮疹以双耳前后及颈部为重，非曝光部位未见皮损（图 7-3-3）。

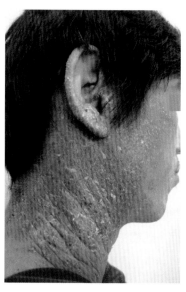

　　辅助检查：①HIV 抗体(+)；②CD4$^+$T 细胞计数为 280cells/μl；③光敏试验：UVB 阳性。

　　诊断：①多形性日光疹；②HIV 感染。

图 7-3-3　面颈部红斑、丘疹、糜烂、苔藓样变

讨论：光线性皮肤病往往是 HIV 感染的初期表现之一，也是病情进展的提示。上述 2 例患者皮损均发生于曝光部位，皮损为红斑、丘疹、渗出、糜烂等多形皮损，日晒后加重，光敏试验均阳性，结合 HIV 抗体阳性及 CD4+T 细胞计数，可确诊艾滋病或 HIV 感染合并多形性日光疹。以上 2 例患者均为男性，而多形日光疹好发于中青年女性，提示临床医生遇男性多形性日光疹时需警惕 HIV。

（李玉叶　李云会）

病例 3　艾滋病合并进展迅速的多形性日光疹

患者，男性，54 岁，已婚。

主诉：颜面、双手背红斑、丘疹、结节伴瘙痒 3 个月，加重 1 周。

现病史：患者 3 个月前日晒后颜面、双手背等曝光部位出现红斑、丘疹，瘙痒剧烈。搔抓后部分皮疹糜烂、渗出或形成肥厚性斑块、结节，未经诊治。近 1 周日晒后皮损明显增多，瘙痒加剧。

既往史：9 年前确诊"艾滋病"，未行 ART。

个人史：共用注射器静脉吸毒史。

全身体格检查：无特殊。

皮肤科专科检查：颜面、耳廓、双手背等曝光部位见红斑、丘疹、结节、斑块。双手背、耳廓并见渗出、结痂，非曝光部位未见皮损（图 7-3-4，图 7-3-5）。

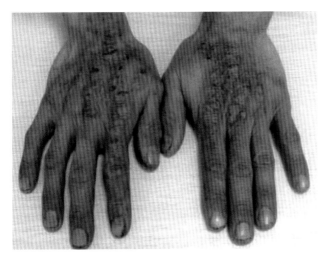

图 7-3-4　双手背斑块、结节

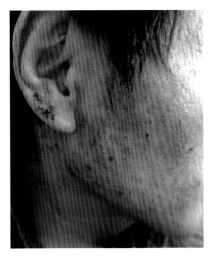

图 7-3-5　面颈部、耳廓红斑、丘疹、结痂

辅助检查：①CD4+T 细胞计数 76cells/μl；②光敏试验：UVA 和 UVB 均阳性。

诊断：①多形性日光疹；②艾滋病。

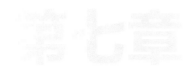
> 讨论:HIV 感染可诱发机体出现各种炎症性皮肤病,该患者 9 年前发现 HIV 感染,未进行 ART,3 个月前日晒后颜面、手背等曝光部位出现红斑、丘疹、苔藓样斑块、结节,瘙痒剧烈,且进展非常迅速,就诊时 CD4$^+$T 细胞计数 76cells/μl,病情发展迅速可能与 CD4$^+$T 细胞计数较低有关。

(李庆玲　张建波)

病例 4　以快速进展的慢性光化性皮炎为诊断线索的艾滋病

患者,男性,76 岁,已婚。

主诉:全身皮肤红斑、丘疹、斑块、糜烂伴瘙痒 4 个月。

现病史:患者 4 个月前不明诱因头皮出现散在的红斑、丘疹,自觉瘙痒。日晒后皮损迅速加重,蔓延至整个面颈及双手背,部分融合成水肿性斑块,瘙痒剧烈,搔抓出现表皮剥脱。曾按"湿疹"治疗皮损无改善,1 周前躯干也出现弥漫片状红斑、鳞屑。

既往史:无特殊。

个人史:不洁性行为史。

全身体格检查:无特殊。

皮肤科专科检查:头皮、面颈、双手背皮肤可见弥漫暗红水肿性或浸润性红斑、斑块,其上搔抓后表皮脱失、结痂。躯干亦见弥漫暗红斑片。皮疹对称分布,以曝光部位为重(图 7-3-6,图 7-3-7,图 7-3-8)。

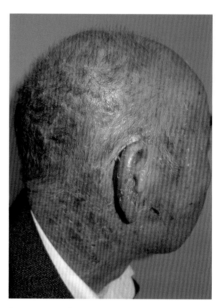

图 7-3-6　头皮、面颈部红斑、糜烂、结痂

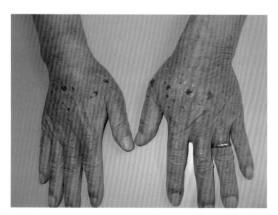

图 7-3-7　双手背红斑、斑块、结痂

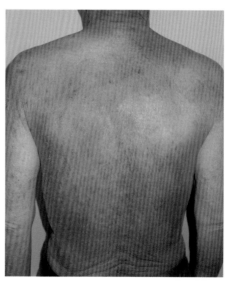

图 7-3-8　躯干红斑

辅助检查：①HIV 抗体（＋）；②CD4⁺T 细胞计数为 50cells/μl；③光敏试验：UVA 及 UVB 均阳性。

诊断：①慢性光化性皮炎；②艾滋病。

> 讨论：本例患者短时间内皮疹从曝光部位波及全身，累及非曝光部位，病情重，以慢性光化性皮炎皮疹为首发表现进而确诊的艾滋病。普通人群患者的慢性光化性皮炎病程较长，进展缓慢，对于病情进展迅速、皮损重的患者，需警惕 HIV 感染。

（李玉叶　何黎）

病例 5　艾滋病合并慢性光化性皮炎

患者，男性，62 岁，已婚。

主诉：头面、颈、双上肢皮肤红斑、丘疹、斑块伴瘙痒 4 年。

现病史：患者 4 年前不明诱因颈部散在小片状红斑、丘疹，自觉瘙痒。皮疹日晒加重、扩大并波及颜面、上胸部及双上肢等曝光部位，瘙痒加剧。搔抓后表皮剥脱，部分皮疹融合成斑块、结节，遗留色素减退及色素沉着斑，反复多次就诊诊断为"慢性光化性皮炎"并给予多种"抗炎抗组胺"药物治疗无好转。

既往史：5 个月前发现 HIV 抗体（＋），CD4⁺T 细胞计数 60cells/μl。

个人史：不洁性行为史。

全身体格检查：无特殊。

皮肤科专科检查：头皮、颜面、颈部、双手背见弥漫的暗红斑或色素沉着斑，颈部、双手背皮损肥厚，呈角化型斑块、结节，其上点片状色素脱失斑（图 7-3-9，图 7-3-10）。

辅助检查：①CD4⁺T 细胞计数 150cells/μl。

诊断：①慢性光化性皮炎；②艾滋病。

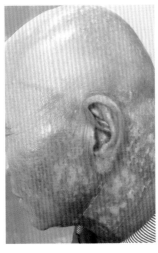 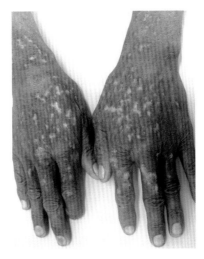

图 7-3-9　头皮、面颈部暗红斑、斑块，色素减退斑　　图 7-3-10　双手背斑块、色素沉着及色素减退斑

讨论:本例患者病程 4 年,皮损典型,诊断"慢性光化性皮炎"予多种抗炎、抗组胺药治疗效果不佳,加用 ART 后患者皮损明显好转。慢性光化性皮炎是男性中老年人常见的光线性皮肤病,主要发生于曝光部位,以浸润性斑块突出,瘙痒剧烈,严重时可累及非曝光部位,避光、抗组胺、抗炎治疗有好转。艾滋病合并慢性光化性皮炎的患者皮损更顽固、更严重,常规避光、抗炎、抗组胺治疗疗效不佳,特别是 CD4⁺T 细胞计数较低时,常规治疗的同时应尽早行 ART。

(李玉叶　李云会)

非洲 HIV/AIDS 病例展示

病例 1

患者,女性,25 岁,未婚。

病史:颜面、胸部 V 形区、双上肢斑片、丘疹伴瘙痒 7 个月。

辅助检查:①HIV 抗体(+);②CD4⁺T 细胞计数为 247cells/μl。

诊断:①多形性日光疹;②HIV 感染。(图 7-3-11,图 7-3-12)

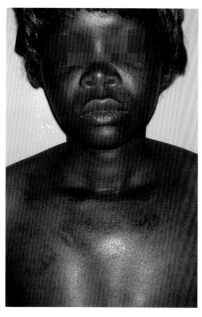

图 7-3-11　颜面、胸部 V 形区斑片

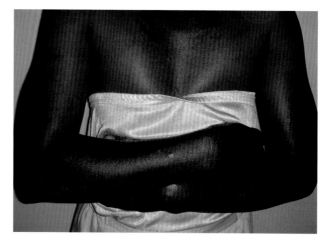

图 7-3-12　双上肢丘疹、斑片

(董天祥)

病例 2

患者,女性,51 岁,已婚。

病史:面颈、双上肢斑片、丘疹伴瘙痒 1 个月。

辅助检查:①HIV 抗体(+);②CD4$^+$T 细胞计数为 99cells/μl。

诊断:①多形性日光疹;②艾滋病。(图 7-3-13,图 7-3-14)

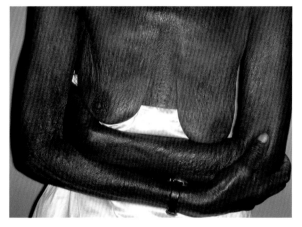

图 7-3-13　双上肢丘疹、斑片

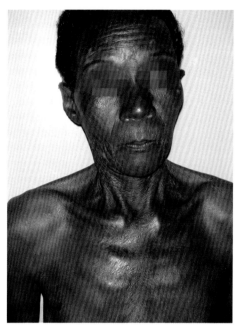

图 7-3-14　颜面、颈胸斑片

(董天祥)

病例 3

患者,女性,23 岁,未婚。

病史:面颈部、双上肢浸润性色素沉着及色素减退斑伴瘙痒 1 年。

辅助检查:①HIV 抗体(+);②CD4$^+$T 细胞计数为 47cells/μl。

诊断:①多形性日光疹;②艾滋病。(图 7-3-15,图 7-3-16)

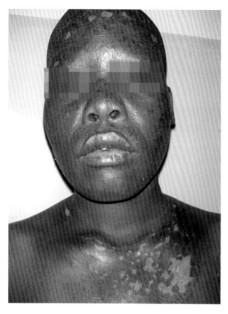

图 7-3-15　颜面、上胸 V 形区斑片及色素减退斑片

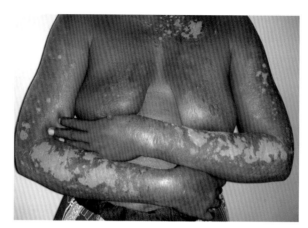

图 7-3-16　双上肢斑片及色素减退斑片

（董天祥）

第四节　银　屑　病

银屑病(psoriasis)是一种常见、易复发的慢性炎症性皮肤病。临床上分为寻常型、脓疱型、关节型及红皮病型银屑病。银屑病的病因和发病机制至今尚不完全清楚,可能与感染、遗传、免疫、内分泌、药物、环境、生活习惯、神经精神因素等相关。银屑病在普通人群的发病率为 1%~3%,有报道随着 HIV 患者不断增多,银屑病的发病率也随之升高,而目前尚未证实 HIV 感染患者银屑病发病率更高,但银屑病患者感染 HIV 后,有 2/3 患者会迅速恶化,易向重型银屑病转变,且同一患者可同时出现多种类型。

HIV 感染触发和加重银屑病可能原因:①HIV 病毒本身作为抗原或者超抗原感染而触发银屑病;②HLA-Cw*0602 等位基因以及 MHC 基因变异可能是 HIV 感染者银屑病的易感基因;③HIV 感染后造成免疫功能下降,各种致病菌感染可成为触发和加重银屑病的因素,尤其是急性点滴状银屑病;④由于 HIV 感染导致免疫紊乱,促炎细胞因子如 IFN-γ 增多可诱发和维持银屑病皮损,因此按常规方法治疗银屑病效果不佳。

艾滋病合并银屑病时皮损更严重,多累及特殊部位如腋窝、腹股沟、关节、甲板,掌趾、甚至外生殖器等。原有银屑病如继发 HIV 感染,皮损可迅速泛发加重。由寻常型银屑病在短时间内转变为脓疱型、关节炎型、红皮病型等重型银屑病。

银屑病局部外用药物有皮质类固醇激素、焦油制剂、维 A 酸类药物、维生素 D₃ 衍生物等;系统治疗可选用维 A 酸类药物、免疫抑制剂、生物制剂等。目前生物制剂如细胞黏附分子拮抗剂、TNF-a 抑制剂、细胞因子拮抗剂等已逐渐运用于临床。对于 HIV/AIDS 患者应避免使用甲氨蝶呤、环孢素 A 等免疫抑制剂。此外,少数患者仅行 ART 而未针对银屑病治疗,皮损亦可自行迅速消退。可见 ART 是治疗艾滋病合并银屑病的基础,已行 ART 突然停药可诱发银屑病皮损加重。

总之,银屑病是 HIV 感染者较为常见的皮肤损害。对于不明诱因的银屑病突然发作、皮损持续加重或者向重型银屑病转变时,需警惕 HIV 感染。

(董荣静　杨时瀚)

病　例

病例 1　以寻常型银屑病突然加重而确诊的艾滋病

患者,男性,50 岁,离异。

主诉:全身反复丘疹、斑块、鳞屑伴痒 10 年,加重 1 个月。

现病史:患者 10 年前不明诱因头皮、躯干、四肢、会阴部散在出现少许的鳞屑性丘疹、斑块。诊断为"寻常型银屑病",反复多次治疗,迁延不愈。1 个月前病情突然加重,皮损增多、融合,并出现手掌、足跖弥漫红斑伴大片状脱屑,自觉轻度瘙痒。近 4 月来体重下降 10kg。

既往史:无特殊。

个人史:不洁性行为史。

全身体格检查:无特殊。

皮肤科专科检查:头皮、躯干、四肢见弥漫分布的鳞屑性鲜红色斑片、丘疹及斑块。双下肢、外生殖器及腹股沟区皮损大片状融合。手掌、足跖鳞屑呈片状,Auspitz 征阳性(图 7-4-1,图 7-4-2,图 7-4-3)。

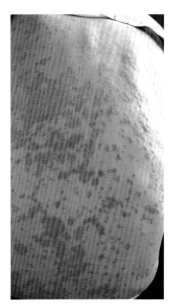

图 7-4-1　背部弥漫红斑、斑块

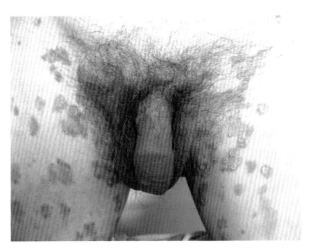

图 7-4-2　大腿内侧红斑及斑块,上覆少许鳞屑

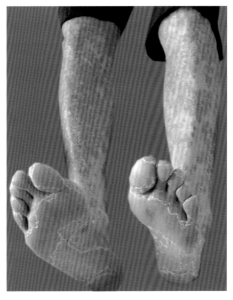

图 7-4-3　双下肢片状红斑伴白色鳞屑

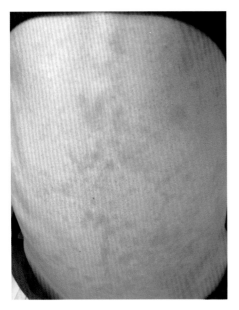

辅助检查: ①HIV 抗体(+); ②CD4⁺T 细胞计数 46cells/μl; ③ HIV 病毒载量为 331 171copies/ml。

诊断:①寻常型银屑病;②艾滋病。

治疗:① ART;②外用激素类药膏。2 月后随访CD4⁺T 细胞计数149cells/μl。治疗后皮损大部分消退(图 7-4-4,图 7-4-5,图 7-4-6)。

图 7-4-4　治疗后背部原皮损基本消退

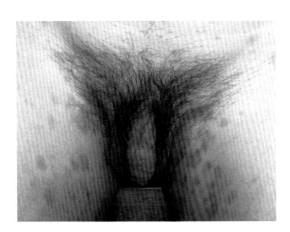

图 7-4-5　治疗后大腿皮损大部分消退

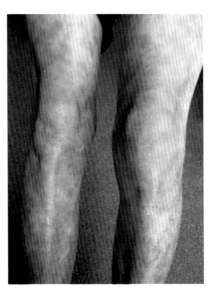

图 7-4-6　治疗后双下肢皮损大部分消退

(李玉叶　唐永流)

病例 2　以寻常型银屑病突然泛发加重而确诊的 HIV 感染

患者,女性,52 岁,已婚。

主诉:头皮反复鳞屑性红斑、丘疹伴痒 15 年,泛发全身、面部红肿 1 周。

现病史:患者 15 年前不明诱因头皮出现散在粟粒至绿豆大小的鳞屑性红斑、丘疹,边界清楚,表面覆盖细小银白色鳞屑,伴瘙痒。1 周前不明诱因皮疹突然增多,蔓延至颜面、躯干、四肢,颜面部出现红斑、肿胀。

既往史:无特殊。

个人史:不洁性行为史。

全身体格检查:无特殊。

皮肤科专科检查:全身皮肤红斑,散在多发性绿豆至蚕豆大小鳞屑性丘疹,颜面部弥漫红斑、肿胀、脱屑,Auspitz 征阳性(图 7-4-7)。

辅助检查:①HIV 抗体(+);②CD4$^+$T 细胞计数 392cells/μl;③面部皮损组织病理学:表皮角化过度、角化不全,棘层肥厚,可见 Munro 微脓疡,真皮内血管周围单一核细胞浸润。

诊断:①寻常型银屑病;②HIV 感染。

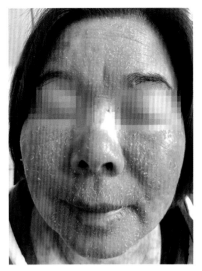

图 7-4-7　面部肿胀、红斑、鳞屑

（葛兰　翟志芳）

病例 3　以长期稳定寻常型银屑病突然泛发加重而确诊的艾滋病

患者,男性,61 岁,已婚。

主诉:头皮、双肘鳞屑性红斑、丘疹、斑块 30 余年,加重 2 个月。

现病史:患者 30 余年前不明诱因双肘及头皮出现片状红斑、丘疹及斑块,伴大量脱屑,自行予"咪康唑"等外用药涂擦,无明显好转,曾诊断为"寻常型银屑病",经治疗后症状好转。但皮损时轻时重,外用激素软膏后可缓解。双手肘红斑基础上丘疹增大逐渐融合成钱币至鸡蛋大小红色斑块。2 月前因进食海鲜后皮疹加重,躯干、四肢突然出现散在分布大片状暗红色斑块,上覆厚层鳞屑,部分鳞屑脱落处露出潮红基底面。

既往史:无特殊。

个人史:不洁性行为史。

家族史:母亲曾患有银屑病。

全身体格检查:无特殊。

皮肤科专科检查:双肘可见约 6cm×10cm 大小暗红色鳞屑性斑块,苔藓样变;头皮、躯干及四肢皮肤可见约 3cm×5cm 至 5cm×7cm 大小不等暗红色斑块,上覆糠状鳞屑,部分鳞屑脱落处露出潮红基底面。Auspitz 征(+),部分色素沉着(图 7-4-8,图 7-4-9)。

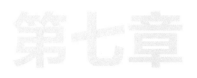
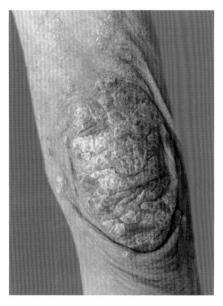

图 7-4-8　双手肘暗红色斑块，其上覆厚层银白色鳞屑

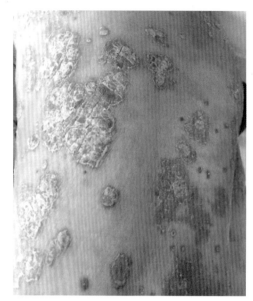

图 7-4-9　背部暗红色斑块，其上覆厚层银白色鳞屑，呈地图状

辅助检查：①HIV 抗体（+）；②CD4$^+$T 淋巴细胞 180cells/μl。

诊断：①寻常型银屑病；②艾滋病。

治疗：确诊艾滋病后行 ART（图 7-4-10，图 7-4-11）。

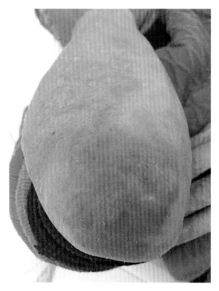

图 7-4-10　治疗后双肘部皮损显著消退

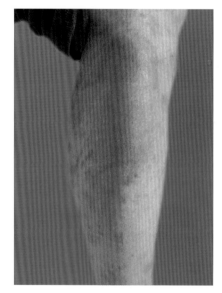

图 7-4-11　治疗后双下肢皮损显著消退

（翟志芳　杨希川）

讨论:以上 3 例患者均有共同特点,既往有较长时间相对稳定的寻常型银屑病病史,短期内不明原因病情加重,扩散到全身,尤其在颜面、手掌、足跖、外生殖器等银屑病非好发部位的加重。患者就诊后发现 HIV 抗体阳性,提示银屑病加重可能与 HIV 感染有关。临床上对于不明原因的寻常型银屑病皮损短期内加重的患者,需警惕合并 HIV 感染。病例 1 和病例 3 患者均是给予 ART 治疗及相应对症治疗后,皮损显著改善。提示 ART 是艾滋病合并银屑病有效治疗的基础。

(董天祥　孙东杰)

病例 4　HIV 感染合并寻常型银屑病

患者,男性,43 岁,已婚。

主诉:躯干、四肢、双手掌鳞屑性红斑、丘疹、斑块 4 个月。

现病史:患者 8 年前确诊"艾滋病"并行 ART,10 个月前自行停用 ART。4 个月前不明诱因全身出现红斑、丘疹、斑块,表面有白色鳞屑,行病理组织检查确诊"寻常型银屑病",继续 ART,2 个月后皮损明显消退。

既往史:8 年前确诊"艾滋病"。

个人史:共用注射器静脉吸毒史。

全身体格检查:无特殊。

皮肤专科检查:躯干、四肢泛发性红斑、斑片,表面覆银白色鳞屑,Auspitz 征(+)(图 7-4-12,图 7-4-13)。

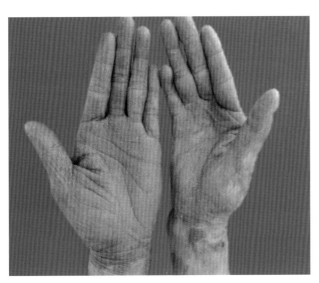

图 7-4-12　双手掌红色斑片,鳞屑

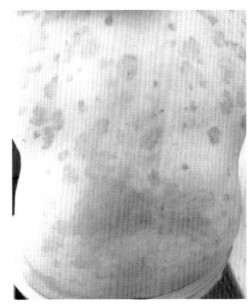

图 7-4-13　背部红斑、斑片、鳞屑

辅助检查:①CD4$^+$T 细胞计数为 250cells/μl;②皮损组织病理学示:表皮角化过度、角化不全,棘层肥厚,可见 Munro 微脓疡。

诊断:①寻常型银屑病;②HIV 感染。

> 讨论:HIV/AIDS 合并银屑病时治疗和发病机制上存在"矛盾"。一方面由于银屑病是由活化的 T 细胞介导,伴随多种细胞因子释放,角质细胞增生的自身免疫性疾病,而治疗银屑病的药物多是免疫抑制剂,ART 纠正了患者免疫缺陷,T 细胞增高,病情得到控制,但也有报道艾滋病合并银屑病的患者接受 ART 后银屑病加重。另一方面活化的 T 细胞引起银屑病,皮损病理检查可见 CD4、CD8 细胞浸润,而 HIV 感染时,T 细胞数量减少,反而加重银屑病,本例艾滋病患者自行停 ART 6 个月后突发出现寻常型银屑病,后未针对银屑病治疗,继续行 ART 2 月后皮损明显消退。

(李玉叶　董荣静)

病例 5　艾滋病患者停 ART 后寻常型银屑病迅速转变为红皮病型银屑病

患者,男性,36 岁,已婚。

主诉:头皮、四肢鳞屑性红斑伴瘙痒 5 年,全身潮红、脱屑 2 个月。

现病史:患者 5 年前发现 HIV 抗体阳性后不久头皮、四肢逐渐出现红斑、丘疹,其上有厚层银白色鳞屑,伴瘙痒。曾诊断为"寻常型银屑病",行 ART 后皮疹逐渐好转。4 月前患者自行停用 ART。2 个月前突然出现全身潮红、脱屑,自觉痒痛。

既往史:无特殊。

个人史:患者确诊"艾滋病"5 年,行 ART。

全身体格检查:无特殊。

皮肤科专科检查:全身弥漫潮红、脱屑,无正常皮肤,指(趾)甲板增厚、变黄。Auspitz 征阳性(图 7-4-14,图 7-4-15)。

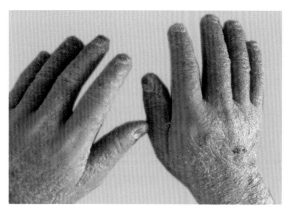

图 7-4-14　双手红斑、鳞屑,指甲板增厚、变黄

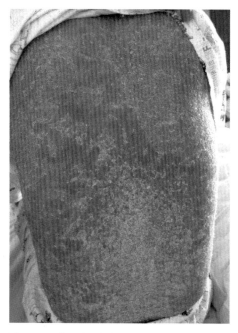

图 7-4-15　躯干弥漫红斑、鳞屑

辅助检查:①HIV 抗体(+);②CD4$^+$T 细胞计数为 186cells/μl。

诊断:①红皮病型银屑病;②艾滋病。

治疗:①ART 治疗;②外用六方藤水煎后药浴;③外搽糠酸莫米松乳膏;④口服阿维 A 胶囊。治疗 2 周后皮损明显好转(图 7-4-16,图 7-4-17)

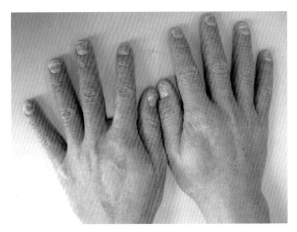

图 7-4-16   治疗后双手红斑、鳞屑消退

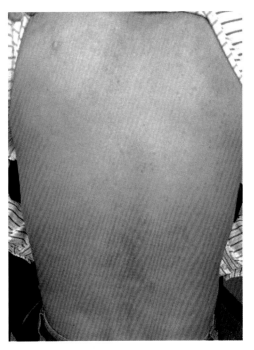

图 7-4-17   治疗后躯干红斑消退

讨论:银屑病合并 HIV 感染时可促进寻常型银屑病向脓疱型、关节型、红皮病型银屑病转变。本例患者在 HIV 感染并行 ART 后不久发生寻常型银屑病,自行停用 ART 2 个月后由寻常型银屑病迅速转变为红皮病型银屑病。提示 ART 是治疗艾滋病合并银屑病的基础,已行 ART 不能随意停药。另一方面如果寻常型银屑病患者不明原因向其他类型银屑病转变时,应警惕 HIV 感染。

(李玉叶   涂颖)

非洲 HIV/AIDS 病例展示

病例 1

患者,男性,58 岁,已婚。

病史:全身鳞屑性丘疹、斑块伴瘙痒 2 年。

辅助检查:①HIV 抗体(+);②CD4$^+$T 细胞计数为 165cells/μl。

诊断:①寻常型银屑病;②艾滋病。

(图 7-4-18,图 7-4-19,图 7-4-20)

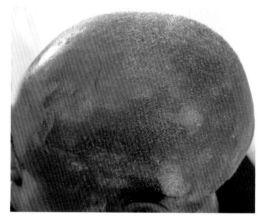

图 7-4-18　头皮鳞屑性斑块

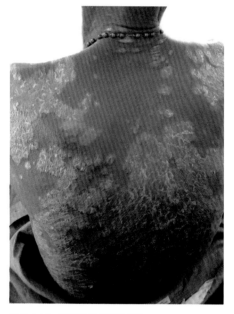

图 7-4-19　背部片状鳞屑性斑块

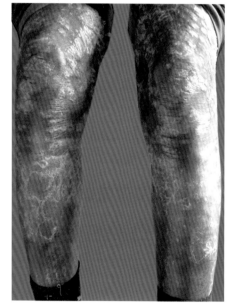

图 7-4-20　双下肢鳞屑性斑块

(肖云)

病例 2

患儿,女性,8 岁。

病史:全身鳞屑性丘疹、斑块伴瘙痒 7 个月。母亲为艾滋病患者。

辅助检查:①HIV 抗体(+);②CD4+T 细胞计数为 260cells/μl。

诊断:①寻常型银屑病;②母婴传播 HIV 感染。(图 7-4-21,图 7-4-22)

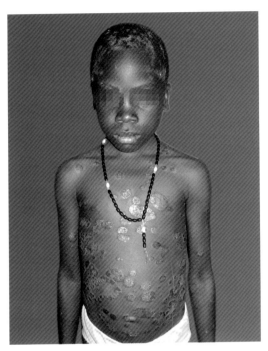 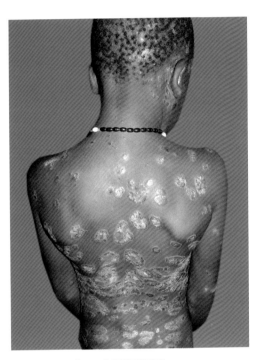

图 7-4-21 胸腹部鳞屑性斑块   图 7-4-22 头皮、腰背部鳞屑性斑块

(肖云)

病例 3

患者,男性,21 岁,未婚。

病史:全身鳞屑性丘疹、斑块伴瘙痒 4 年余。

辅助检查:HIV 抗体(+)。

诊断:①寻常型银屑病;②HIV 感染。(图 7-4-23,图 7-4-24)

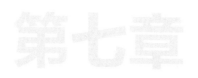

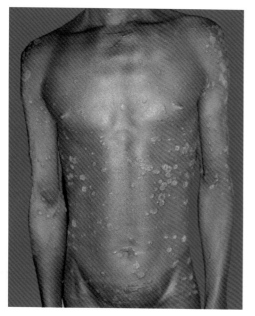

图 7-4-23　胸腹部鳞屑性丘疹、斑块

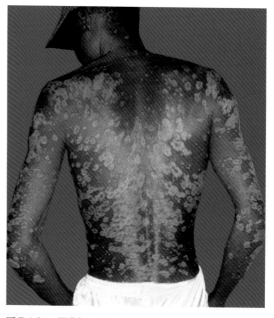

图 7-4-24　腰背部、双上肢鳞屑性斑块

（肖云）

第五节　嗜酸性毛囊炎

嗜酸性毛囊炎(eosinophilic folliculitis)1965 年 Ofuji 首次报道,5 年后他们命名为嗜酸性脓疱性毛囊炎,还有人认为命名为无菌性嗜酸性脓疱病更恰当,因为损害不止局限于毛囊,但病例少见。1986 年以后在 HIV 感染的患者中发现并报道了大量的嗜酸性毛囊炎,称为 HIV 相关性嗜酸性毛囊炎(eosinophilic folliculitis associated with HIV),并多见于 CD4+T 细胞计数 <250cells/μl 的 HIV/AIDS 患者,是 HIV/AIDS 患者的标志性疾病,因此本病也是评估机体免疫抑制状态的指标。50% 以上的患者可出现外周血嗜酸性粒细胞、IgE 水平升高。

HIV 相关性嗜酸性毛囊炎主要为毛囊性丘疹、脓疱为特征,主要发生于毛囊富集区,如头皮、面部、颈部、上肢及躯干上部,以前额及颈部为多。病程慢性,瘙痒剧烈,搔抓后易苔藓样变或继发感染,治疗困难。组织病理主要表现为毛囊及毛囊周围嗜酸性粒细胞及淋巴细胞浸润,毛囊漏斗上皮海绵水肿及血管周围浸润。

临床上 HIV 相关性嗜酸性毛囊炎与 HIV 相关性痒疹初期皮损相似。HIV 相关性痒疹也是常见的艾滋病相关炎症性皮肤病,许多文献将 HIV 相关性嗜酸性毛囊炎归为 HIV 相关性痒疹,但从病因、发病机制、临床特点及组织病理都有差异,非常容易误诊,故需要注意鉴别。

HIV 相关性嗜酸性毛囊炎尚未找到真正有效的治疗方法。目前主要治疗包括局部皮质类固醇激素,长波及中波紫外线照射,口服沙利度胺、氨苯砜、抗组胺药物、伊曲康唑(可能合并糠秕马拉色菌感染)、维 A 酸类药物等。ART 可以降低 HIV 相关性嗜酸性毛囊炎的发病率及改善病情。

（董天祥　董荣静）

病 例

病例1 艾滋病合并嗜酸性毛囊炎

患者,男性,34 岁,未婚。

主诉:面颈、胸背部毛囊性丘疹伴瘙痒 5 天。

现病史:患者 5 天前不明诱因面、颈、胸、背部出现多数密集的米粒大小淡红色毛囊性丘疹,瘙痒剧烈。

既往史:2 年前确诊"艾滋病",未行 ART。

个人史:不洁性行为史。

全身体格检查:无特殊。

皮肤科专科检查:面、颈、胸、背部见多数密集的米粒大小淡红色毛囊性丘疹,以面、颈部为重,对称分布(图 7-5-1)。

辅助检查:①CD4$^+$T 细胞计数为 10cells/μl;②皮肤病理检查:真皮浅层血管周围少量淋巴细胞、组织细胞浸润,毛囊周围见嗜酸性粒细胞、淋巴细胞浸润。

诊断:①嗜酸性毛囊炎;②艾滋病。

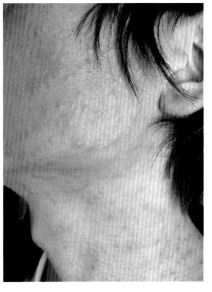

图 7-5-1 面颈部米粒大小毛囊性丘疹

(李玉叶 何黎)

病例2 以嗜酸性毛囊炎为诊断线索的艾滋病

患者,男性,31 岁,未婚。

主诉:颜面部、双上肢毛囊性丘疹伴瘙痒 2 个月。

现病史:患者 2 月前不明诱因颜面、双上肢皮肤散在出现米粒至黄豆大小毛囊性丘疹,自觉瘙痒剧烈,未予治疗。

既往史:无特殊。

个人史:不洁性行为史。

全身体格检查:无特殊。

皮肤科专科检查:颜面、双上肢皮肤见散在分布米粒至黄豆大小毛囊性丘疹(图 7-5-2,图 7-5-3)。

辅助检查:①HIV 抗体(+);②CD4$^+$T 细胞计数为 5cells/μl;③皮肤病理检查:毛囊漏斗上皮海绵水肿及血管周围浸润。毛囊及血管周围见大量嗜酸性粒细胞、淋巴细胞、组织细胞浸润,并见嗜酸性粒细胞、淋巴细胞移入表皮。

诊断:①嗜酸性毛囊炎;②艾滋病。

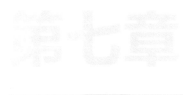

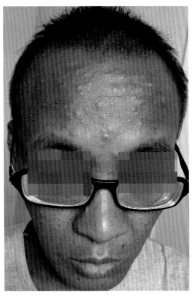

图 7-5-2　面部毛囊性丘疹

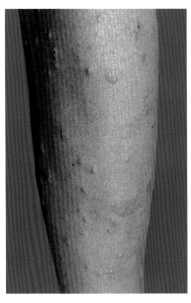

图 7-5-3　左上肢毛囊性丘疹

> 讨论：嗜酸性毛囊炎是 HIV 感染的标志性疾病，普通人罕见。以上 2 例患者均在 HIV 感染基础上面颈、胸背部、双上肢突然出现密集毛囊性丘疹，均未行 ART，且 CD4$^+$T 细胞计数为分别为 5cells/μl 和 10cells/μl。艾滋病患者出现嗜酸性毛囊炎，提示患者免疫功能明显抑制。

（董天祥　唐俊婷）

病例 3　HIV 感染合并嗜酸性毛囊炎

患者，男性，31 岁，未婚。

主诉：胸背部、四肢丘疹伴瘙痒 6 个月。

现病史：患者 6 个月前确诊"艾滋病"并行 ART，不久后不明诱因胸背部、四肢出现散发米粒大小淡红色毛囊性丘疹，剧烈瘙痒。曾诊断为"痒疹"，治疗效果不佳。

既往史：6 个月前确诊"艾滋病"，已行 ART。

个人史：同性性行为史。

全身体格检查：无特殊。

皮肤科专科检查：胸背部、四肢见散在米粒至黄豆大小淡红色毛囊性丘疹（图 7-5-4）。

辅助检查：①HIV 抗体（+）；②CD4$^+$T 淋巴细胞计数为 400cells/μl；③皮肤病理检查：表皮细胞轻度水肿，真皮毛囊及汗腺周围嗜酸性粒细胞及少量淋巴细胞、组织细胞浸润。

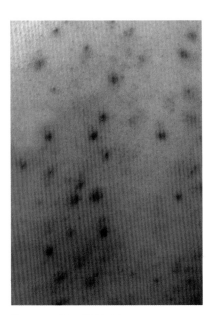

图 7-5-4　背部毛囊性丘疹

诊断:①嗜酸性毛囊炎;②HIV 感染。

> 讨论:临床上 HIV 相关性嗜酸性毛囊炎与艾滋病相关性痒疹皮损相似,极易误诊。本例患者以剧烈瘙痒性丘疹为表现,皮肤病理学检查示毛囊及汗腺周围嗜酸性粒细胞浸润,确诊为 HIV 相关性嗜酸性毛囊炎。提示顽固、瘙痒剧烈、治疗不佳的患者,需行组织病理学检查与痒疹鉴别。本例患者嗜酸性毛囊炎发生于 ART 后,可能与免疫重建综合征有关。

(董天祥)

非洲 HIV/AIDS 病例展示

病例 1

患者,女性,38 岁,已婚。

病史:面部反复丘疹、丘脓疱疹伴瘙痒 1 年,加重 2 周。

辅助检查:①HIV 抗体(+);②CD4$^+$T 细胞计数为 91 cells/µl。

诊断:①嗜酸性毛囊炎;②艾滋病。(图 7-5-5,图 7-5-6)

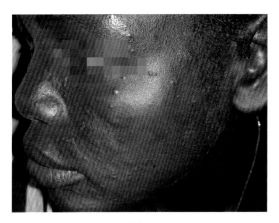

图 7-5-5　左面颊丘疹、丘脓疱

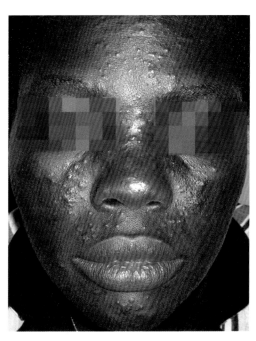

图 7-5-6　面中部密集丘疹、丘脓疱

(董天祥)

病例 2

患者,女性,20 岁,未婚。

病史:颜面丘疹、丘脓疱疹伴瘙痒 2 个月。

辅助检查:HIV 抗体(+)。

诊断:①嗜酸性毛囊炎;②HIV 感染。(图 7-5-7)

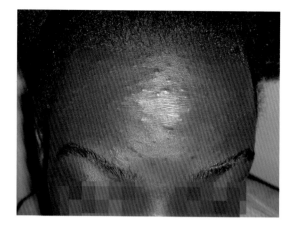

图 7-5-7 额部密集丘疹、丘脓疱

(董天祥)

病例 3

患者,男性,27 岁,未婚。

病史:颜面、躯干、双上肢丘疹伴瘙痒 2 个月。

辅助检查:①HIV 抗体(+);②CD4+T 细胞计数 157cells/μl。

诊断:①嗜酸性毛囊炎;②艾滋病。(图 7-5-8,图 7-5-9,图 7-5-10)

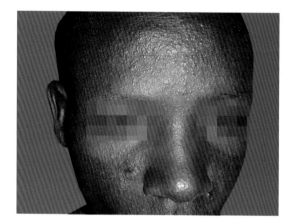

图 7-5-8 颜面密集丘疹

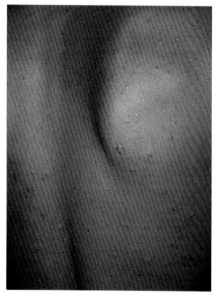

图 7-5-9 背部丘疹

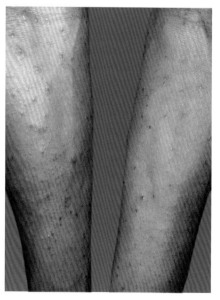

图 7-5-10 双上肢屈侧丘疹

(董天祥)

病例 4

患者,男性,27 岁,已婚。

病史:头面部、躯干、双上肢丘疹伴瘙痒 1 个月。

辅助检查:①HIV 抗体(+);②CD4$^+$T 细胞计数为 238cells/μl。

诊断:①嗜酸性毛囊炎;②HIV 感染。(图 7-5-11,图 7-5-12,图 7-5-13)

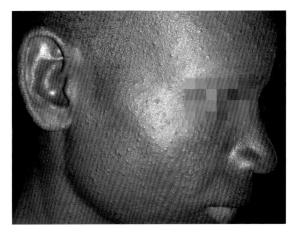

图 7-5-11　右侧颜面密集丘疹

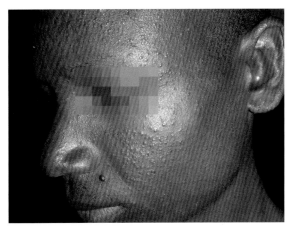

图 7-5-12　左侧颜面密集丘疹

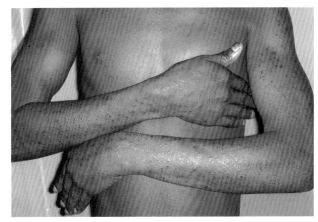

图 7-5-13　双上肢伸侧密集丘疹

(董天祥)

病例 5

患者,男性,29 岁,已婚。

病史:面颈、躯干、双上肢丘疹伴瘙痒 3 周。

辅助检查:HIV 抗体(+)。

诊断:①嗜酸性毛囊炎;②HIV 感染。(图 7-5-14,图 7-5-15)

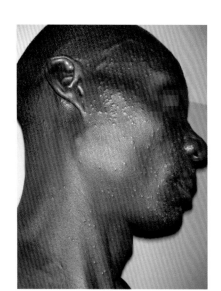

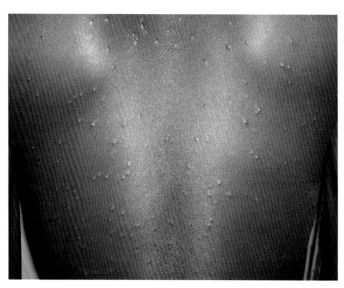

图 7-5-14　右侧面颈部密集丘疹　　　　图 7-5-15　背部丘疹

（董天祥）

第六节　其他炎症性皮肤病

其他少见的炎症性皮肤病如嗜酸性粒细胞增多性皮炎、黏蛋白病、Stevens-Johnson 综合征在 HIV/AIDS 患者中有报道，与 HIV 感染的相关性目前尚不清楚。

嗜酸性粒细胞增多性皮炎是病谱性疾病—嗜酸性粒细胞增多综合征的良性表现，仅累及皮肤，无临床症状或者仅有轻微临床症状，预后较好，该综合征还包括恶性表现的慢性嗜酸性粒细胞白血病或淋巴瘤，预后很差，甚至可以较快导致死亡。随着病程的进展，良性的嗜酸性粒细胞增多性皮炎也可发展为嗜酸性粒细胞白血病或者淋巴瘤。本病首发表现为瘙痒性皮损，如红斑、丘疹、丘疱疹、水疱、斑块、结节及风团等。皮损组织病理示真皮全层弥漫性嗜酸性粒细胞增多。外周血嗜酸性粒细胞及血清 IgE 水平升高，还可出现多系统受累等全身表现。皮质类固醇激素是较为有效的治疗方法。目前本病与 HIV 相关性尚未证实。

黏蛋白病是黏蛋白在皮肤中广泛或局限的异常沉积。发病机制尚不清楚，分为原发性和继发性黏蛋白病。继发性黏蛋白病中的毛囊黏蛋白病，亦称黏蛋白性脱发，常与皮肤型 T 细胞淋巴瘤和异位性皮炎等伴发。皮损以面部、头皮出现群集性毛囊性丘疹、斑块，也可表现为结节、痤疮样皮损，并伴有眉毛、头发脱落。组织病理示黏蛋白聚集毛囊周围和皮脂腺内，毛囊周围可见淋巴细胞、组织细胞和嗜酸性粒细胞浸润。本病无特效治疗，局部皮质类固醇激素皮内注射及系统使用抗疟药、异维 A 酸、米诺环素等治疗有一定疗效。已有报道毛囊性黏蛋白病见于 HIV 感染者，反应 HIV 感染有分泌黏蛋白倾向。

Stevens-Johnson 综合征 (Stevens-Johnson syndrome, SJS) 是以皮肤黏膜靶形红斑、水疱、大疱、糜烂为特点的皮肤病，皮损广泛表皮剥脱，起病急骤，本病死亡率高。多发生于免疫受损患者，如 HIV/AIDS 患者、淋巴瘤患者发病风险尤其高。Stevens-Johnson 综合征以往被认为是重型多形红斑。50% 的 Stevens-Johnson 综合征发生与药物有关，与 Stevens-Johnson 综合征最相关的药物包括抗反转录病毒药物 (奈韦拉平)、磺胺、别嘌醇、氨苄西林等。其中，艾滋病患者发病风险较一般人群高 1000 倍。SJS 皮损好发于面、颈、躯干、上肢，常累及黏膜。

表现为红斑、暗红或紫癜性斑疹,形状不规则,有融合倾向,表皮受累可快速向全层坏死进展,形成"烫伤样"松弛性水疱。SJS 合理的治疗需要早期诊断并停用致敏药物,及时对症支持治疗,必要时系统使用皮质类固醇激素和静脉注射丙种球蛋白。

(董荣静　李玉叶)

病　例

病例 1　以嗜酸性粒细胞增多性皮炎首诊的艾滋病

患者,男性,36 岁,未婚。

主诉:全身反复红斑、丘疹伴瘙痒 7 个月。

现病史:患者 7 个月前不明诱因颜面部出现片状红斑,逐渐增多累及全身,弥漫性红斑基础上出现丘疹,瘙痒剧烈,予"复方甘草酸苷、雷公藤及外用药治疗",皮疹略有好转,停药后皮疹再次加重。

既往史:无特殊。

个人史:同性性行为史。

全身体格检查:无特殊。

皮肤科专科检查:躯干及四肢皮肤可见弥漫性红斑,米粒至黄豆大小的红色丘疹,部分融合成片(图 7-6-1)。

辅助检查:①HIV 抗体(+);②CD4$^+$T 细胞计数为 11cells/μl;③半年内多次复查嗜酸性粒细胞百分数均高于20%;④皮肤组织病理检查:真皮浅中层可见大量嗜酸性粒细胞。

诊断:①嗜酸性粒细胞增多性皮炎;②艾滋病。

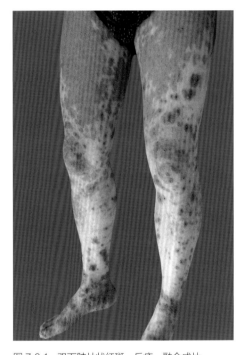

图 7-6-1　双下肢片状红斑、丘疹、融合成片

(李娟　高艳青)

病例 2　以嗜酸性粒细胞增多性皮炎首诊的艾滋病

患者,女性,64 岁,已婚。

主诉:全身红斑、丘疹伴瘙痒 1 年。

现病史:患者 1 年前不明诱因全身皮肤出现红斑、丘疹伴痒,搔抓后出现糜烂。给予外用药治疗无好转。

既往史:无特殊。

个人史:不洁性行为史。

全身体格检查:无特殊。

皮肤科专科检查:全身皮肤见散在红斑,黄豆大小丘疹,抓痕、糜烂(图 7-6-2)。

辅助检查:①HIV 抗体(+);②CD4$^+$T 细胞计数为 44cells/μl;③1 年内多次复查嗜酸性粒细胞百分数均高于

20%;④皮肤病理检查:真皮浅中层血管周围淋巴细胞及嗜酸性粒细胞浸润。

诊断:①嗜酸性粒细胞增多性皮炎;②艾滋病。

讨论:上述2例患者均以全身反复泛发红斑、丘疹伴剧烈瘙痒为首发表现而发现的HIV感染,结合组织病理检查及外周血嗜酸性粒细胞增多确诊嗜酸性粒细胞增多性皮炎。HIV感染使机体敏感性增加,容易出现各种过敏性皮肤病,其中包括嗜酸性粒细胞增多性皮炎,是艾滋病患者少见的皮肤病。

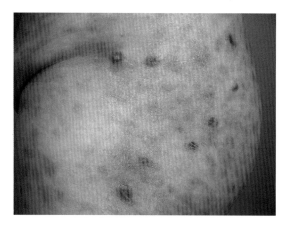

图7-6-2 躯干散在红斑、丘疹

(李玉叶 贺亚杰)

病例3 以毛囊黏蛋白病首诊的HIV感染

患者,男性,42岁,已婚。

主诉:全身毛囊性丘疹伴瘙痒1年。

现病史:患者1年前不明诱因全身出现散在的米粒至黄豆大小红色毛囊性丘疹,伴眉毛稀少。

既往史:无特殊。

个人史:不洁性行为史。

全身体格检查:无特殊。

皮肤科专科检查:面颈、躯干、四肢散在米粒至黄豆大小毛囊性丘疹,眉毛稀少,以眉外侧更明显(图7-6-3,图7-6-4)。

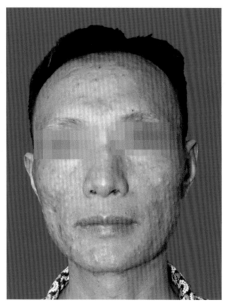

图7-6-3 面颈部皮肤丘疹,眉毛稀少

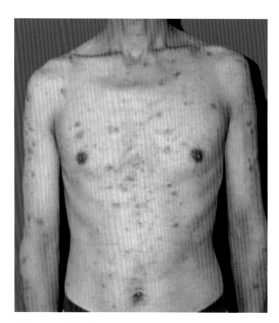

图7-6-4 躯干、双上肢丘疹

辅助检查:①HIV 抗体(+);②CD4+T 细胞计数 280cells/μl;③皮肤病理检查示:表皮角化过度,棘层增生肥厚,真皮全层血管周围淋巴细胞、嗜酸性粒细胞及组织细胞浸润,毛囊水肿明显,黏蛋白沉积;④阿新兰染色阳性。

诊断:①毛囊黏蛋白病(慢性良性型);②HIV 感染。

> 讨论:本例患者皮损表现为红色毛囊性丘疹,伴眉毛稀少,结合病理结果及阿新兰染色,诊断毛囊黏蛋白病。毛囊黏蛋白病通常表现为肤色或红色毛囊性丘疹、浸润性斑块或结节、囊肿,严重者可出现破溃、溃疡,部分可见毛发脱落。HIV 合并毛囊黏蛋白病患者少见,与 HIV 相关的黏蛋白病包括网状红斑性黏蛋白病、硬肿病、继发性黏蛋白病等;还有部分 HIV 感染者伴有骨髓细胞外黏蛋白沉积,但发生黏蛋白沉积的机制尚不清楚。

(周村建　翟志芳)

病例 4　以 Stevens-Johnson 综合征首诊的 HIV 感染

患者,男性,49 岁,已婚。

主诉:全身红斑、水疱、糜烂伴瘙痒 1 周,结膜充血、口唇糜烂伴痛 4 天。

现病史:患者 1 周前不明诱因面部出现散在粟粒大小红斑、丘疹,伴瘙痒,无明显水疱,未予重视。此后皮疹迅速蔓延至躯干、四肢,部分融合成小片状分布,自觉灼热不适,治疗后(具体不详)皮损无明显改善。3 天后出现双眼结膜充血,较多分泌物,睁眼稍困难,口腔黏膜出现糜烂结痂,疼痛明显,同时感咽痛、吞咽困难。病程中自觉发热,未测体温。患者自发病以来,精神、进食差。近 2 年来患者体重明显下降。

既往史:2 年前曾患 "带状疱疹" 并遗留萎缩性瘢痕。否认明确药物及食物过敏史。

个人史:不洁性行为史。

全身体格检查:体温 38℃,明显消瘦,全身浅表淋巴结多处触及肿大。

皮肤科专科检查:头面、躯干、四肢大量绿豆至黄豆大小的斑丘疹,部分皮损呈靶形损害,无明显大疱形成;口唇黏膜糜烂出血,结厚层血痂,睑结膜充血糜烂,睁眼困难,阴囊可见大片糜烂出血(图 7-6-5,图 7-6-6,图 7-6-7)。

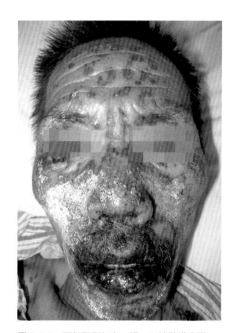

图 7-6-5　面部靶型红斑,眼、口腔黏膜糜烂

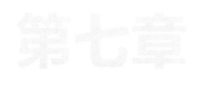

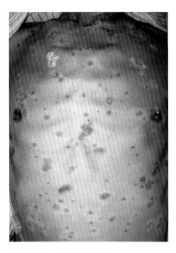

图 7-6-6　躯干靶型红斑

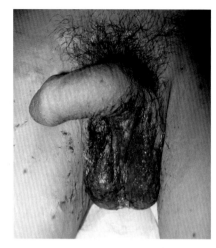

图 7-6-7　阴囊大片糜烂

辅助检查:①HIV 抗体(+);②CD4$^+$T 细胞计数为 280cells/μl;③血常规正常,谷氨酰转移酶 177IU/L,白蛋白 27.3g/L,肾功能正常。

诊断:①Stevens-Johnson 综合征;②HIV 感染。

> **讨论:**该患者皮损表现为全身红斑及黏膜糜烂,皮损呈典型的靶形红斑,伴发热,诊断 Stevens-Johnson 综合征明确。追问病史患者既往有不洁性行为史,近 2 年来患者体重明显下降,且患过"带状疱疹"等应联想到 HIV 感染。进一步检测发现该患者 HIV 抗体为阳性,CD4$^+$T 细胞计数降低。HIV 感染并不一定是 Stevens-Johnson 综合征的直接原因,但 HIV 感染导致机体免疫功能降低,使两者间存在着一定的联系和相互影响,而且更容易继发各种感染,在临床工作中应引起重视。

(翟志芳　杨希川)

非洲 HIV/AIDS 病例展示

病例 1

患者,女性,38 岁,已婚。

病史:胸背丘疹、糜烂、结痂 1 周。

辅助检查:①HIV 抗体(+);②CD4$^+$T 细胞计数为 341cells/μl。

诊断:①急性湿疹;②HIV 感染。(图 7-6-8)

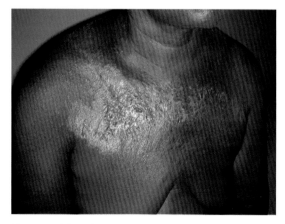

图 7-6-8　胸部丘疹、糜烂、结痂

(董天祥)

病例 2

患者,女性,45岁,已婚。

病史: 双手肥厚斑块、皲裂、色素沉着伴痒8年余。

辅助检查: ①HIV抗体(+);②CD4$^+$T细胞计数为405cells/μl;③真菌镜检:阴性。

诊断: ①慢性湿疹;②HIV感染。(图7-6-9)

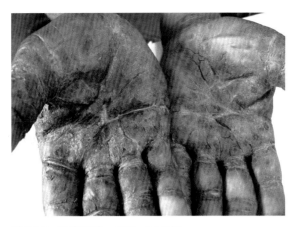

图7-6-9 双手掌斑块、皲裂、色素沉着

(梁作辉)

病例 3

患儿,女性,3岁。

病史: 颜面、耳廓红斑、丘疹、糜烂、渗出伴痒2周。母亲为艾滋病患者。

辅助检查: HIV抗体(+)。

诊断: ①急性湿疹并感染;②母婴传播HIV感染。(图7-6-10)

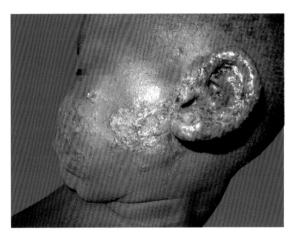

图7-6-10 左侧颜面、耳廓糜烂、渗出

(梁作辉)

病例 4

患者,男性,35岁,已婚。

病史: 胸腹丘疹、斑片伴痒3个月。

辅助检查: ①HIV抗体(+);②CD4$^+$T细胞计数为327cells/μl。

诊断: ①玫瑰糠疹;②HIV感染。(图7-6-11,图7-6-12)

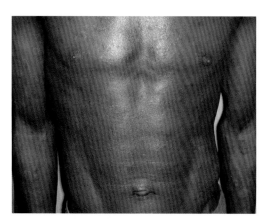

图 7-6-11　胸腹丘疹、色素沉着斑

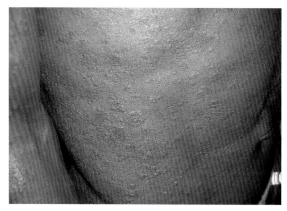

图 7-6-12　腹部丘疹及椭圆形斑片

（董天祥）

病例 5

患者,女性,39 岁,已婚。

病史:发现 HIV 抗体阳性 3 年。躯干反复松弛性水疱伴痛 1 年。

辅助检查:CD4$^+$T 细胞计数为 106cells/μl。

诊断:①寻常型天疱疮;②艾滋病。(图 7-6-13,图 7-6-14)

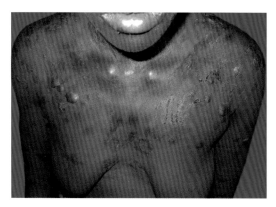

图 7-6-13　前胸水疱、色素沉着斑片、结痂

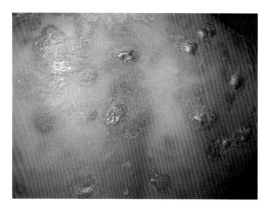

图 7-6-14　背部水疱、色素沉着斑、结痂

（董天祥）

第八章

艾滋病相关治疗药物所致的皮肤改变

抗反转录病毒治疗推广以来,HIV/AIDS 患者免疫功能得到重建,其死亡率显著下降,各种机会性感染明显减少,患者生存时间延长,生活质量显著提高。但随着 ART 在临床的广泛应用,其毒副反应也越来越凸显,如不及时处置甚至危及生命,影响了 ART 的依从性。

ART 毒副反应中消化道反应最常见,其次为肝毒性,除此之外还包括皮肤及附属器相关疾病,如:药疹、脂肪分布异常、皮肤色素异常、甲改变等。陶思铮等通过对 73 例 HIV/AIDS 患者随访 2 年发现,22.2% 患者出现 ART 毒副反应,除消化道反应外,骨髓抑制最常见,其次为肝毒性、药疹、末梢神经炎、乳酸酸中毒和脂肪萎缩。

研究表明 ART 可引起线粒体功能紊乱,如线粒体 DNA 突变、DNA 聚合酶 -γ 损伤、氧化应激反应加剧以及膜电位损伤等,从而造成一系列的毒副反应。ART 导致患者线粒体 DNA 拷贝数的下降与肝毒性、末梢神经炎、乳酸酸中毒和脂肪萎缩相关。

药疹是艾滋病及相关合并症治疗药物引起的最常见皮肤黏膜损害。由于 HIV/AIDS 患者原发病及其合并症(如机会性感染、肿瘤)需多种药物联合治疗加之免疫功能紊乱,药疹发生率及病死率显著高于普通人群。HIV/AIDS 患者使用的致敏药物种类繁多,ART 药物(奈韦拉平是最常见的致敏药物,其次为依非韦伦)是主要致敏药物,其次为抗菌素(依次为β- 内酰胺类药、抗结核药、喹诺酮类药、磺胺类药等)。因此,HIV/AIDS 合并药疹患者更需仔细询问病史及甄别。

ART 相关脂肪分布异常发生于服用 ART 药物几个月甚至几年后,表现为脂肪萎缩和(或)脂肪堆积,伴糖/脂代谢异常及胰岛素抵抗。核苷类反转录酶抑制剂(司他夫定和齐多夫定)和蛋白酶抑制剂发生率较高,早期损害可逆转,晚期损害不可逆。因此 ART 中要求医生对患者进行全程全身体检,严密监测患者体征变化并及时调整治疗方案。

ART 引起皮肤色素异常通常在治疗后 3 个月内发生,可能与 ART 药物中核苷类反转录酶抑制剂齐多夫定有关,患者可出现以面部、四肢末端皮肤、黏膜等为主的色素沉着,呈黑色或褐色,日晒后加重,调整药物或对症处理后色素沉着消退。

ART 治疗后 2~3 个月常出现甲的颜色改变,表现为指/趾甲色素沉着,呈纵/横向条状或弥漫性分布,可为褐、黑或蓝黑色。也与齐多夫定有关。部分病例为自限性,调整药物后可逐渐恢复。

ART 除了引起以上皮肤黏膜改变外,还可引起脱发、肌无力、血管炎、急性发热性嗜中性皮病、男性乳房发育症等。其中常见依非韦伦引起的男性乳房发育症,应鉴别于乳房脂肪堆积、乳腺肿瘤等。

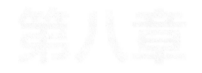
本章将对 ART 及艾滋病其他相关治疗中所用药物引起的皮肤及附属器改变的临床特点进行归纳总结,并通过病例资料,展现此类疾病的特点,分析归纳诊疗经验,旨在尽早诊断、及时治疗。

(汪习成 唐俊婷)

第一节 药 疹

药疹(drug eruption)亦称药物性皮炎,是药物通过口服、注射、吸入、栓剂、外用药物吸收等各种途径进入人体后引起的皮肤黏膜炎症反应。药疹通常在首次用药 4~20 天后发生,已致敏者再次用药,可在数分钟至 24 小时内发生。药疹可分为轻型和重型,轻型药疹包括:固定型、多形红斑型、发疹型、荨麻疹型及光敏性药疹。重型药疹包括:红皮病型药疹、重症多形红斑型药疹、中毒性表皮坏死松解症、急性泛发性发疹性脓疱病及药物超敏反应综合征等。2010~2015 年我国药疹的发生率在 0.195%~0.35%,我国北京市海淀区住院患者重型药疹发生率是 0.32‰,其中重症多形红斑型药疹发生率最高,最常见的药物为抗菌素,其次为抗惊厥药和中药。

近年来,HIV/AIDS 患者合并药疹越来越受到关注。李玉叶等发现 1817 例 HIV/AIDS 住院患者中 134 例出现药疹,发病率为 7.4%,轻型药疹占 78.4%,重型药疹占 21.6%。最常见的致敏药物为 ART(47.7%),以奈韦拉平最多见,其次为依非韦伦,偶见洛匹那韦/利托那韦、拉米夫定过敏。抗菌素发生率占 47.0%,依次为 β-内酰胺类药、抗结核药、喹诺酮类药、磺胺类药等。其他致敏药物包括解热镇痛药、抗真菌药、非 ART 类抗病毒药、中药等。HIV/AIDS 患者除了常规使用 ART 外,抗菌素是 HIV/AIDS 患者合并机会性感染的常用药物,如:HIV/AIDS 合并结核的患者其抗结核治疗首选利福平类药物的方案;预防或治疗肺孢子菌肺炎和弓形虫病的主要药物为磺胺类药,但利福平类药及磺胺类药的药疹发生率均高。因此在使用上述药物过程中应警惕药疹发生。HIV/AIDS 合并药疹病死率达 7.5%,特别是重型药疹病死率为 20.7%,高于普通人群合并重型药疹病死率(9.7%)。HIV/AID 合并重型药疹患者常出现多系统损害,包括急性药物性肝损伤、肾功能障碍和造血功能障碍等,增加了患者死亡的风险。HIV/AIDS 患者合并重型药疹、过敏史、机会性感染、高 HIV 病毒载量、低 CD4$^+$T 细胞计数、高球蛋白和低白蛋白是导致患者死亡的主要因素。当 HIV/AIDS 患者经历药疹时,应该对其进行系统损伤评估,详细询问病史,并严格监测其肝功能、肾功能和血常规情况。

鉴于治疗 HIV/AIDS 及相关疾病需同时使用多种药物,且不同药物的致敏表现无明显差异,因此确定致敏药物是诊疗的难点。药物致敏基因检测有助于预测致敏药物,目前在普通人群中可以检测卡马西平(HLA-B*1502)和别嘌呤醇(HLA-B*5801)的基因易感性。在 HIV/AIDS 患者中,与阿巴卡韦导致药疹有关的 HLA-B*5701 基因检测已运用于临床。此外,HLA-DRB1*01(白种人)、HLA-C*04(泰国、中国)、HLA-C*08(日本)和 HLA-B*3505(泰国)等位基因与奈韦拉平导致的药疹相关;法国 HIV/AIDS 患者使用依非韦伦导致的药疹和 HLA-DRB1*01 等位基因存在相关性,但由于奈韦拉平、依非韦伦等药物易感基因位点多样,准确预测致敏风险还有一定难度。

总之,在 HIV/AIDS 患者治疗过程中应尽量避免可能导致药疹发生、发展的高危因素,减少因药疹导致 ART 及相关合并症治疗中断,甚至死亡的情况,延长 HIV/AIDS 患者生存时间和提高生存质量。

(唐俊婷 李玉叶)

病　例

病例1　奈韦拉平致 HIV 感染者红皮病型药疹

患者,女性,41 岁,已婚。

主诉:全身红斑、丘疹、鳞屑伴发热 7 天。

现病史:患者 1 个月前因 "HIV 抗体阳性,CD4$^+$T 细胞计数为 217cells/μl" 行 "ART(替诺福韦＋拉米夫定＋奈韦拉平)"。7 天前全身出现潮红斑、丘疹、鳞屑,伴高热。

既往史:无特殊。

个人史:不洁性行为史。

全身体格检查:体温 39.2℃。

皮肤科专科检查:全身弥漫性红斑,红斑基础上散在米粒大小红色丘疹及较多糠状鳞屑(图 8-1-1)。

辅助检查:CD4$^+$T 细胞计数为 235cells/μl。

诊断:①红皮病型药疹;②HIV 感染。

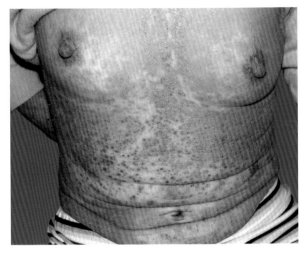

图 8-1-1　胸腹部弥漫性红斑、丘疹、鳞屑

讨论:本例患者因 "HIV 抗体阳性,CD4$^+$T 细胞计数为 217cells/μl" 行 "ART" 后发疹,符合红皮病型药疹。奈韦拉平是 HIV/AIDS 患者最常见的致敏药物,该患者停用 ART,抗过敏治疗后皮疹消退,继续 ART(不含奈韦拉平)后,未再出现皮损,进一步说明本例患者所患红皮病型药疹的致敏药物为奈韦拉平。因此,HIV/AIDS 患者在使用该药时应加强随访,警惕药疹发生。

(王丽)

病例2　依非韦伦致艾滋病患者发疹型药疹

患者,男性,31 岁,未婚。

主诉:全身红斑、丘疹伴瘙痒 3 天。

现病史:患者 20 天前因体检发现 "HIV 抗体阳性,CD4$^+$T 细胞计数为 118cells/μl",行 "ART(替诺福韦＋拉米夫定＋依非韦伦)",3 天前全身出现红斑、丘疹伴瘙痒,皮损逐渐增多。

既往史:无特殊。

个人史:同性性行为史。

全身体格检查:无特殊。

皮肤科专科检查:全身密集分布蚕豆至钱币大小红斑,部分融合成片,红斑基础上散在米粒大小红色丘疹,皮疹以躯干为重,疹间皮肤正常,未见水疱、糜烂,黏膜未累及(图 8-1-2)。

辅助检查:①CD4$^+$T 细胞计数为 136cells/μl;②HIV 病毒载量为 260 470copies/ml。

诊断:①发疹型药疹;②艾滋病。

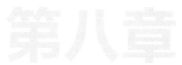

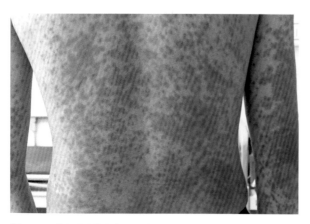

图 8-1-2　背部弥漫性红斑、丘疹

讨论：本例患者因"艾滋病"接受"ART"后，短期内全身出现红斑、丘疹，无水疱，黏膜未累及，诊断为发疹型药疹。停用依非韦仑，抗过敏治疗后皮疹逐渐消退。1 周后加用洛匹那韦 / 利托那韦，病情未复发。依非韦伦在 ART 药物中药疹发生率高，本例应首先考虑依非韦伦致敏。

（翁文佳　高艳青）

病例 3　洛匹那韦 / 利托那韦致 HIV 感染者发疹型药疹

患者，女性，48 岁，已婚。

主诉：全身红斑、丘疹伴瘙痒 3 天。

现病史：患者 15 天前发现"HIV 抗体阳性"行"ART（替诺福韦 + 拉米夫定 + 洛匹那韦 / 利托那韦）"。3 天前全身出现红斑、丘疹，瘙痒明显。

既往史：无特殊。

个人史：不洁性行为史。

全身体格检查：无特殊。

皮肤科专科检查：全身密集或散在分布米粒至黄豆大小红斑，部分红斑基础上有米粒大小红色丘疹，部分皮损融合成片，未见水疱、糜烂，黏膜未累及（图 8-1-3）。

辅助检查：CD4$^+$T 细胞计数为 216cells/μl。

诊断：①发疹型药疹；②HIV 感染。

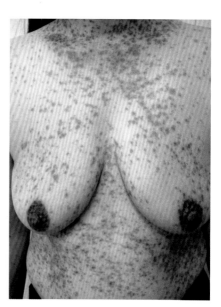

图 8-1-3　躯干红斑、丘疹

讨论：患者因"HIV 抗体阳性"行"ART（替诺福韦 + 拉米夫定 + 洛匹那韦 / 利托那韦）"，短期内全身出现红斑、丘疹，无水疱，黏膜未累及，诊断为发疹型药疹。临床偶见蛋白酶抑制剂（洛匹那韦 / 利托那韦）、拉米夫定致敏的患者，当不能判定患者洛匹那韦 / 利托那韦或拉米夫定致敏时，首先考虑洛匹那韦 / 利托那韦致敏。该患者无发热，皮损无水疱，黏膜未累及，先予抗过敏治疗后，皮疹未好转，再停用"洛匹那韦 / 利托那韦"，更换为 ART（替诺福韦 + 拉米夫定 + 依非韦伦）后，皮疹逐渐好转。

HIV/AIDS 患者在发生药疹时,应根据皮疹严重程度以及患者一般情况考虑停药指征(我国 ART 药物种类很少,调整 ART 药物非常有限),对轻度皮疹可给予抗组胺药并维持原 ART 方案,密切观察。但对于中重度药疹则需要及时更换 ART。

(刘俊 关玮)

病例 4 ART 及磺胺致艾滋病患者重症多形红斑型药疹

患者,男性,45 岁,已婚。

主诉:全身反复红斑、糜烂伴发热 6 个月,再发 7 天。

现病史:患者 6 个月前因"肺孢子菌肺炎"行"复方磺胺甲噁唑"治疗。15 天后面颈、胸背部出现靶样红斑,伴高热,皮损渐累及全身,出现唇及口腔黏膜糜烂,诊断为"重症多形红斑型药疹",停用"复方磺胺甲噁唑",抗过敏治疗后病情好转。后行"ART(齐多夫定 + 拉米夫定 + 奈韦拉平)",再次出现类似皮损,停用"奈韦拉平",治疗后皮疹明显消退。遂将 ART 方案中"奈韦拉平"改为"依非韦伦",出现类似皮损。8 天前将"依非韦伦"改为"洛匹那韦 / 利托那韦",次日出现红斑,发热。

既往史:12 个月前确诊 HIV 抗体阳性,当时 $CD4^+T$ 细胞计数为 4cells/μl,且未行 ART。

个人史:不洁性行为史。

全身体格检查:体温 39.0℃,双肺呼吸音粗,未闻及干、湿性啰音。

皮肤科专科检查:全身散在或密集分布大小不等红斑,呈靶样,部分融合成片,红斑基础上有少量糜烂面。唇及口腔黏膜糜烂(图 8-1-4)。

辅助检查:$CD4^+T$ 细胞计数为 43cells/μl。

诊断:①重症多形红斑型药疹;②艾滋病;③肺孢子菌肺炎。

治疗:第 1 次致敏:停用"复方磺胺甲噁唑",予抗过敏治疗及其他抗菌素抗感染治疗后病情好转;第 2 次致敏:行"ART(齐多夫定 + 拉米夫定 + 奈韦拉平)"治疗后,患者再次出现靶样红斑、糜烂,停用"奈韦拉平",抗过敏治疗后皮疹明显消退;第 3 次致敏:将 ART 方案中"奈韦拉平"改为"依非韦伦",再次出现类似皮疹,抗过敏治疗后皮疹明显消退;第 4 次致敏:将 ART 方案中"依非韦伦"改为"洛匹那韦 / 利托那韦",再次发生过敏,抗过敏治疗后,皮疹好转。最终将 ART 方案改为"ART(齐多夫定 + 拉米夫定 + 拉替拉韦)",未再出现皮疹。

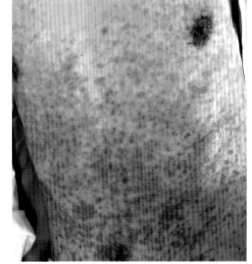

图 8-1-4　胸腹部靶样红斑、糜烂

讨论:本例患者先后多次出现全身泛发性红斑、部分靶样损害,伴黏膜糜烂,符合重症多形红斑型药疹,致敏药物可能分别为"复方磺胺甲噁唑"、"奈韦拉平"、"依非韦伦"、"洛匹那韦 / 利托那韦"。磺胺类药常用于 HIV/AIDS 患者肺孢子菌肺炎预防及治疗,又是临床常见致敏药物之一,因此,HIV/AIDS 患者使用磺胺类药治疗时应密切监测患者用药后反应。本例患者可能存在交叉过敏(具有化学结构相似的药物产生交叉或不完全交叉过敏反应)及多价过敏(在高敏状态期,对一些不同化学结构的药物均可出现药物超敏

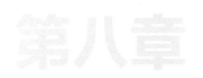

反应),奈韦拉平与依非韦伦为非核苷类反转录酶抑制剂,化学结构相似,考虑为交叉过敏。然而洛匹那韦/利托那韦药疹发生率低,且化学结构不同于以上药物,但仍出现多形红斑样皮损,除了患者本身对上述药物致敏外,可能与 HIV 感染引起的免疫紊乱造成的多价过敏有关。提示 HIV/AIDS 患者用药过程中应警惕不同化学结构多价过敏的发生。

(黄石珍)

病例 5　磺胺致艾滋病患者固定型药疹

患者,男性,29 岁,已婚。

主诉:生殖器红斑、糜烂伴痛 15 天。

现病史:患者 1 个月前因"HIV 抗体阳性,CD4$^+$T 细胞计数为 56cells/μl",为预防"肺孢子菌肺炎"口服"复方磺胺甲噁唑",同时行 ART。15 天前生殖器部位出现红斑、糜烂、渗出伴痛。

既往史:无特殊。

个人史:不洁性行为史。

全身体格检查:无特殊。

皮肤科专科检查:龟头、阴茎大片红斑,红斑基础上有片状糜烂面,有少量渗出(图 8-1-5)。

辅助检查:①CD4$^+$T 细胞计数为 46cells/μl。

诊断:①固定型药疹;②艾滋病。

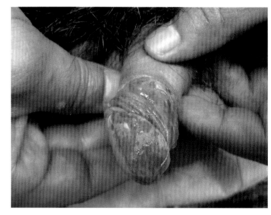

图 8-1-5　生殖器部位红斑、糜烂、渗出

(唐永流)

病例 6　磺胺致艾滋病患者固定型药疹

患者,男性,40 岁,已婚。

主诉:生殖器暗红斑伴痛 3 天。

现病史:患者 20 天前因"艾滋病"预防"肺孢子菌肺炎"口服"复方磺胺甲噁唑",同时行 ART。3 天前生殖器部位出现多发暗红色水肿性斑片、糜烂、渗出伴痛。

既往史:无特殊。

个人史:同性性行为史。

全身体格检查:无特殊。

皮肤科专科检查:阴茎及阴囊弥漫性水肿性暗红斑、片状糜烂、渗出(图 8-1-6)。

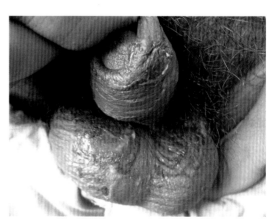

图 8-1-6　阴茎及阴囊弥漫性水肿性暗红斑、片状糜烂、渗出

辅助检查:CD4⁺T 细胞计数为 56cells/μl。

诊断:①固定型药疹;②艾滋病。

(李玉叶 刘凌)

> **讨论**:以上 2 例患者因"艾滋病"预防"肺孢子菌肺炎"行"复方磺胺甲噁唑"治疗后,生殖器部位出现红斑、糜烂、渗出,符合固定型药疹。当 HIV/AIDS 患者无弓形虫脑病病史,但 CD4⁺T 细胞计数 <100cells/μl 时,且弓形虫抗体 IgG 阳性时,磺胺类药被推荐为弓形虫脑病的预防用药。当艾滋病患者 CD4⁺T 细胞计数 <200cells/μl 时,易发生肺孢子菌肺炎,磺胺类药被推荐为肺孢子菌肺炎的预防用药。而磺胺类药是固定型药疹最常见的致敏药物,因此,HIV/AIDS 患者在使用磺胺类药时,应密切关注患者是否有固定性药疹特征性皮损,并及时处理。

(李玉叶 孙东杰)

病例 7 磺胺致艾滋病患者中毒性表皮坏死松解症

患者,男性,43 岁,已婚。

主诉:全身红斑、水疱、糜烂伴发热 5 天。

现病史:患者 20 天前因"发热、咳嗽"诊断为"肺孢子菌肺炎",行"复方磺胺甲噁唑"治疗。5 天前面颈、胸背部出现红斑,渐累及全身,红斑基础上出现水疱、大疱、糜烂,唇及口腔受累,反复发热。

既往史:1 个月前确诊 HIV 抗体阳性,当时 CD4⁺T 细胞计数为 86cells/μl,且未行 ART。

个人史:不洁性行为史。

全身体格检查:体温 38.5℃,双肺呼吸音粗,未闻及干、湿性啰音。

皮肤科专科检查:全身弥漫性充血性红斑,红斑基础上散在大小不等水疱、大疱,尼氏征(+),唇及口腔黏膜片状糜烂面(图 8-1-7)。

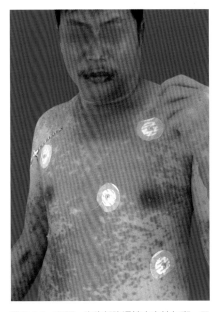

图 8-1-7　面颈、胸腹部弥漫性充血性红斑,口唇糜烂

辅助检查:CD4⁺T 细胞计数为 106cells/μl。

诊断:①中毒性表皮坏死松解症;②艾滋病;③肺孢子菌肺炎。

(王丽)

病例 8 利福平致艾滋病患者中毒性表皮坏死松解症

患者,男性,42 岁,已婚。

主诉:全身红斑、水疱、糜烂伴发热 10 天。

现病史:患者 1 个月前因"发热、气促",诊断为"肺结核,艾滋病",予"抗结核(利福平＋异烟肼＋吡嗪酰胺＋盐酸乙胺丁醇)"治疗,未行 ART。10 天前出现高热,面颈、胸背部出现散在圆形或椭圆形红斑,渐累及四肢,融合成大片,并出现水疱、表皮剥脱、糜烂、渗出,累及唇、口腔及外生殖器。

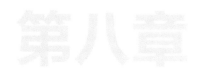

既往史：无特殊。

个人史：不洁性行为史。

全身体格检查：体温 39.2℃，双肺呼吸音粗，未闻及干、湿性啰音。

皮肤科专科检查：全身弥漫性片状红斑，红斑基础上密集或散在分布大小不等水疱、大疱，尼氏征（+），部分水疱破溃后出现大片糜烂面，表皮剥脱，唇、口腔及外生殖器糜烂（图 8-1-8）。

辅助检查：①CD4+T 细胞计数为 93cells/μl；②白蛋白 30.5g/L，球蛋白 48.1g/L；③双肺 CT 示：双肺实质内可见结节状影，左下肺背段条片状影；④痰涂片：抗酸杆菌染色阳性。

诊断：①中毒性表皮坏死松解症；②艾滋病；③肺结核；④低蛋白血症。

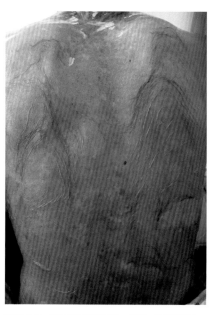

图 8-1-8　背部弥漫性红斑、水疱、表皮剥脱

（刘俊　白劲松）

病例 9　以头孢类药物致中毒性表皮坏死松解症为首诊的艾滋病

患者，男性，46 岁，已婚。

主诉：全身红斑、水疱、糜烂伴发热 7 天。

现病史：患者 20 天前因"咳嗽"服用"头孢类药"治疗。7 天前面部、双手背出现暗红斑，渐累及全身，并融合成片，相继出现水疱、糜烂、渗出，唇、口腔及外生殖器糜烂，伴高热。自发病以来体重减轻 2kg。

既往史：对"环丙沙星，去痛片"过敏。

个人史：不洁性行为史。

全身体格检查：体温 39.5℃。

皮肤科专科检查：全身弥漫分布暗红斑，其上散在大小不等水疱，尼氏征（+），部分红斑上散在糜烂、渗出，唇、口腔及外生殖器糜烂（图 8-1-9）。

辅助检查：①HIV 抗体（+）；②CD4+T 细胞计数为 54cells/μl。

诊断：①中毒性表皮坏死松解症；②艾滋病。

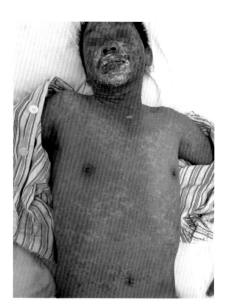

图 8-1-9　面颈、胸部暗红斑，口唇糜烂

（董天祥）

讨论：上述 3 例患者均诊断为中毒性表皮坏死松解症。HIV/AIDS 患者常合并肺孢子菌肺炎、肺结核或其他细菌感染，当使用磺胺类、利福平、头孢类等高致敏抗菌素时，应警惕药疹发生。

一般而言，由于免疫缺陷和免疫失衡，HIV/AIDS 患者发生药疹概率较高，且重型药疹病程较长、脏器损伤严重、预后相对较差。患者 CD4+T 细胞计数一般较低，伴有低蛋白血症，同时，皮质类固醇激素的使用会进一步抑制免疫反应,更易继发机会性感染,死亡风险更大。大剂量激素联合丙种球蛋白治疗,尤其是对于 HIV/AIDS 患者,可降低患者死亡率,及时控制病情。因此 HIV/AIDS 患者发生药疹应予高度重视,防止合并症及继发感染。

(孙东杰　李玉叶)

病例10　阿莫西林致艾滋病患者红皮病型药疹

患者,男性,38 岁,已婚。

主诉:全身红斑、鳞屑伴瘙痒 8 天。

现病史:患者 15 天前因"咳嗽、发热"口服"阿莫西林"等药物。8 天前面颈、胸背部出现红斑,逐渐累及全身,出现弥漫性潮红斑,肿胀、鳞屑明显,伴瘙痒。

既往史:3 个月前确诊 HIV 抗体阳性,当时 $CD4^+T$ 细胞计数为 21cells/μl,未行 ART。

个人史:不洁性行为史。

全身体格检查:体温 36.4℃,双肺呼吸音粗,未闻及干、湿性啰音。

皮肤科专科检查:全身弥漫性潮红斑,肿胀明显,红斑基础上有较多糠状鳞屑,四肢肢端红斑基础上见大片鳞屑(图 8-1-10,图 8-1-11)。

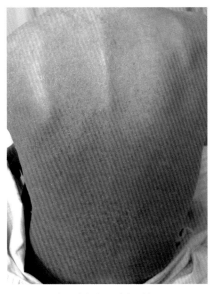

图 8-1-10　躯干潮红斑、肿胀、鳞屑

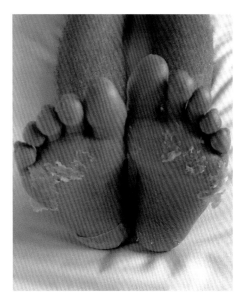

图 8-1-11　四肢肢端片状鳞屑

辅助检查:①$CD4^+T$ 细胞计数为 2cells/μl;②病毒载量为 78 900 000copies/ml。

诊断:①红皮病型药疹;②艾滋病。

讨论:患者因"咳嗽、发热"口服"阿莫西林"等药物发疹,诊断为红皮病型药疹。HIV/AIDS 患者除常规使用 ART 外,当合并有机会性感染时抗菌素也是 HIV/AIDS 患者常用治疗药物。尤其是当 $CD4^+T$ 细胞计

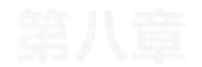

数<200cells/μl 时更易合并机会性感染,抗菌素的使用更为普遍,也增加药疹发生风险。因此,HIV/AIDS 患者在使用抗菌素时应警惕药疹发生。

(李玉叶　唐俊婷)

病例 11　以司帕沙星致光敏性药疹为首诊的 HIV 感染

患者,女性,31 岁,已婚。

主诉:面、前胸及双手背红斑伴瘙痒 2 天。

现病史:患者因 1 周前"妇科疾病(不详)"服用"司帕沙星片"治疗。2 天前面、前胸及双手背出现红斑,伴瘙痒。

既往史:9 年前诊断为"肠结核",予"抗结核治疗"2 年(不详),已治愈。

个人史:共用注射器静脉吸毒史。

全身体格检查:无特殊。

皮肤科专科检查:面、前胸及双手背等曝光部位见片状红斑,皮损对称分布,非曝光部位未见皮损(图 8-1-12)。

辅助检查:HIV 抗体(+)。

诊断:①光敏性药疹;②HIV 感染。

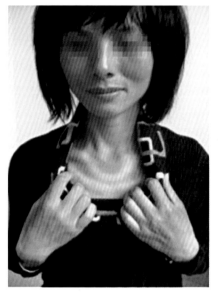

图 8-1-12　面、前胸及双手背片状红斑

(翟志芳　杨希川　王娟)

病例 12　灰黄霉素致艾滋病患者光敏性药疹

患者,男性,40 岁,已婚。

主诉:面颈部及双上肢红斑伴瘙痒 10 天。

现病史:患者半月前因"甲癣"口服"灰黄霉素"治疗。10 天前发现面颈、双上肢等曝光部位出现弥漫性暗紫红色斑片,瘙痒明显。

既往史:3 年前确诊"艾滋病",行 ART。

个人史:共用注射器静脉吸毒史。

全身体格检查:无特殊。

皮肤科专科检查:面颈、双上肢等曝光部位弥漫性暗紫红色斑片,边界清楚,部分融合,非曝光部位未见皮损(图 8-1-13)。

辅助检查:CD4$^+$T 细胞计数为 78cells/μl。

诊断:①光敏性药疹;②艾滋病。

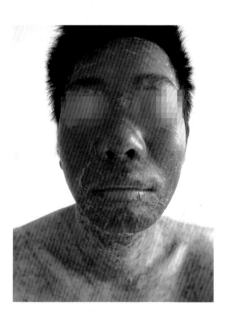

图 8-1-13　面颈部弥漫性暗紫红色斑片

(翟志芳　张东梅)

　　讨论：以上2例患者共同表现为面颈、双上肢等曝光部位出现皮疹，停用致敏药物后皮疹消退。引起光敏性皮炎的药物最常见为喹诺酮类药物，司帕沙星在喹诺酮类药物中光敏发生率最高。磺胺类药、抗真菌药以及核苷类反转录酶抑制剂（齐多夫定）也有引起光敏性皮炎的报道，以上药物均为HIV/AIDS患者常用药物。因此，HIV/AIDS患者在使用上述药物时，应避免日晒。当HIV/AIDS患者出现面颈、双上肢等曝光部位皮损时，应详细询问病史，密切关注HIV/AIDS相关药物是否存在光敏反应，早期诊治。

（伦文辉　李玉叶）

病例 13　"中药"致艾滋病患者药物超敏反应综合征

　　患者，男性，49岁，已婚。

　　主诉：全身红斑、鳞屑伴发热，反复发作2个月。

　　现病史：患者2个月前因"咳嗽（具体不详）"行"中药"等治疗。5天后全身出现潮红斑、肿胀、鳞屑，伴高热，诊断为"药疹"，停用"中药"，抗过敏治疗后，皮损大部分消退。近15天来，皮疹再次出现，脱屑明显，伴发热、头面手足肿胀及视物模糊。

　　既往史：3个月前诊断为"艾滋病"，当时未行ART。

　　个人史：不洁性行为史。

　　全身体格检查：体温39.0℃，双侧颈、腋窝触及浅表淋巴结肿大，肝脾肿大，其余无特殊。

　　皮肤科专科检查：全身弥漫性潮红斑，肿胀明显，红斑基础上有片状鳞屑（图8-1-14）。

　　辅助检查：①CD4$^+$T细胞计数为4cells/μl；②HIV病毒载量为1 453 000copies/ml；③嗜酸性粒细胞百分比3.7%，丙氨酸氨基转移酶1119U/L，天门冬氨酸氨基转移酶701U/L；④巨细胞病毒病毒载量为55 460copies/ml；⑤淋巴结B超：双侧颈部、腋窝探及多个淋巴结；⑥眼底镜检查考虑巨细胞病毒性视网膜炎。

　　诊断：①药物超敏反应综合征；②艾滋病；③巨细胞病毒性视网膜炎。

　　治疗：停用中药，经过甲泼尼松龙、丙种球蛋白等治疗后皮疹渐消退，15天前患者再次出现皮疹伴视物模糊，予抗过敏治疗及阿昔洛韦抗病毒治疗。

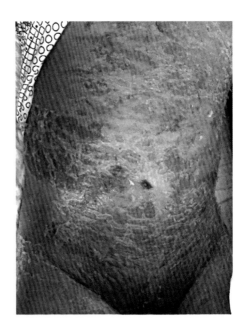

图8-1-14　全身弥漫性潮红、肿胀、片状鳞屑

　　讨论：本例患者临床表现呈双峰性，患者服用"中药"5天后全身出现潮红斑、肿胀、鳞屑伴发热为发病第一峰，停用可疑药物，抗过敏治疗后皮疹好转，15天前患者再次出现头面手足肿胀、脱屑、发热，为发病第二峰。该患者病程较长，发热，淋巴结大，肝脾肿大，肝功能及血液系统异常，伴巨细胞病毒感染，结合以上特点考虑为药物超敏反应综合征。

　　药物超敏反应综合征与人类疱疹病毒再活化有关。该患者 CD4$^+$T 细胞计数较低,使用皮质类固醇激素易导致免疫抑制,促使患者体内人类疱疹病毒感染或再激活,病情迁延,增加死亡风险。因此在临床工作中应准确诊断药物超敏反应综合征,在发生该类药疹时应检查是否合并人类疱疹病毒感染。目前中药使用极为广泛,但致敏事件屡见不鲜,且中药成分较为复杂,难以找到致敏药物。因此,临床医师对 HIV/AIDS 患者应加强卫生宣教,慎重使用中药等药物。

(刘俊　关玮)

非洲 HIV/AIDS 病例展示

病例 1

　　患者,男性,30 岁,未婚。

　　病史:10 天前因"艾滋病"行"ART(替诺福韦 + 拉米夫定 + 依非韦伦)"。3 天前全身逐渐出现水疱、大疱、糜烂、渗出,大面积表皮剥脱伴发热,双眼、唇及口腔黏膜糜烂。

　　辅助检查:无。

　　诊断:①中毒性表皮坏死松解症;②艾滋病。(图 8-1-15)

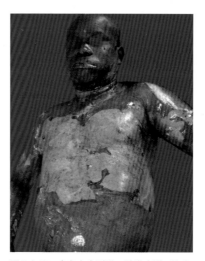

图 8-1-15　全身表皮剥脱、黏膜糜烂、渗出

(肖云)

病例 2

　　患者,男性,24 岁,未婚。

　　病史:15 天前因"咳嗽、咳痰"行"青霉素"等治疗。5 天前面部、躯干出现散在水肿性斑片伴糜烂、渗出、脱屑,逐渐累及全身,结膜充血,口腔糜烂、渗出、结痂。

　　辅助检查:①HIV 抗体(+);②CD4$^+$T 细胞计数为 341cells/μl。

　　诊断:①重症多型红斑型药疹;②HIV 感染。(图 8-1-16,图 8-1-17)

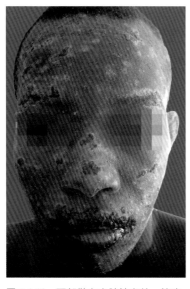 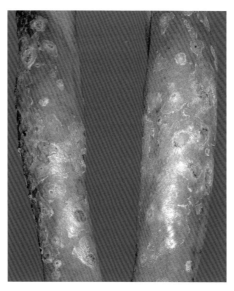

图 8-1-16　面部散在水肿性斑片、结痂、　　　　图 8-1-17　双上肢水肿性斑片、糜烂、脱屑
糜烂，结膜充血，口唇糜烂、结痂

（肖云）

第二节　脂肪分布异常

ART 相关脂肪分布异常是 HIV/AIDS 患者 ART 常见的不良反应，常在行 ART 几个月到几年后发生。其中女性发生率高于男性，且女性向心性脂肪堆积多见。ART 相关脂肪分布异常包括脂肪萎缩和脂肪堆积，脂肪萎缩表现为面、臀部及四肢脂肪丢失；脂肪堆积表现为颈、腹、背部及乳房脂肪异常堆积，腰髋比增加，躯干部位的脂肪更多的集中在脏器周围，导致患者体型改变，降低患者规律用药的依从性。常伴有糖/脂代谢紊乱和胰岛素抵抗，增加了患心脑血管疾病的风险。

HIV/AIDS 患者 ART 相关脂肪分布异常的发生率差异很大（11%~83%），取决于人群的特征（性别、年龄、种族）、机体代谢状况、ART 方案和持续时间等。高龄、白种人、低体重指数、高 HIV 病毒载量、低 CD4$^+$T 细胞计数、较长时间的 ART 与脂肪分布异常相关。

ART 是导致脂肪分布异常的主要原因，多见于使用蛋白酶抑制剂及核苷类反转录酶抑制剂（司他夫定、齐多夫定）的患者，其中司他夫定发生率远高于齐多夫定。使用核苷类反转录酶抑制剂的患者更容易发生脂肪萎缩，而使用蛋白酶抑制剂的患者则更易发生内脏脂肪堆积和糖/脂代谢紊乱。蛋白酶抑制剂及核苷类反转录酶抑制剂导致脂肪萎缩的共同机制为抑制前脂肪细胞分化、脂肪细胞增殖及促进脂肪细胞凋亡。核苷类反转录酶抑制剂还具有脂肪细胞的线粒体毒性。

目前对 ART 相关脂肪分布异常的诊断方法主要依靠临床表现，有条件情况下可以通过计算机成像技术（CT）和磁共振（MRI）进行评估。脂肪堆积和脂肪萎缩均与糖/脂代谢异常有关，尤其是长期使用蛋白酶抑制剂的患者容易发生胰岛素抵抗。因此，ART 相关脂肪分布异常的患者还应警惕血脂、血糖升高及胰岛功能的改变。早期干预以减少心脑血管疾病的发生。

目前对 ART 相关脂肪分布异常没有特效疗法，替换可疑 ART 药物，症状可改善。脂肪堆积的患者可使用生长激素、二甲双胍等改善症状；外科手术治疗方法为局部切除项部脂肪堆积及增生乳房等。对于脂肪萎缩的患者，噻唑烷二酮、罗格列酮等可能有效；面部脂肪填充等技术也可解决面部皮下脂肪萎缩的问题。

（汪习成　刘美）

病　例

病例1　司他夫定致艾滋病患者面部皮下脂肪萎缩

患者，男性，43岁，已婚。

主诉：双颊部凹陷1年。

现病史：患者4年前因"艾滋病"行"ART（司他夫定＋拉米夫定＋奈韦拉平）"。1年前双侧面颊部逐渐凹陷。发病以来体重下降3kg。

既往史：无特殊。

个人史：共用注射器静脉吸毒史。

全身体格检查：无特殊。

皮肤科专科检查：双侧面颊部凹陷，皮肤可捏起，皮下组织萎缩，颧弓突出（图8-2-1，图8-2-2）。

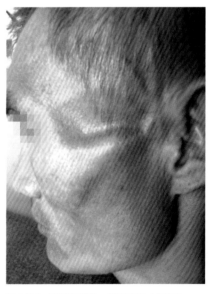 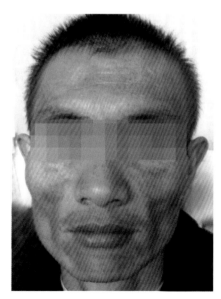

图8-2-1　双颊部凹陷，颧弓突出（侧面）　　　　图8-2-2　双颊部凹陷，颧弓突出（正面）

辅助检查：①CD4$^+$T细胞计数为450cells/μl；②HIV病毒载量低于检测下限。

诊断：①面部皮下脂肪萎缩；②HIV感染。

（张建波　曹立娟）

病例 2　司他夫定致艾滋病患者面部皮下脂肪萎缩

患者,女性,46 岁,已婚。

主诉:双颊部凹陷 4 年。

现病史:患者 10 年前因"艾滋病"行"ART(司他夫定 + 拉米夫定 + 奈韦拉平)"。4 年前双侧面颊部逐渐凹陷,发病以来体重下降 2kg。

既往史:无特殊。

个人史:不洁性行为史。

全身体格检查:无特殊。

皮肤科专科检查:双侧面颊部凹陷,皮下组织萎缩(图 8-2-3)。

辅助检查:①CD4$^+$T 细胞计数为 490cells/μl;②HIV 病毒载量低于检测下限。

诊断:①面部皮下脂肪萎缩;②HIV 感染。

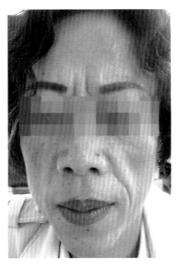

图 8-2-3　双颊部凹陷

（张建波）

病例 3　司他夫定致艾滋病患者脂肪萎缩

患者,男性,43 岁,未婚。

主诉:双颊部凹陷,四肢变细 3 年余。

现病史:患者 5 年前因"艾滋病"行"ART(司他夫定 + 拉米夫定 + 依非韦伦)",3 年前患者逐渐出现双侧面颊部凹陷,四肢变细,发病以来体重下降 3kg。

既往史:无特殊。

个人史:共用注射器静脉吸毒史。

全身体格检查:无特殊。

皮肤科专科检查:面颊部凹陷,皮下组织萎缩,颧弓突出;四肢变细,皮下组织萎缩,静脉显露(图 8-2-4,图 8-2-5)。

辅助检查:①CD4$^+$T 细胞计数为 142cells/μl;②总胆红素 10.0μmol/L,总胆固醇 4.94mmol/L,甘油三酯 3.2mmol/L,随机血糖 5.9mmol/L。

诊断:①脂肪分布异常;②艾滋病。

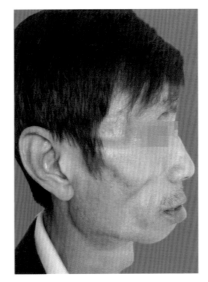

图 8-2-4　双颊部凹陷,颧弓突出

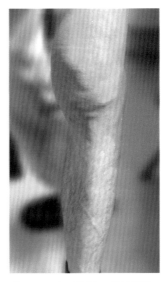

图 8-2-5　左下肢变细,静脉显露

（张云桂）

第八章

病例 4　司他夫定致艾滋病患者躯干、双下肢皮下脂肪萎缩

患者,男性,60岁,丧偶。

主诉:躯干、双下肢皮肤萎缩4年。

现病史:患者6年前因"艾滋病"行"ART(司他夫定 + 拉米夫定 + 依非韦伦)"。4年前躯干皮肤逐渐萎缩,双下肢变细,双下肢静脉显露。发病以来体重下降2kg。

既往史:"丙肝"病史8年余。

个人史:共用注射器静脉吸毒史。

全身体格检查:无特殊。

皮肤科专科检查:躯干、双下肢部分皮下组织萎缩,躯干皮损处可见毛细血管扩张伴色素沉着斑,呈异色改变,双下肢可见静脉显露(图8-2-6,图8-2-7)。

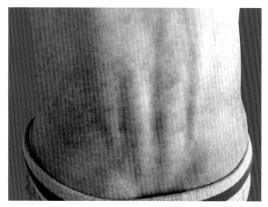
图 8-2-6　躯干皮下组织萎缩

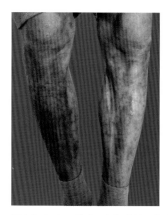
图 8-2-7　双下肢皮下组织萎缩,静脉显露

辅助检查:①CD4$^+$T细胞计数为352cells/μl;②HIV病毒载量低于检测下限。

诊断:①躯干、双下肢皮下脂肪萎缩;②HIV感染;③丙型肝炎。

(黄石珍)

病例 5　齐多夫定致艾滋病患者四肢皮下脂肪萎缩

患者,男性,40岁,已婚。

主诉:四肢变细4年,加重1年。

现病史:患者10年前因"艾滋病"行"ART(齐多夫定 + 拉米夫定 + 依非韦伦)"。4年前四肢逐渐变细,静脉显露,近1年来症状加重。发病以来体重下降10kg。

既往史:无特殊。

个人史:不洁性行为史。

全身体格检查:无特殊。

皮肤科专科检查: 四肢皮下组织萎缩,静脉显露(图 8-2-8,图 8-2-9)。

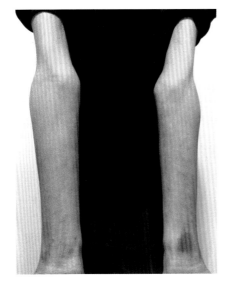

图 8-2-8　双上肢皮下组织萎缩

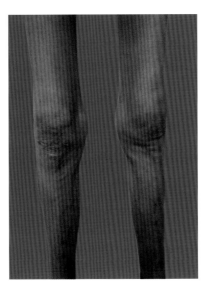

图 8-2-9　双下肢皮下组织萎缩,静脉显露

辅助检查: ①CD4$^+$T 细胞计数为 474cells/μl;②HIV 病毒载量低于检测下限。

诊断: ①四肢皮下脂肪萎缩;②HIV 感染。

(黄石珍)

> **讨论:** 上述 5 例患者均为 ART 引起的皮下脂肪萎缩,发生在 ART 后 2 年至 6 年之间,临床表现包括面、背部或四肢皮下脂肪萎缩。核苷类反转录酶抑制剂(司他夫定、齐多夫定)发生脂肪萎缩概率高,其中司他夫定发生率远高于齐多夫定。如果已使用司他夫定或齐多夫定患者出现脂肪代谢异常,可替换为替诺福韦或阿巴卡韦。由于 ART 的不良反应,特别是面容和形体的改变影响患者 ART 的依从性,临床医生应在随访时密切关注患者服药中面部及形体改变,一旦发生应及时更换药物,避免出现严重脂肪分布异常给患者生活及工作带来困扰。

(李玉叶　董天祥)

病例 6　司他夫定致艾滋病患者颈背部皮下脂肪堆积

患者,女性,42 岁,已婚。

主诉: 水牛背 3 年。

现病史: 患者 5 年前因"艾滋病",行"ART(司他夫定 + 拉米夫定 + 奈韦拉平)"。3 年前颈背部局部隆起,脂肪堆积似球形,将 ART 方案更换为"替诺福韦 + 拉米夫定 + 依非韦伦"后,"水牛背"渐改善。2 年体重增加 2kg。

既往史: 无特殊。

个人史: 共用注射器静脉吸毒史。

全身体格检查: 无特殊。

皮肤科专科检查: 颈背部局部皮下脂肪堆积,半球形,呈"水牛背"样(图 8-2-10)。

辅助检查：①CD4$^+$T 细胞计数为 481cells/µl；②HIV 病毒载量低于检测下限；③总胆固醇 4.82mmol/L，甘油三酯 2.07mmol/L，空腹血糖 4.3mmol/L。

诊断：①颈背部皮下脂肪堆积；②HIV 感染；③脂代谢异常。

> 讨论：该患者因"艾滋病"口服"司他夫定＋拉米夫定＋奈韦拉平"2 年后出现水牛背，调整药物"替诺福韦＋拉米夫定＋依非韦伦"后渐改善。核苷类反转录酶抑制剂(司他夫定)导致脂肪分布异常发生率高，因此本例患者多考虑为司他夫定所致。颈背部皮下脂肪堆积还导致患者上肢及颈部活动受限、颈背部疼痛和睡眠及呼吸困难，严重影响患者生活质量。因此，HIV/AIDS 患者在开始 ART 过程中，应加强随访，详细体格检查。对于该类患者调整药物的同时可通过外科手术进行干预。

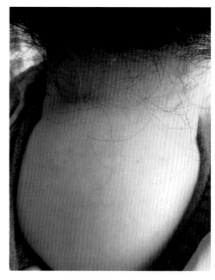

图 8-2-10　颈背部局部皮下脂肪堆积（水牛背）

（刘美　黄石珍）

非洲 HIV/AIDS 病例展示

病例 1

患者，男性，42 岁，已婚。

病史：3 年前因"艾滋病"行"ART（去羟肌苷＋齐多夫定＋司他夫定）"。1 年前双颊部皮肤逐渐萎缩。

辅助检查：无。

诊断：①面部皮下脂肪萎缩；②艾滋病。（图 8-2-11，图 8-2-12）

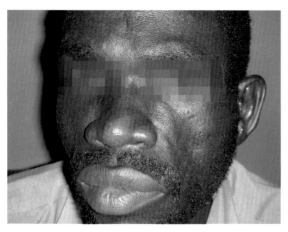

图 8-2-11　双颊部皮肤萎缩（正面）

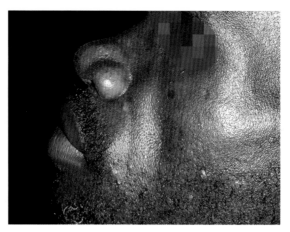

图 8-2-12　双颊部皮肤萎缩（侧面）

（董天祥）

病例 2

患者,女性,40岁,已婚。

病史:6年前因"HIV抗体阳性",行"ART(去羟肌苷 + 齐多夫定 + 司他夫定)"。3年前双颊部皮肤逐渐萎缩。

辅助检查:无。

诊断:①面部皮下脂肪萎缩;②艾滋病。(图8-2-13)

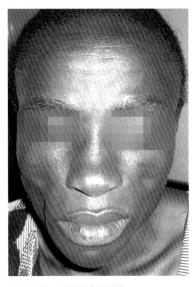

图 8-2-13　双颊部皮肤萎缩

(肖云)

病例 3

患者,女性,49岁,已婚。

病史:3年前因"艾滋病"服用"依非韦伦"治疗。1年前逐渐出现乳房及项背部脂肪堆积。

辅助检查:CD4⁺T细胞计数为254cells/μl。

诊断:①脂肪分布异常;②HIV感染。(图8-2-14)

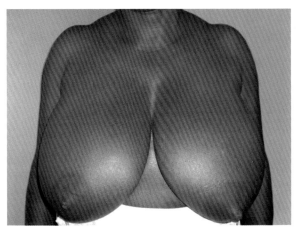

图 8-2-14　乳房及项背部脂肪堆积

(肖云)

第三节　皮肤色素异常

ART引起的皮肤色素异常较为常见,主要为外源性色素沉着。表现为面部、四肢末端皮肤、黏膜等色素沉着,呈黑色或褐色,日晒后颜色加深,暴露部位皮肤更为明显。常在用药后3个月内发生,停药或对症处理后色素沉着消退。药物导致皮肤色素异常的可能发病机制:①药物促进表皮黑素细胞增殖;②药物损伤真皮血管导致红细胞外渗含铁血黄素沉积;③药物促进氧自由基的产生导致脂褐素合成;④光敏反应。

抗菌药物中四环素类(米诺环素)、抗结核药(吡嗪酰胺)、β-内酰胺类、喹诺酮类及抗真菌药是引起皮肤色素异常的常见药物。ART药物中齐多夫定引起的皮肤色素异常最常见,其发生机制可能与它影响色素代谢有关。所引起的皮损为广泛的弥漫性褐色或黑色色素沉着斑,也可发生于黏膜及指/趾甲,黏膜色素沉着可发生在任何部位,以颊黏膜为主。CD4⁺T细胞低的患者黏膜色素沉着发生率高,可能与HIV复制释放炎性因子有关。

单纯的指／趾甲或皮肤黏膜色素异常除影响外观外，并无其他不适，在血常规、肝功能、磷酸肌酸激酶等正常情况下，仍可继续服用齐多夫定。行 ART 的患者应注意防晒及避免食用其它光敏性药物及食物；如已发生皮肤色素沉着，可局部抗炎及对症处理治疗。

（汪习成　刘美）

病　例

病例 1　齐多夫定致艾滋病患者黏膜及指甲色素沉着

患者，女性，63 岁，丧偶。

主诉：唇、舌及甲色素沉着斑 8 个月。

现病史：患者 10 个月前因"艾滋病"，予"ART（齐多夫定 + 拉米夫定 + 依非韦伦）"。8 个月前舌面部黏膜出现散在褐黑色斑片，面积逐渐扩大，累及下唇部黏膜。双手指甲近端呈黑色，条带状分布。

既往史：无特殊。

个人史：共用注射器静脉吸毒史。

全身体格检查：无特殊。

皮肤科专科检查：下唇部、舌面部散在褐黑色斑片，境界不清；双手指甲近端呈黑色，条带状分布（图 8-3-1，图 8-3-2）。

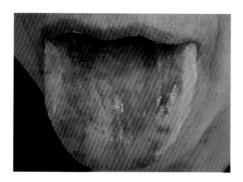

图 8-3-1　舌面部褐黑色斑片

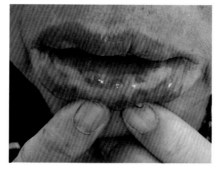

图 8-3-2　下唇部褐黑色斑片，双手指甲近端黑色条带状分布

辅助检查：①胃镜、肠镜检测未见异常；②下丘脑 - 垂体 - 肾上腺皮质功能正常。

诊断：①下唇部、舌面部黏膜及指甲色素沉着；②艾滋病。

（张建波）

病例 2　齐多夫定致艾滋病患者面颈部弥漫性色素沉着

患者，男性，50 岁，已婚。

主诉:面颈部色素沉着斑 4 年。

现病史:患者 4 年余前因"艾滋病"行"ART(齐多夫定 + 拉米夫定 + 奈韦拉平)"。4 年前面颈部等曝光部位出现皮肤色素沉着斑,呈褐黑色,颜色逐渐加深。

既往史:无特殊。

个人史:不洁性行为史。

全身体格检查:无特殊。

皮肤科专科检查:面颈部等曝光部位弥漫性色素沉着斑,呈褐黑色(图 8-3-3)。

辅助检查:①CD4$^+$T 细胞计数为 320cells/μl;②HIV 病毒载量低于检测下限;③皮肤组织病理:表皮基底层色素显著增多,真皮大致正常;④下丘脑 - 垂体 - 肾上腺皮质功能正常。

诊断:①面部色素沉着;②HIV 感染。

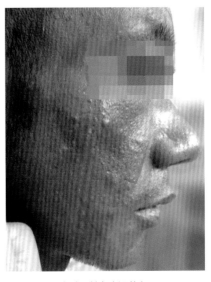

图 8-3-3　面部弥漫性色素沉着斑

(张建波)

病例 3　吡嗪酰胺致艾滋病患者面部弥漫性色素沉着

患者,女性,38 岁,已婚。

主诉:面部皮肤色素沉着斑 18 个月。

现病史:患者 2 年前因"颈部淋巴结破溃"诊断为"淋巴结结核",予"抗结核(利福平 + 异烟肼 + 吡嗪酰胺 + 盐酸乙胺丁醇)"治疗。18 个月前面部出现色素沉着斑,呈褐色,颜色逐渐加深。

既往史:4 年前诊断为"艾滋病",行 ART。

个人史:不洁性行为史。

全身体格检查:无特殊。

皮肤科专科检查:面部弥漫性褐色色素沉着斑。

辅助检查:①CD4$^+$T 细胞为 460cells/μl;②HIV 病毒载量低于检测下限;③皮肤组织病理:表皮基底层色素显著增多,真皮大致正常;④下丘脑 - 垂体 - 肾上腺皮质功能正常。

诊断:①面部色素沉着;②HIV 感染。

治疗经过:患者抗结核疗程结束后,面部皮损渐改善(图 8-3-4)。

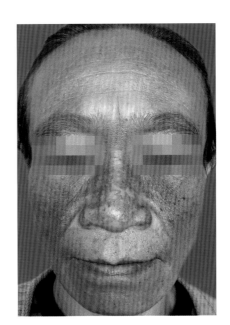

图 8-3-4　面部色素沉着斑

(张建波)

讨论:上述 3 例患者表现为皮肤黏膜及指甲色素沉着。例 1、2 因"艾滋病"服用"ART 药物"发疹,ART 药物中齐多夫定是最易发生皮肤色素异常的药物,可引起皮肤、黏膜及指甲弥漫性褐色或黑色色素沉着斑。例 3 因"淋巴结结核"服用"抗结核药"后出现色素沉着斑,吡嗪酰胺是抗结核药中最易导致皮肤色

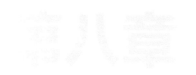

素异常的药物,且可能与光敏有关。因此,在使用以上ART药物及抗菌素时应注意观察皮肤黏膜色素变化,并加强防晒,尽量减少药源性皮肤色素沉着的发生,改善患者生活质量,提高依从性。

(李玉叶　董天祥)

第四节　甲　改　变

HIV从初始感染到发病是一个漫长且复杂的过程,90%以上的感染者会出现皮肤损害。甲是皮肤的重要附属器,HIV感染也可引起甲改变,一方面由于HIV/AIDS患者固有的免疫缺陷,使甲相关疾病尤其是甲真菌病的发病率较高;另外ART本身也可引起甲的病变。

HIV感染相关甲真菌病参看本书(第1章第5节)。

HIV/AIDS相关甲色素改变,可能与ART(齐多夫定)有关。常发生在ART后2~3个月,表现为指/趾甲色素沉着,可为褐、黑或蓝黑色,呈纵/横条带状或弥漫性分布,从甲近端延伸至远端,伴甲周皮肤色素沉着。有报道发现HIV/AIDS患者服用齐多夫定4~6周后出现全手指甲蓝黑色色素沉着,儿童HIV/AIDS患者服用齐多夫定3个月后也可出现指甲的蓝黑色色素沉着。但有学者认为皮肤或指/趾甲的色素沉着可能与齐多夫定无关,HIV感染本身可以使指/趾甲发生颜色的改变。因此,甲色素沉着是HIV感染和ART相关不良反应的重要皮肤表现。

HIV感染或ART是甲周病变的原因。HIV感染致甲周病变包括甲周红皮病及疼痛性甲周毛细血管扩张症。与ART有关的甲周病变见于拉米夫定引起的甲沟炎和茚地那韦引起的嵌甲。

全身性疾病包括湿疹、银屑病、剥脱性皮炎、连续性肢端皮炎、硬皮病、雷诺氏病、脊髓空洞症等,均可引起甲改变。但目前缺乏HIV/AIDS相关其他甲病的资料。

(吴焱　宋歌)

病　例

病例1　齐多夫定致艾滋病患者甲色素沉着

患者,男性,53岁,已婚。

主诉:甲纵行黑色条纹3年。

现病史:患者3年余前因"艾滋病"行"ART(齐多夫定+拉米夫定+奈韦拉平)"。3年前双指甲板出现纵行黑色条纹,面积逐渐扩大,甲周皮肤伴色素沉着斑。

既往史:无特殊。

个人史:共用注射器静脉吸毒史。

全身体格检查:无特殊。

皮肤科专科检查:双指甲板纵行黑色条状色素沉着,伴甲周皮肤色素沉着斑(图8-4-1,图8-4-2)。

辅助检查:①CD4$^+$T细胞计数为353cells/μl;②HIV病毒载量低于检测下限。

诊断:①甲色素沉着;②HIV感染。

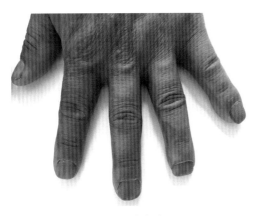

图 8-4-1 左手指甲板纵行黑色条纹

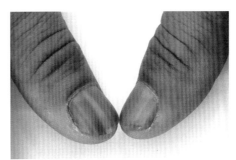

图 8-4-2 双手拇指甲板纵行黑色条纹

（张建波）

病例2 齐多夫定致艾滋病患者甲色素沉着

患者，男性，56 岁，离异。

主诉：黑甲 4 年，加重 2 年。

现病史：患者 4 年余前因"艾滋病"行"ART（齐多夫定＋拉米夫定＋奈韦拉平）"。4 年前双手指甲弥漫性黑变，伴甲板增厚，甲周皮肤伴色素沉着斑，近 2 年来甲色加深，面积扩大。

既往史：无特殊。

个人史：共用注射器静脉吸毒史。

全身体格检查：无特殊。

皮肤科专科检查：双手指甲弥漫性变黑，伴甲增厚，甲周色素沉着斑（图 8-4-3）。

辅助检查：①CD4$^+$T 细胞计数为 197cells/μl；②HIV 病毒载量低于检测下限。

诊断：①甲色素沉着；②艾滋病。

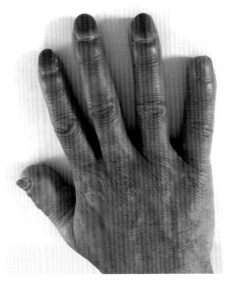

图 8-4-3 右手指弥漫性黑甲，伴甲增厚

（张建波 曹立娟）

讨论：上述 2 例患者均为双指甲板色素沉着。例 1 双手指甲板呈多个纵向色素带从近端延伸至远端，其颜色为黑色，甲周皮肤色素沉着斑。例 2 为双手指甲板弥漫性变黑，伴甲增厚，甲周皮肤色素沉着斑。均在口服"齐多夫定"后 2~3 个月发病，为药物所致的甲色素沉着。除 ART 药物（齐多夫定）外，HIV 感染常常是 HIV/AIDS 患者甲色素沉着发生的原因，因此，当患者表现为双手指甲板褐、黑或蓝黑色纵／横向条状或弥漫性分布时，应详细询问病史，及时行真菌及 HIV 等相关检查，以明确诊断。

（李玉叶 孙东杰）

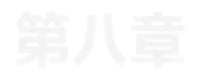

非洲 HIV/AIDS 病例展示

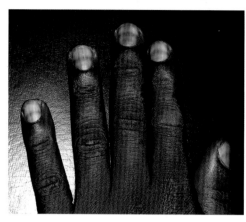

图 8-4-4　左手指甲板纵、横条状色素沉着

病例 1

患者,女性,35 岁,已婚。

病史:因"艾滋病"服用"齐多夫定"治疗,4 个月后双手指甲板出现纵、横条状色素沉着。

辅助检查:无。

诊断:①甲色素沉着;②艾滋病。(图 8-4-4)

(董天祥)

病例 2

患者,女性,24 岁,未婚。

病史:因"艾滋病"行"齐多夫定"治疗,5 个月后双手指甲板出现纵向条状色素沉着。

辅助检查:无。

诊断:①甲色素沉着;②HIV 感染。(图 8-4-5)

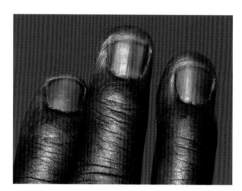

图 8-4-5　左手指甲板纵向条状色素沉着

(董天祥)

第五节　男性乳房发育症

男性乳房发育症是由乳腺腺体组织增殖导致的男性乳房良性增大,主要表现为乳房进行性增大或乳晕下区出现触痛的肿块,可有疼痛。常与 ART 药物有关,其中依非韦伦可导致男性乳房发育症,可能与依非韦伦致雌激素增高、雄激素下降有关。应与假性男性乳房发育症(即乳房脂肪堆积)鉴别:后者由于脂肪堆积而非腺体增生造成的乳房增大,伴有全身性肥胖,且无乳房疼痛或触痛,多与核苷类反转录酶抑制剂(司他夫定)引起脂肪分布异常有关。另外还应排除男性乳腺癌的可能。一般情况下,调整 ART 方案,更换依非韦伦,症状可缓解。对于换药后仍不能改善且影响日常工作生活者可考虑外科手术治疗。

(李玉叶　唐俊婷)

病　例

病例1　依非韦伦致艾滋病患者男性乳腺发育症

患者,男性,37 岁,已婚。

主诉:乳房增大伴痛 3 个月。

现病史:患者 10 个月前因"艾滋病"行"ART(齐多夫定 + 拉米夫定 + 依非韦伦)"。3 个月前双侧乳房逐渐增大,伴疼痛。

既往史:无特殊。

个人史:不洁性行为史。

全身体格检查:无特殊。

皮肤科专科检查:双侧乳房增大,质地软,有压痛(图 8-5-1)。

辅助检查:①CD4$^+$T 细胞计数为 215cells/μl;②HIV 病毒载量低于检测下限;③乳腺B超:男性乳房发育症;④血常规、血脂、肝肾功能、血糖、性激素 6 项均正常。

诊断:①男性乳房发育症;②HIV 感染。

治疗:ART 方案调整为"齐多夫定 + 拉米夫定 + 洛匹那韦 / 利托那韦"后乳房较前变小,疼痛逐渐减轻。

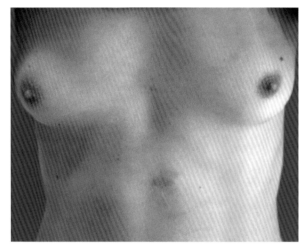

图 8-5-1　双侧乳房对称性增大

> **讨论**:该患者为男性,因行"ART"后出现双侧乳房显著增大,伴疼痛,乳腺B超示男性乳房发育症。依非韦伦可导致雌激素升高,雄激素降低,该患者更换"依非韦伦"治疗后,乳房逐渐缩小,因此依非韦伦可能性大。遇到该类患者时应详细询问病史,及早进行干预。及时更换 ART 治疗药物,大部分患者可缩小,甚至完全恢复。对于换药不能恢复且严重影响生活的患者可行外科手术治疗。

(张云桂)

第九章

其他

HIV/AIDS 在病程中可发生多种皮肤黏膜损害,除了感染性和肿瘤性皮肤病外,尚可合并其他色素性、血管相关性、自身免疫性皮肤病,如本章展示的白癜风、原发性肾上腺皮质功能减退症、结节性红斑、变应性皮肤血管炎、硬红斑、蜘蛛痣及大疱性类天疱疮等病例,是否与艾滋病相关尚不清楚,仅供业内人士参考。

(李玉叶 王红梅)

第一节 白 癜 风

白癜风(vitiligo)是一种常见的皮肤色素脱失性疾病,由皮肤和(或)毛囊的黑素细胞的减少或丧失引起。好发于青少年,无性别差异,春夏季高发,皮损部位以曝光和摩擦部位多见,主要表现为黑素颗粒缺失导致的局部或泛发性皮肤白斑。

白癜风在普通人群中的患病率为 0.46%~8.8%,白癜风病因及发病机制尚未完全明确,主要涉及遗传、免疫、黑色素自身破坏、精神与神经因素、氧化应激等多个方面。根据白癜风的病因、白斑分布部位及治疗反应,可以将白癜风分为两型、两类及两期。两型指寻常型和节段型,而寻常型白癜风包括单发型、散发型、泛发型和肢端型四种。两类指完全性和不完全性,后者也称三色白癜风,主要是根据白斑是否完全性脱色来区分。两期指进展期和稳定期,根据白斑是否发展扩散来区分。白癜风的病理表现为基底层色素细胞减少或消失,色素颗粒消失,小血管周围炎症细胞浸润。目前的治疗方法主要分为非手术治疗(包括药物治疗及物理治疗)和外科手术治疗等。

HIV/AIDS 合并白癜风病例近年陆续有个案报道,可能由 HIV 感染引起的免疫紊乱促进了针对黑素细胞的自身免疫性破坏。也有学者认为是 HIV 直接感染黑素细胞,通过非特异性激活 B 淋巴细胞产生针对黑素细胞的自身抗体,同时活化的 T 淋巴细胞对黑素细胞具有细胞毒性,造成黑素细胞破坏。艾滋病合并白癜风皮肤表现类似普通白癜风,经 ART 可促进色素恢复。

(王红梅 李玉叶)

病 例

病例 1 以白癜风为首诊表现的艾滋病

患者,男性,31 岁,未婚。

主诉:腰部白斑 1 年余。

现病史:患者 1 年前不明诱因腰部出现大小不等白斑,外用糖皮质激素无明显好转,皮损渐增多。

既往史:5 年前患"带状疱疹",左腰部遗留萎缩性瘢痕(图 9-1-1)。

个人史:不洁性行为史。

全身体格检查:无特殊。

皮肤科专科检查:腰部散在点、片状白斑,皮损中央可见色素岛,边界清楚,周围有色素加深带(图 9-1-2)。

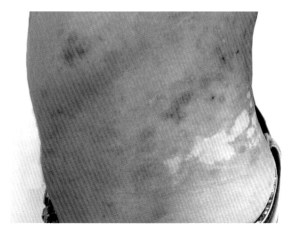

图 9-1-1　左侧腰部沿肋间神经分布的萎缩性瘢痕、白斑

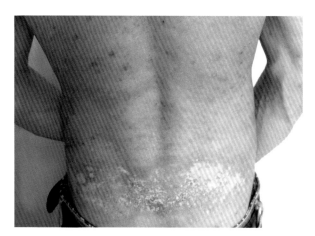

图 9-1-2　腰部白斑,中央可见色素岛

辅助检查:①HIV 抗体(+);②CD4$^+$T 细胞计数为 13cells/μl;③组织病理学检查:表皮基底层的黑素细胞减少或消失,角质形成细胞内色素颗粒基本消失,真皮上部血管周围散在单一核细胞浸润。

诊断:①白癜风;②艾滋病。

讨论:本例患者为青壮年,以腰部白斑就诊,皮疹符合白癜风。该患者既往患严重带状疱疹并遗留瘢痕,有多性伴性接触史,查 HIV 抗体阳性,CD4$^+$T 细胞计数为 13cells/μl,诊断艾滋病。自身免疫导致的黑素细胞破坏是白癜风发病可能的机制之一,据文献报道艾滋病患者 CD4$^+$T 细胞少于 50cells/μl 具有较高患自身免疫疾病的风险。提示白癜风患者合并其他免疫缺陷的疾病,也需排查艾滋病,本例青壮年既往患严重带状疱疹并遗留瘢痕,为艾滋病的线索性皮损表现,白癜风是否与艾滋病相关有待进一步研究。

(李玉叶　王红梅)

第二节　原发性肾上腺皮质功能减退症

原发性肾上腺皮质功能减退症(Addison 病),是由多种因素导致双侧肾上腺皮质功能长期明显减退而引起的一组症候群,表现为皮肤黏膜色素沉着、血压下降、肌无力、精神萎靡、食欲不振和体重下降等。病理表现为基底细胞层色素增加,真皮有嗜黑素细胞。文献报道 Addison 病可由自身免疫性肾上腺炎、结核、HIV 等感染或转移癌、白血病、肾上腺皮质异常增生症等因素引起。HIV/AIDS 导致的免疫功能异常及非特异性炎症等可对肾上腺等内分泌器官造成破坏,同时其他机会性感染、肿瘤等也可致肾上腺皮质功能减退。

(李玉叶　郭光萍)

病　例

病例1　HIV 感染并原发性肾上腺皮质功能减退症

患者,男性,40 岁,已婚。

主诉:全身皮肤弥漫色素沉着斑 1 年。

现病史:1 年前不明诱因全身出现弥漫色素沉着斑,口腔粘膜出现散在黑褐色斑,自觉恶心、呕吐,伴头痛、全身无力。

既往史:1 年发现 HIV 抗体阳性,CD4$^+$T 细胞计数为 34cells/μl。

个人史:无特殊。

全身体格检查:无特殊。

皮肤科专科检查:全身皮肤弥漫性色素沉着斑,以面部、双手足、四肢关节伸侧为重,口腔黏膜还可见散在黑褐色斑(图 9-2-1,图 9-2-2)。

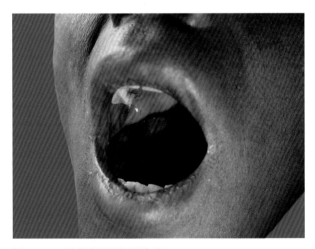

图 9-2-1　口腔黏膜弥漫性黑褐色斑

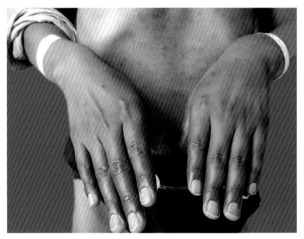

图 9-2-2　躯干、双手弥漫色素沉着斑

辅助检查:①CD4$^+$T 细胞计数为 231cells/μl;②病理检查示:表皮轻度角化过度,皮突下延,基底细胞层大量色素颗粒沉着,真皮浅层少量嗜黑素细胞,未见明显界面改变;③肾上腺平扫及增强未见异常;④晨 8 时血皮质醇<1.02μg/dl(正常值 5.0~25.0μg/dl),血 ACTH 1026.0pg/ml(正常值 0~46pg/ml);下午 4 时血皮质醇<1.0μg/dl,血 ACTH 930pg/ml;夜间 24 时血皮质醇<1.0μg/dl,血 ACTH 754pg/ml。

诊断:①原发性肾上腺皮质功能减退症;②HIV 感染。

> **讨论:**本例患者表现为皮肤黏膜弥漫的色素沉着斑,伴恶心、呕吐、乏力症状,血皮质醇降低,ACTH 明显升高,符合原发性肾上腺皮质功能减退症。本病应与黑变病、药物所致色素沉着等鉴别,可行血 ACTH、

皮质醇检测,结合组织病理明确诊断。抗病毒药物中齐多夫定可导致皮肤黏膜出现色素沉着斑,但多为局限性,且该患者在抗病毒治疗前已出现色素沉着斑,也无齐多夫定用药史。提示对于艾滋病患者出现弥漫性皮肤色素沉着斑,伴恶心、呕吐、乏力等全身症状,需高度警惕肾上腺皮质功能减退症,应常规检测血皮质醇、ACTH、肾上腺影像学检查,以早期发现,避免误诊漏诊和延误治疗。

(崔文颖 高艳青)

第三节 结节性红斑

结节性红斑(erythema nodosum)常见于小腿伸侧,表现为红斑、炎症性皮下结节,为间隔性脂膜炎。病因复杂,发病机制可能与免疫复合物沉积及免疫紊乱有关。目前报道的HIV/AIDS合并结节性红斑个别案例提示普通人和HIV/AIDS皮损特点无明显差异,是否与HIV/AIDS患者免疫紊乱相关尚待进一步研究。

(李玉叶 郭光萍)

病 例

病例1 艾滋病并结节性红斑

患者,男性,39岁,已婚。

主诉:双小腿红斑、结节伴痛14天。

现病史:14天前双下肢出现数个散在红斑、结节,自觉疼痛,伴低热、乏力,皮损渐增多,症状加重。

既往史:10年前发现HIV抗体阳性,8年前患"慢性丙型病毒性肝炎病"。

个人史:共用注射器静脉吸毒史。

全身体格检查:无特殊。

皮肤专科检查:双小腿见散在数个鸭蛋大小红色斑片,其下可触及结节,压痛,无破溃(图9-3-1)。

辅助检查:①CD4$^+$T细胞计数为101cells/μl;②结核菌素试验(PPD)(−);③T-SPOT试验(−);④组织病理:以淋巴细胞浸润为主的间隔性脂膜炎改变,未见干酪样坏死。⑤胸片:未见异常。

诊断:①结节性红斑;②艾滋病;③慢性丙型病毒性肝炎。

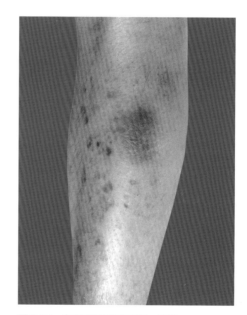

图9-3-1 左下肢胫前红色斑片、结节

讨论:本例患者表现为双小腿红色斑片、结节,伴痛,组织病理符合结节性红斑。感染、自身免疫紊乱均是结节性红斑发病的诱因,该患者患有艾滋病及慢性丙型病毒性肝炎,上述感染可能是结节性红斑发病的原因。

(罗慧 张建波)

第四节　变应性皮肤血管炎

变应性皮肤血管炎(allergic cutaneous vasculitis)是累及毛细血管、微静脉、微动脉的白细胞碎裂性血管炎。在多种因素作用下如自身抗体、感染、异种蛋白、药物等,诱导免疫复合物沉积于血管内皮,引起Ⅲ型变态反应所致。HIV/AIDS 患者存在以 CD4$^+$T 淋巴细胞为主的细胞免疫缺陷及免疫紊乱,可能诱导机体产生免疫复合物沉积在血管内皮,引起Ⅲ型变态反应导致变应性皮肤血管炎,此外 HIV/AIDS 引起的机会性感染也可诱发变应性皮肤血管炎。

(李玉叶　王昆华)

病　例

病例 1　HIV 感染并变应性皮肤血管炎

患者,女性,50 岁,已婚。

主诉:双下肢反复丘疹、血疱、瘀点、瘀斑、溃疡、坏死伴痛 9 个月。

现病史:9 个月前不明诱因双下肢出现散在丘疹、血疱、瘀点、瘀斑,随后出现溃疡、坏死、结痂,伴痛,无发热、关节肿痛。诊断"变应性皮肤血管炎",予"沙利度胺"等治疗后好转。

个人史:无特殊。

既往史:7 年前发现 HIV 抗体阳性,5 年前患"肺结核"。

全身体格检查:无特殊。

皮肤科专科检查:双下肢可见散在针尖至核桃大小瘀点、瘀斑,表面坏死结痂,部分遗留萎缩性瘢痕,以膝关节伸侧、双踝部为重(图 9-4-1,图 9-4-2)。

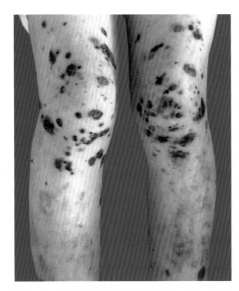

图 9-4-1　双下肢散在血疱、瘀点、瘀斑、坏死、结痂

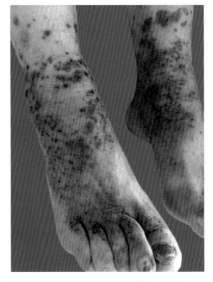

图 9-4-2　双足瘀点、瘀斑、坏死、结痂

辅助检查:①血沉 15mm/h;②补体 C3 0.42g/L;③组织病理:真皮小血管壁纤维蛋白样变性,少量红细胞外溢,中性粒细胞浸润伴核碎裂。

诊断:①变应性皮肤血管炎;②HIV 感染。

> 讨论:本例患者表现双下肢瘀点、瘀斑、溃疡、坏死,结合组织病理学诊断为变应性皮肤血管炎。本例患者因 HIV 感染多年,存在免疫紊乱和免疫缺陷,且曾有陈旧性肺结核、慢支炎等多种慢性炎症均可能是导致变应性皮肤血管炎可能诱因。本例提示 HIV 感染者可伴有免疫相关性血管炎,治疗时需对症联合 ART,以恢复患者免疫功能,改善预后。

(曹灿)

第五节　硬　红　斑

硬红斑(erythema induratum),又称 Bazin 病或硬结性皮肤结核。硬红斑是由于结核杆菌从血管内释放引起的一种局部变态反应,继之为迟发型超敏反应,因此该病可能是由多种因素激发机体自身免疫系统而发生的一种皮肤免疫反应。多见于青年,身体其他部位常伴有活动性结核病灶,结核菌素试验呈阳性,但皮损处很少分离到结核杆菌。慢性病程,新旧皮损此起彼伏,硬结、溃疡、瘢痕可同时存在。组织病理为真皮深层与皮下组织结核样结节及干酪样坏死和血管炎。早期规范应用抗结核药治疗预后好,不当治疗晚期可形成瘢痕。

结核感染能促进 HIV 的复制,促进 HIV/AIDS 病情进展,是患者首要死因。HIV/AIDS 合并硬红斑较为罕见,可能与患者机体免疫紊乱有关,结核杆菌激发机体自身免疫系统而发病。抗结核治疗并根据病情尽早 ART 能有效改善预后。

(李玉叶　王昆华)

病　例

病例1　HIV 感染并硬红斑

患者,男性,47 岁,离异。

主诉:双小腿红斑、结节 6 个月。

现病史:6 个月前双小腿不明诱因出现散在红斑、结节,部分皮损表面破溃后结痂,或遗留萎缩性瘢痕,自觉疼痛,伴发热,最高体温 39.5℃,无咳嗽、咳痰、胸闷、胸痛症状。体重下降 5kg。

既往史:7 年前 HIV 抗体阳性,未行 ART。

个人史:共用注射器静脉吸毒史,不洁性行为史。

全身体格检查:无特殊。

皮肤专科检查:双小腿见多个暗红色大小不等红斑、结节,部分皮损表面结痂,还可见萎缩性瘢痕、色素沉着斑,触痛(图 9-5-1)。

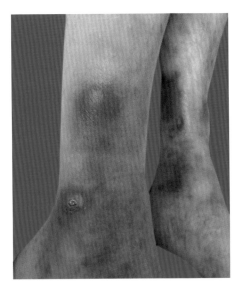

图9-5-1 双小腿红斑、结节、萎缩

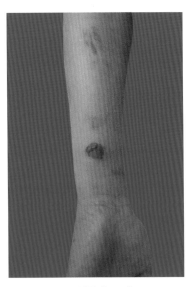

图9-5-2 PPD 试验（+++）

辅助检查：①CD4[+]T 细胞计数为 405cells/μl；②皮肤 PPD 结核菌素（+++）（图 9-5-2）；③痰查细菌、真菌、结核杆菌均阴性；④胸部 CT 等影像学检查未见结核病灶；⑤组织病理：皮下组织小叶性脂膜炎，血管内皮细胞肿胀，管壁纤维素样坏死，血栓形成。

诊断：①硬红斑；②HIV 感染。

> 讨论：本例患者皮损为双小腿红斑、结节，表面破溃后结痂或遗留萎缩性瘢痕，结核菌素实验强阳性，结合组织病理学符合硬红斑诊断。硬红斑是结核杆菌引起的一种局部变态反应，结核感染能促进HIV的复制。患者 CD4[+]T 细胞计数为 405cells/μl，细胞免疫水平尚可，可能由免疫功能紊乱引发硬红斑。该患者抗结核联合 ART 治疗后皮损好转，CD4[+]T 细胞计数相应升高，1 年后皮损消退。提示应重视 HIV 感染者的皮肤结核感染，抗病毒治疗及抗结核治疗并重是 HIV 感染并硬红斑治疗的关键。

（罗慧　张建波）

第六节　大疱性类天疱疮

大疱性类天疱疮（bullous pemphigoid）是一种常见的自身免疫性疱病，老年患者多发，皮损多形，剧烈瘙痒，与体液免疫紊乱关系密切。同时是一种表皮下大疱性皮肤病，张力性水疱位于正常或炎症性皮肤上，尼氏征阴性，免疫病理学检查示在表皮基底膜带有 IgG 和 C3 线状沉积。口腔黏膜损害少见。外用强效糖皮质激素药膏治疗有效。

大疱性类天疱疮在 HIV/AIDS 患者中较为少见，仅有个别报道，与 HIV/AIDS 患者免疫功能紊乱是否相关尚待进一步研究和资料积累。

（李玉叶　李慰）

病 例

病例 1 HIV 感染并大疱性类天疱疮

患者,女性,44 岁,已婚。

主诉:全身水疱伴痒 1 个月。

现病史:患者 1 个月前不明诱因全身出现少量散在红斑,后表面出现黄豆大小水疱,疱壁紧张,壁厚,疱液清,自觉剧痒。

既往史:8 年前发现 HIV 抗体阳性。

个人史:有静脉注射吸毒史。

全身体格检查:无特殊。

皮肤科专科检查:全身见散在黄豆大小张力性水疱,疱壁厚,疱液清,尼氏征阴性,部分水疱干涸结痂(图 9-6-1)。

辅助检查:①CD4$^+$T 细胞计数为 486cells/μl;②病毒载量:低于检测下限;③组织病理:表皮下水疱,内含嗜酸性、中性粒细胞,无棘层松解;④直接免疫荧光:基底膜带 IgG 和 C3 呈线性沉积。

诊断:①大疱性类天疱疮;②HIV 感染。

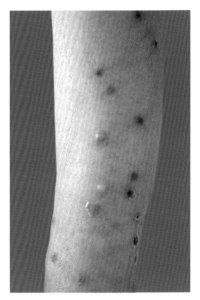

图 9-6-1 左上肢张力性水疱、结痂

> **讨论:**本例患者皮损为多发张力性水疱,剧烈瘙痒,结合组织病理及免疫荧光诊断为大疱性类天疱疮。大疱性类天疱疮是一种自身免疫性疾病,较少发生于青中年,该病例发生于中年女性 HIV 感染者,CD4$^+$T 细胞接近正常,细胞免疫水平受损不明显,可能与机体免疫紊乱有关。提示临床医生,当遇到与年龄免疫水平不符的大疱性类天疱疮,应从免疫功能异常角度出发,重点考虑 HIV/AIDS。

(史利英 张建波)

第七节 蜘 蛛 痣

蜘蛛痣(spider nevus)是一种特殊的毛细血管扩张症,形态似蜘蛛,痣体旁有放射状的扩张的毛细血管。慢性肝功能损害患者由于雌激素灭活降低出现蜘蛛痣较为常见。

HIV 与 HBV、HCV 具有相同传播途径,包含母婴传播、血液传播、性传播,病毒性肝炎合并 HIV/AIDS 较为常见。肝炎病毒所引起的肝损伤是造成 HIV/AIDS 患者死亡及病情进展的重要因素。研究发现,对于 HIV/AIDS 合并乙肝、丙肝患者,应避免使用肝毒性药物,而活动性乙肝、丙肝患者服用奈韦拉平易发生肝毒性的副反应。

(李玉叶 王昆华)

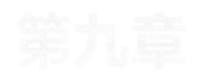

病　例

病例1　艾滋病并蜘蛛痣

患者,男性,32岁,已婚。

主诉:前胸部、双上肢毛细血管扩张2年余。

现病史:患者2年前不明诱因双上肢、前胸部出现散在多发毛细血管扩张,无自觉症状,无黄疸、恶心、呕吐。

既往史:7年前发现HIV抗体阳性,已行ART,乙肝、丙肝病史6年。

个人史:静脉吸毒史。

全身体格检查:无特殊。

皮肤科专科查体:前胸部、双上肢见散在多发毛细血管扩张,中心为红色丘疹,压之褪色,去除压迫后可见血液自中心向外充盈(图9-7-1)。

辅助检查:①CD4$^+$T淋巴细胞计数139cells/μl;②病毒载量:低于检测下限;③ALT 223u/L,AST 128u/L;④总胆红素10μmol/L;⑤腹部B超:脾大,门静脉增宽。

诊断:①蜘蛛痣;②艾滋病;③乙肝、丙肝重叠感染;④肝硬化(肝功能失代偿期)。

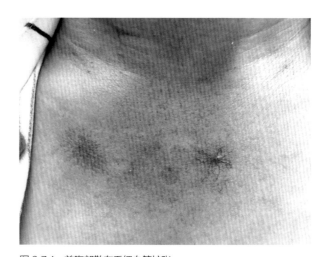

图9-7-1　前胸部散在毛细血管扩张

> **讨论:**本例表现为前胸、双上肢多发蜘蛛痣。HIV和肝炎病毒感染均可致肝功能损伤,造成雌激素灭活障碍,出现蜘蛛痣。由于艾滋病与乙肝、丙肝有共同的传播途径(血液传播),艾滋病合并乙肝、丙肝较为常见,故艾滋病患者出现蜘蛛痣可作为评估患者肝功能损伤的指标。此外,合并乙肝、丙肝的艾滋病患者,治疗上应避免使用有肝毒性的抗HIV药物。

(王丽)

非洲HIV/AIDS病例展示

患者,男性,54岁,已婚。

病史:发现HIV抗体阳性2年。面颈部和四肢斑片、斑块伴痒6个月。

辅助检查:无。

诊断:①HIV感染;②糙皮病。(图9-7-2,图9-7-3)

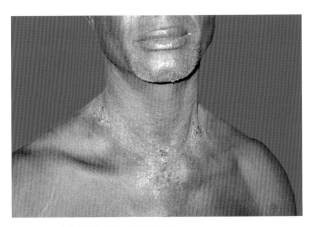

图 9-7-2　上胸颈部 V 形区色素性斑片

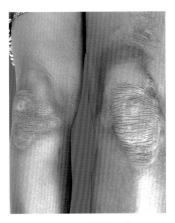

图 9-7-3　双膝关节伸侧斑块

（梁作辉）

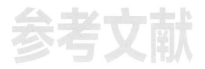

参考文献

[1] 李红宾,黄云丽,李玉叶,等.rDNA-ITS序列测定等三种方法鉴定念珠菌结果比较.中国皮肤性病学杂志,2016,30(1):91-93.

[2] Marukutira T, Huprikar S, Azie N, et al. Clinical characteristics and outcomes in 303 HIV-infected patients with invasive fungal infections: data from the Prospective Antifungal Therapy Alliance registry, a multicenter, observational study. HIV/AIDS, 2014, 6:39-47.

[3] Li Y Y, Chen W Y, Li X, et al. Asymptomatic oral yeast carriage and antifungal susceptibility profile of HIV-infected patients in Kunming, Yunnan Province of China. BMC infectious diseases, 2013, 13(1): 46.

[4] Qin Y, Li Y Y, Jiang A, et al. Stimulation of Cryptococcus neoformans isolated from skin lesion of AIDS patient matures dendritic cells and promotes HIV-1 trans-infection. Biochemical and biophysical research communications, 2012, 423(4): 709-714.

[5] Pan W, Khayhan K, Hagen F, et al. Resistance of Asian Cryptococcus neoformans serotype A is confined to few microsatellite genotypes. PloS one, 2012, 7(3): e32868.

[6] Qin Y, Li Y, Liu W, et al. Penicillium marneffei-stimulated dendritic cells enhance HIV-1 trans-infection and promote viral infection by activating primary CD4$^+$T cells. PloS one, 2011, 6(11): e27609.

[7] 涂韦,金咏梅,杨宏军,等.艾滋病合并隐球菌病患者43例临床特点及影响预后的相关因素分析.中国皮肤性病学杂志,2016,30(03):267-270.

[8] Li Y Y, Saeed U, Wei S S, et al. Both coinfections of Penicillium marneffei and Cryptococcus neoformans in AIDS patient: a report of rare case. AIDS,2017,31(15): 2171-2172.

[9] 张云桂,李玉叶,李惠琴,等.云南省艾滋病合并马尔尼菲篮状菌病141例临床分析.中国皮肤性病学杂志,2013,27(4):351-356.

[10] 高艳青,吴昊,黄晓婕,等.河南、山西2164例经血传播HIV/AIDS患者的皮肤表现分析.临床皮肤科杂志,2008,37(8):503-505.

[11] 李玉叶.HIV/AIDS相关的皮肤粘膜损害.皮肤病与性病,2009,31(01):14-16.

[12] 李腾雁,安丽辉,邹旭辉,等.延误诊治的一个家庭聚集性感染

艾滋病案例分析.中国皮肤性病学杂志,2017,31(04):408-409.

[13] 邓雪琴,李玉叶,陈绍华,等.HIV/AIDS合并肛周尖锐湿疣9例临床分析及光动力联合电灼治疗疗效观察.中国皮肤性病学杂志,2014,28(07):711-713.

[14] 李玉叶,涂韦.艾滋病合并尖锐湿疣诊治策略.皮肤病与性病,2014,36(05):265-273.

[15] 安丽辉,李玉叶,陈文颖,等.艾滋病并发巨大型尖锐湿疣5例临床分析.临床皮肤科杂志,2013,42(12):739-741.

[16] Munawwar A, Singh S. Human herpesviruses as co-pathogens of HIV infection, their role in HIV transmission, and disease progression. Journal of laboratory physicians, 2016, 8(1): 5-18.

[17] 李群辉,李在村,孙丽君,等.人类单纯疱疹病毒的研究及治疗进展.中国艾滋病性病,2017,23(05):468-470.

[18] Yin G W, Li J. Confluent Atypical Molluscum Contagiosum Causing Disfigurement in a Human Immunodeficiency Virus Patient. Annals of the Academy of Medicine, Singapore, 2017, 46(1): 37-38.

[19] Frimpong P, Amponsah E K, Abebrese J, et al. Oral manifestations and their correlation to baseline CD4 count of HIV/AIDS patients in Ghana. Journal of the Korean Association of Oral and Maxillofacial Surgeons, 2017,43(1): 29-36.

[20] 邰桂菊,赵红心,陈凤欣,等.艾滋病合并巨细胞病毒感染50例临床分析.临床荟萃,2010,25(18):1622-1624.

[21] 赵辩.中国临床皮肤病学.江苏:江苏科学技术出版社,2017.

[22] 中国痤疮治疗指南专家组.中国痤疮治疗指南.临床皮肤科杂志,2015,44(1):52-57.

[23] 杨时瀚,李玉叶.HIV/AIDS相关皮肤黏膜损害研究进展.皮肤病与性病,2013,35(03):141-144.

[24] 张福杰,尚红,吴昊.艾滋病诊疗学.北京:人民卫生出版社,2007.

[25] World Health Organization. Consolidated guidelines on the use of antiretroviral drugs for treating and preventing HIV infection: recommendations for a public health approach. World Health Organization, 2016.

[26] 陈灏珠,林果为,王吉耀,等.实用内科学.北京:人民卫生出版社,2013.

[27] 中华医学会结核病分会.非结核分支杆菌病诊断与治疗专家共识.中华结核和呼吸杂志, 2012,35(8): 572-576.

[28] Chen Y C, Lee C H, Chien C C, et al. Pulmonary nocardiosis in southern Taiwan. Journal of Microbiology, Immunology and Infection, 2013,46(6): 441-447.

[29] Harent S, Vuotto F, Wallet F, et al. Nocardia pseudobrasiliensis pneumonia in a heart transplant recipient. Medecine et maladies infectieuses, 2013,43(2): 85-87.

[30] 刘恒丽,李玉叶,李侠.艾滋病合并奴卡菌病4例报告并文献复习.中国艾滋病性病,2017, 23(2): 149-151.

[31] Chow E P F, Wilson D P, Zhang L. HIV and syphilis co-infection increasing among men who have sex with men in China: a systematic review and meta-analysis. PloS one,2011,6(8): e22768.

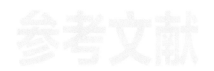
[32] 李玉叶, 邹燕. 梅毒合并艾滋病的诊治. 皮肤病与性病, 2013, 35 (04): 206-207.

[33] Zhu J, Jiang Y, Shi Y, et al. Clinical manifestations and treatment outcomes of syphilitic uveitis in HIV-negative patients in China: a retrospective case study. Medicine, 2017, 96 (43): e8376.

[34] Davey D J, Kojima N, Konda K A, et al. Transient aortitis documented by positron emission tomography in a case series of men and transgender women infected with syphilis. Sex Transm Infect, 2017, 96 (8): 551-555.

[35] Graciaa D S, Mosunjac M B, Workowski K A, et al. Asymptomatic cardiovascular syphilis with aortic regurgitation requiring surgical repair in an HIV-infected patient. Open forum infectious diseases. US: Oxford University Press, 2017, 4 (4): ofx198.

[36] Kingston A A, Vujevich J, Shapiro M, et al. Seronegative secondary syphilis in 2 patients coinfected with human immunodeficiency virus. Archives of dermatology, 2005, 141 (4): 431-433.

[37] 吴志华. 现代性病学. 广州: 广东人民出版社, 2002.

[38] Smith G, Holman R P. The prozone phenomenon with syphilis and HIV-1 co-infection. Southern medical journal, 2004, 97 (4): 379-382.

[39] Lynn W A, Lightman S. Syphilis and HIV: a dangerous combination. The Lancet infectious diseases, 2004, 4 (7): 456-466.

[40] Workowski K A, Bolan G A. Sexually transmitted diseases treatment guidelines. MMWR. Recommendations and reports: Morbidity and mortality weekly report. Recommendations and reports, 2015, 59 (RR-12): 33-34.

[41] 顾伟程, 陈刚, 马振友. 精编传染性皮肤病学. 北京: 中医古籍出版社, 2014.

[42] 沈一平. 寄生虫与临床. 北京: 人民卫生出版社, 2007.

[43] 彭光玲, 李惠. 挪威疥误诊一例. 中华皮肤科杂志, 2014, 47 (5).

[44] Binić I, Janković A, Jovanović D, et al. Crusted scabies following systemic and topical corticosteroid therapy. Journal of Korean medical science, 2010, 25 (1): 188-191.

[45] Costa J B, Sousa V L L R, Trindade Neto P B, et al. Norwegian scabies mimicking rupioid psoriasis. Anais brasileiros de dermatologia, 2012, 87 (6): 910-913.

[46] 中华医学会感染病学分会艾滋病学组. 艾滋病诊疗指南. 中华传染病杂志, 2015 (10): 577-593.

[47] Nasti G, Martellotta F, Berretta M, et al. Impact of highly active antiretroviral therapy on the presenting features and outcome of patients with Acquired Immunodeficiency Syndrome-Related Kaposi sarcoma. Cancer, 2003, 98 (11): 2440-2446.

[48] Krown S E. Highly active antiretroviral therapy in AIDS-associated Kaposi's sarcoma: implications for the design of therapeutic trials in patients with advanced, symptomatic Kaposi's sarcoma. Journal of clinical oncology, 2004, 22 (3): 399-402.

[49] Dal Maso L, Franceschi S. Epidemiology of non-Hodgkin lymphomas and other haemolymphopoietic neoplasms in people with AIDS. The lancet oncology, 2003, 4 (2): 110-119.

[50] Chen W, Zheng R, Baade P D, et al. Cancer statistics in China. CA: a cancer journal for clinicians, 2016, 66(2): 115-132.

[51] Salopek K M, Jukić S, Babić D. Correlation of the HPV detection, protein expression and DNA content in cutaneous pre-invasive and invasive carcinoma among Croatian patients. Experimental and molecular pathology, 2017, 102(1): 123-127.

[52] Robbins H A, Strickler H D, Massad L S, et al. Cervical cancer screening intervals and management for women living with HIV: a risk benchmarking approach. AIDS, 2017, 31(7): 1035-1044.

[53] Dryden-Peterson S, Bvochora-Nsingo M, Suneja G, et al. HIV infection and survival among women with cervical cancer. Journal of Clinical Oncology, 2016, 34(31): 3749-3757.

[54] Reusser N M, Downing C, Guidry J, et al. HPV carcinomas in immunocompromised patients. Journal of clinical medicine, 2015, 4(2): 260-281.

[55] Chawhan S M, Bhat D M, Solanke S M. Dermatological manifestations in human immunodeficiency virus infected patients: Morphological spectrum with CD4 correlation. Indian journal of sexually transmitted diseases, 2013, 34(2): 89-94.

[56] Mameri A C A, Carneiro S, Mameri L M A, et al. History of Seborrheic Dermatitis: Conceptual and Clinico-Pathologic Evolution. SKIN med, 2017, 15: 187-194.

[57] 董天祥, 刘彤云, 曹应葵, 等. HIV/AIDS病人合并痒疹的临床病理研究. 中国艾滋病性病, 2017, 23(06): 485-488.

[58] UMMAIR SAEED. Clinical Analysis of HIV/AIDS Patients with Solar Dermatitis. 昆明医科大学, 2017.

[59] 陶鹏飞, 杨欣平, 宋晓燕. 艾滋病并发银屑病5例患者治疗初探. 临床皮肤科杂志, 2011, 40(8): 506-507.

[60] Chua S L, Amerson E H, Leslie K S, et al. Factors associated with pruritic papular eruption of human immunodeficiency virus infection in the antiretroviral therapy era. British Journal of Dermatology, 2014, 170(4): 832-839.

[61] 陶思铮, 李玉叶. 高效抗逆转录病毒疗法(HAART)相关线粒体毒性的研究进展. 皮肤病与性病, 2014, 36(03): 152-154.

[62] 陶思铮, 白劲松, 李重熙, 等. 高效抗逆转录病毒治疗艾滋病患者临床毒副作用及疗效动态观察. 中国皮肤性病学杂志, 2015, 29(03): 267-270.

[63] Li Y Y, Jin Y M, He L P, et al. Clinical analysis of HIV/AIDS patients with drug eruption in Yunnan, China. Scientific Reports, 2016, 6: 35938.

[64] 李慎秋, 曾招林. 重症药疹62例临床分析. 临床皮肤科杂志, 2009, 38(02): 86-88.

[65] Li L F, Ma C. Epidemiological study of severe cutaneous adverse drug reactions in a city district of China. Clinical and Experimental Dermatology: Clinical dermatology, 2006, 31(5): 642-647.

[66] Grinspoon S, Carr A. Cardiovascular risk and body-fat abnormalities in HIV-infected adults.

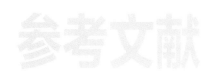
New England Journal of Medicine,2005,352(1):48-62.

[67] 苏元波,谢静,韩扬,等.长期应用核苷类逆转录酶抑制剂对 HIV/AIDS 患者脂肪代谢的影响.中华内科杂志,2012,51(11):859-862.

[68] 刀丽,彭军,王淑梅.药物诱导的皮肤色素沉着研究进展.中国皮肤性病学杂志,2013,27(12):1289-1291.

[69] 李伦瑾,肖桂荣,徐斑.抗感染药引起皮肤色素沉着 37 例中文文献分析.药物流行病学杂志,2013,22(06):332-334.

[70] Jindal A K, Suri D. Blue nails in a child with HIV infection. Archives of disease in childhood, 2017,102(8):779.

[71] Handa S, Dogra S. Epidemiology of childhood vitiligo: a study of 625 patients from north India. Pediatric dermatology,2003,20(3): 207-210.

[72] Seyedalinaghi S A, Karami N, Hajiabdolbaghi M, et al. Vitiligo in a patient associated with human immunodeficiency virus infection and repigmentation under antiretroviral therapy. Journal of the European Academy of Dermatology and Venereology,2009,23(7): 840-841.

[73] Neary N, Nieman L. Adrenal insufficiency-etiology, diagnosis and treatment. Current opinion in endocrinology, diabetes, and obesity, 2010,17(3):217-223.

[74] Mayo J, Collazos J, Martínez E, et al. Adrenal function in the human immunodeficiency virus-infected patient. Archives of internal medicine,2002,162(10): 1095-1098.

[75] Louthrenoo W, Lertprasertsuke N, Kasitanon N, et al. Erythema nodosum as a manifestation of HIV infection. Asian Pacific journal of allergy and immunology,2002, 20(3):175-178.

[76] 赵明志.慢性乙肝合并艾滋病病毒感染的抗病毒治疗分析.中国实用医药,2014,9(21):128-129.

[77] 刘玉玲.慢性乙型肝炎合并艾滋病病毒感染的抗病毒治疗分析.中国实用医药,2015,10(21):195-196.

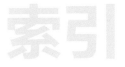

索引

A

艾滋病 1

B

白癜风 270
扁平湿疣 108
扁平疣 45
变应性皮肤血管炎 274
病毒疣 35
伯基特淋巴瘤 157

C

糙皮病 278
传染性软疣 35
痤疮 86

D

大疱性类天疱疮 276
带状疱疹 35
丹毒 83
单纯疱疹 35
单纯疱疹病毒 63
痘病毒 68
多形性日光疹 215

E

EB 病毒 78
恶性多形性腺瘤 187
恶性淋巴瘤 157

F

发疹型药疹 247
非结核分枝杆菌 96
非梅毒螺旋体抗原血清试验
    108

肺孢子菌肺炎 246
肺结核 101
分枝杆菌属 96
蜂窝织炎 94

G

戈登分枝杆菌 103
弓形虫病 131
弓形虫脑病 131
宫颈癌 172
固定型药疹 250
光敏性药疹 254
光线性皮肤病 190

H

HIV 相关性痒疹 190
黑甲 267
红皮病型药疹 246
红皮病型银屑病 222
花斑糠疹 27
坏死性筋膜火 96

J

机会性感染 245
肌无力 245
基底细胞癌 177
急性泛发性发疹性脓疱病
    246
寄生虫 128
甲改变 245
甲沟炎 27,266
甲周红皮病 266
假性男性乳房发育症 268
尖锐湿疣 35
浆母细胞淋巴瘤 157

疥　83

疥病　83

结核分枝杆菌　96

结节性红斑　273

结节性梅毒　116

疥疮　128

疥螨　128

巨大型尖锐湿疣　35

巨细胞包涵体病　79

巨细胞病毒　35

K

卡波西肉瘤　134

糠秕马拉色菌　1

抗反转录病毒治疗　1

口腔毛状白斑　4,35

L

鳞状细胞癌　181

M

马尔尼菲篮状菌病　1

慢性光化性皮炎　215

毛囊炎　82

玫瑰糠疹　243

梅毒　108

梅毒螺旋体　108

梅毒螺旋体抗原血清试验　108

梅毒树胶肿　127

弥漫大 B 细胞淋巴瘤　157

免疫重建炎症综合征　98

末梢神经炎　245

N

男性乳房发育症　245

男性乳腺癌　268

黏蛋白病　191

念珠菌　1

念珠菌病　1

脓疱疮　91

脓肿　88

奴卡菌　104

奴卡菌病　104

挪威疥　129

P

皮肤阿米巴病　131

皮肤类圆线虫病　132

皮肤利什曼病　132

皮肤色素异常　245

皮肤纤维肉瘤　187

Q

潜伏梅毒　108

浅部真菌病　1

嵌甲　266

R

Ramsay Hunt 综合征　56

人类疱疹病毒　78

人乳头瘤病毒　35

乳酸酸中毒　245

乳腺肿瘤　245

S

Stevens-Johnson 综合征　191

深部真菌病　1

神经梅毒　108

生殖器疱疹　35

湿疹　195

嗜酸性粒细胞增多性皮炎　191

嗜酸性毛囊炎　190

手足癣　1

水痘　35

水痘－带状疱疹病毒　50

水牛背　261

T

特应性皮炎　190

疼痛性甲周毛细血管扩张症　266

体股癣　1

头癣　27

脱发　245

W

外源性色素沉着　263

外周 T 细胞淋巴瘤　157

X

细菌性皮肤病　82

线粒体　245

小阴唇　182

心血管梅毒　108

血管炎　245

寻常型白癜风　270

寻常型天疱疮　244

寻常型银屑病　191

寻常疣　49

Y

炎症性皮肤病　190

药物超敏反应综合征　246

药物性皮炎　190

药疹　245

阴茎癌　35

阴虱病　130

银屑病　190

隐球菌病　1

硬红斑　275

硬下疳　108

痈　83

原发性肾上腺皮质功能减退症　271

Z

糙皮病　278

真菌病　1

脂肪堆积　257

脂肪分布异常　245

脂肪萎缩　245

脂溢性皮炎　190

蜘蛛痣　277

跖疣　49

中毒性表皮坏死松解症　246

肿瘤　133

重症多形红斑型药疹　246

足癣　1

组织胞浆菌病　1,26